Jacques Ruffié, Jean-Charles Sournia:
Die Seuchen in der Geschichte der Menschheit

Mit 11 Schwarzweißabbildungen
Aus dem Französischen von
Brunhild Seeler

Klett-Cotta
im
Deutschen
Taschenbuch
Verlag

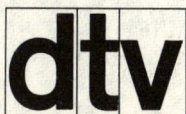
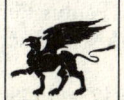

Ungekürzte Ausgabe
Februar 1992
Deutscher Taschenbuch Verlag GmbH & Co. KG,
München
© Librairie Ernest Flammarion, Paris
Titel der französischen Originalausgabe:
Les Epidémies dans l'histoire de l'homme
© der deutschsprachigen Ausgabe:
1987 und 1989 Ernst Klett Verlag für Wissen
und Bildung GmbH, Stuttgart
ISBN 3-608-93136-8
Umschlaggestaltung: Celestino Piatti
Umschlagabbildung: Pestarzt (Paulus Fürst, 1656)
Gesamtherstellung: C. H. Beck'sche Buchdruckerei,
Nördlingen
Printed in Germany · ISBN 3-423-11509-2

Inhalt

Seit drei Milliarden Jahren, wenn nicht gar länger, drängt das Leben überall nach Verbreitung. Erste Formen dessen, was wir als ›Leben‹ bezeichnen können, waren die zweifellos noch sehr primitiven anaeroben[*] Bakterien, die schon ziemlich früh im Präkambrium aufkamen.

Später, als zur Photosynthese[**] fähige Aerobier, veränderten die Bakterien das Bild der Erde, indem sie der Atmosphäre Sauerstoff zuführten. Neue Stoffwechseltypen bildeten sich heraus, die zu atmen und erhebliche Energiemengen freizusetzen vermochten. Diese Energie ermöglichte das Entstehen immer komplexerer Gruppen.

Die Bakterien waren sehr einfache Lebewesen gewesen mit nur einem Chromosom – fast immer in Ringform –, das die ganze für Wachstum und Fortpflanzung der Zelle erforderliche genetische Information enthielt und direkt in einem zähflüssigen Zellplasma, dem Schauplatz zahlreicher biochemischer und vor allem bioenergetischer Prozesse, schwamm. Solche Lebensformen gibt es bis heute. Von ihrer Umgebung wird die Zelle durch eine Membran abgegrenzt, die nur für bestimmte Stoffe durchlässig ist, das Individuum isoliert und an der Oberfläche, wie man heute weiß, mit besonderen Rezeptoren versehen ist, welche auf gewisse Impulse hochempfindlich, auf andere hingegen überhaupt nicht reagieren. Diese Zellmembran also ist es, die zum einen das Lebewesen abschirmt, es gleichzeitig aber auch mit der Welt, die es umgibt, verbindet; durch sie hindurch findet ein mannigfacher Austausch mit der Umgebung statt, der »Dialog« des Informationsspeichers mit dem Milieu.

Bei den höher entwickelten Zellen (Eukaryonten), aus denen alle Pflanzen und Tiere aufgebaut sind, wird das Geschehen komplizierter: Sie verfügen über einen echten Zellkern, in dem sich mehrere, vom Zellplasma durch eine Kernmembran getrennte Chromosomen befinden. Der Gen-

---

[*] Anaerobe Lebewesen sind Lebewesen mit sauerstofflosem Stoffwechsel; dagegen bedeutet aerob, daß Sauerstoff am Stoffwechsel beteiligt ist.
[**] Photosynthese ist der Aufbau chemischer Verbindungen mit Hilfe des Lichts.

bestand ist hier unendlich reicher, die in ihm enthaltenen Programme sind ungleich komplexer. Durch Umgruppierung und Spezialisierung in die verschiedensten Richtungen entwickelten sich aus den Eukaryonten schließlich die Vielzeller. Sie bestehen aus Geweben mit unterschiedlichen Funktionen, die zusammen einen einzigen Organismus ergeben: ein Individuum.

Von da an gabelte die Evolution sich in zwei komplementäre Hauptrichtungen: die Pflanzen und Tiere. Während die Pflanzen sich durch ihre Fähigkeit zur Photosynthese aus einfachen mineralischen Molekülen organische Makromoleküle selbst aufbauen können, müssen sich die Tiere, die zu dieser Art der Versorgung nicht in der Lage sind, jene Makromoleküle aus der Umgebung besorgen, wo die Pflanzen sie ihnen zur Verfügung stellen.

So pfropft sich das Tierreich parasitär dem Pflanzenreich auf, das ihm unaufhörlich jenen »Rohstoff« sichert, den es zu seiner Erhaltung und Entwicklung benötigt. Ohne Pflanzen gäbe es keine Tiere. Das bis nahezu ins Unendliche diversifizierte Leben ist außerordentlich vielgestaltig geworden und hat sich praktisch überall angesiedelt. Unbelebt gebliebene Flächen sind heute sehr selten. Die Geschichte der verschiedenen Tier- und Pflanzenreiche hat Jacques Ruffié eingehend in seinem Buch ›Traité du vivant‹, 1982 erschienen, behandelt. Er zeigt dort, wie mehrere Milliarden Jahre lang die Bakterien und verwandte Gattungen (Prokaryonten) alle vorkommenden biologischen Formen verkörperten und wie aus diesen Bakterien dann, zweifellos durch Zellfusion, die komplexeren Zellen (Eukaryonten) hervorgingen, die ihrerseits die verschiedenen Tier- und Pflanzenstämme hervorbrachten. Die Bakterien sind jedoch deshalb nicht ausgestorben: Man findet sie heute nahezu überall, im Wasser wie im Erdboden; in den meisten organischen Kreisläufen spielen sie durch Abbau oder Synthese eine wichtige Rolle. Ohne sie wäre die Existenz höherer Lebewesen ausgeschlossen.

Aber jede Medaille hat ihre Kehrseite. Die Bakterien drangen in die vielzelligen Pflanzen- und Tierarten ein, manchmal ohne Schaden anzurichten, mitunter sogar zu deren Nutzen – bei den Wirbeltieren dient beispielsweise die Darmflora der Verdauung. Verträgliche Arten also, die unter normalen Umständen keine Krankheiten auslösen. Andere hingegen verhalten sich Zellen oder gewissen Geweben gegenüber aggressiv. Sie bewirken die Infektionskrankheiten. Etwas muß dabei allerdings betont werden: Ein Bakterium, das in einem bestimmten Tier als harmloser Parasit lebt und offenbar keinerlei Störungen hervorruft, kann in einer anderen Spezies, dem Menschen beispielsweise, eine schwere Krankheit verursachen. Tiere, die einen dem Menschen gefährlichen Erreger ertragen können, ohne selbst Schaden zu nehmen, werden »Wirte« oder »Reservoire« genannt. Es genügt, daß ein Beteiligter – häufig ein stechendes Insekt – das Bakterium von der unempfindlichen auf die empfindliche Spezies überträgt, um bei dieser jene Krankheit auszulösen, die dann je nach Umständen mal als vereinzelte Ausnahme auftreten, mal einen epidemischen Verlauf nehmen kann.

Die Pest, mit der wir uns eingehend in Kapitel I befassen, wird vom Yersinbazillus verursacht, den Alexandre J. E. Yersin Ende des letzten Jahrhunderts – 1894 – entdeckte. Der Keim lebt chronisch in kleinen Nagetieren Zentralasiens – der Springmaus unter anderem –, von denen zumindest einige kaum unter ihm zu leiden scheinen. Die Übertragung von einem Wirt zum anderen erfolgt durch Flohbisse. Diese Insekten vertragen ihren ungebetenen Gast offenbar problemlos. Von Zeit zu Zeit befällt der Bazillus dann die Hausratte (Rattus rattus), die einst mit Vorliebe alte Holzschiffe und Kornspeicher bewohnte, und von da aus geht er auf den Menschen über, wo er sich als hochgradig krankmachend erweist. Er verursacht, wie wir später sehen werden, wahrhaft katastrophale, vernichtende Epidemien. Der Bazillus kann auch durch die Wanderratte (Rattus norvegicus) übertragen werden, die in unseren Kanalisationssystemen lebt und erst spät aus Zentralasien nach Europa kam, wo sie teilweise den Platz der Hausratte einnahm. Hat der Erreger erst einmal Menschen infiziert, ist eine direkte Ansteckung durch Tröpfcheninfektion möglich: die besonders gefürchtete Lungenpest. Das gleiche Epidemiegrundmuster können wir bei zahlreichen Krankheiten wiederfinden, nämlich jeweils mindestens ein mehr oder weniger unempfindliches Wirtsreservoir und einen oder mehrere Transportwirte, die als »Brücke« zwischen Reservoiren und dem anfälligen Endwirt, häufig dem Menschen, fungieren. Diese den Menschen betreffenden Fälle werden uns im vorliegenden Werk beschäftigen.

Unter der Bevölkerung eines bestimmten Gebiets können diese Infekte in zwei Formen auftreten: Im ersten Fall, der Endemie, ist die Krankheit innerhalb einer Bevölkerung latent vorhanden und erfaßt sporadisch einzelne Individuen, während sie im zweiten Fall, der Epidemie, mit geradezu explosionsartiger Geschwindigkeit vordringen und in relativ kurzer Zeit eine große Zahl dicht beieinander lebender Personen befallen kann. Gewisse Epidemien, die sich wie die Pest des 14. Jahrhunderts in Europa mittels Kontakt von Mensch zu Mensch verbreiteten, nahmen durch ihr plötzliches und massives Auftreten verheerende Formen an und führten in einigen Fällen zum Untergang ganzer Völker, beispielsweise von Indianerstämmen in Amerika (siehe Kapitel IV).

Die Intelligenz des Menschen, die eine fortschreitende Entwicklung von Kultur und Technik ermöglichte, erlaubte es ihm, dem Zwang der natürlichen Auslese allmählich zu entrinnen. Auf die Raubtiere, die großen Fleischfresser, deren Hauptopfer er war, fand er eine Antwort, indem er Waffen herstellte, die er wirksam einzusetzen verstand. Und so wurde dieses anfangs sehr schlecht bewehrte Individuum, das nur über begrenzte körperliche Kräfte und weder über Hauer noch Krallen oder sonstige wirkungsvolle Verteidigungsorgane verfügte, zu einem gefürchteten Jäger, fähig, der Natur seinen Willen aufzuzwingen und sie schließlich zu plündern. Durch die Nutzung des Feuers, das Anfertigen von Kleidung und die Errichtung von Schutzunterkünften gelang es ihm, den klimatischen Unbilden zu entgehen und eigentlich überall wieder jenes feuchttropische Mikroklima zu erzeugen, das für ihn günstig war. Es ist in diesem Zusammenhang interessant, daß Eiszeiten und die gemäßigten oder kalten Klimazonen schon immer die Entwicklung und Verbreitung des Homo sapiens begünstigten, obgleich er doch ein ursprünglich tropisches Lebewesen war.

Die warmen Gebiete, in denen die für den Ablauf von biochemischen Reaktionen vorteilhaftesten Temperatur- und Luftfeuchtigkeitsbedingungen herrschen, wimmeln von Leben. Unsere Vorfahren stammen von dort; sie waren in diesen Regionen aber einer sehr starken Konkurrenz ausgesetzt, sowohl durch die großen Raubtiere – Tiger, Löwen,

Schakale und so weiter –, denen sie sozusagen als Wildbret dienten, als auch durch die kleinen Wirbellosen – insbesondere Insekten als Überträger zahlreicher Krankheiten –, die vielen Körnervertilger und schließlich durch einige Säugetiere und Vögel.

Ganz anders dagegen die kalten Zonen, in denen Rentierherden vorherrschend waren, jene friedfertigen Pflanzenfresser, die dem Menschen als lebende Fleischvorräte, als Milch- und Wollelieferanten dienten. Gewiß, es gab auch einige Wolfsrudel, aber allen hartnäckigen Legenden zum Trotz ist der Wolf kein wirklich aggressives Tier: Er flieht den Lärm, die Bedrohung und greift den Menschen nur im äußersten Notfall an. Was den Höhlenbären anbelangt, so blieb er stets ein seltenes – und sehr begehrtes! – Tier. Dank ihres Einfallsreichtums konnten die Hominiden fast alle Landmassen besetzen, die sich ihnen boten, ohne sich dabei, wie die meisten Tiere oder Pflanzen, in immer spezialisiertere Arten aufzuspalten.

Am Beispiel des Fuchses, auf den wir später noch eingehen, wird das sehr deutlich. Aus einem gemeinsamen Vorfahren, der uns durch die Paläontologie bekannt ist, entwickkelten sich der Rotfuchs (Vulpes vulpes), der weiße Polarfuchs (Alopex lagopus) und der Fennek der Sahara: drei verschiedene Spezies also, wo der Homo sapiens einzig in seiner Art blieb, allerdings um den Preis verschiedener Kulturen – Eskimos des Nordpols, Tuaregs der tropischen Wüste und so weiter. Wir werden noch näher auf dieses Beispiel, das man vervielfachen könnte, zu sprechen kommen.

Bereits acht- bis zehntausend Jahre vor unserem Zeitalter konnte der Mensch mit dem Anbau von Pflanzen und der Aufzucht von Tieren, die ihm den größten Nutzen brachten, gegen den Hunger ankämpfen. Das war die Neolithische Revolution, welche imstande war, die auf einer gegebenen Fläche verfügbaren Reserven zu verzehnfachen, verhundertfachen – oder noch weiter. Diese Revolution vollzog sich an den Ostufern des Mittelmeers, im südostasiatischen Raum und, etwas später, in Mittelamerika. Darüber hinaus lernten unsere frühen Vorfahren allein aus der Erfahrung, durch ausgesuchte Kreuzungen bei Tieren und Pflanzen die ertragreichsten Arten heranzuzüchten.

So entstanden jene hochproduktiven Haustiere und Nutzpflanzen, die an der Entwicklung unserer Kulturen einen so großen Anteil hatten. Dabei ist zu erwähnen, daß der Homo sapiens, bis dahin Jäger und Halbnomade, durch den Ackerbau zur Seßhaftigkeit gezwungen wurde. Daraus gingen die ersten Dörfer hervor, später die ersten Imperien, jene Sammelbecken eines lebhaften Güter- und Gedankenaustauschs, der der Weiterentwicklung von Erkenntnissen und Techniken besonders förderlich war. – Wir werden diese Höhepunkte in der Menschheitsgeschichte noch ausführlich behandeln. – Allein die Krankheiten erzwangen noch bis in jüngere Zeit hinein einen Ausleseprozeß, und erst in den letzten Jahrhunderten erkannten und praktizierten die fortschrittlichen Länder das Gebot der Hygiene und Vorsorge, insbesondere der Impfungen.

Dieses Buch, das von einem biologischen wie auch einem geschichtlichen Hintergrund ausgeht, ist keine bloße Chronik der Krankheiten; vielmehr haben wir eine Anthropologie der großen Infekte versucht, die die Entwicklung der Menschheit mehr oder weniger prägten – oder noch prägen – und in einigen Fällen dem Verlauf der verschiedenen Kulturen eine andere Richtung gaben.

Unser Krankheitsbegriff stammt eigentlich aus der medizinischen Denkweise des 19. Jahrhunderts und ist eine Abstraktion, welche die beobachteten Symptome bei allen vom selben Erreger »befallenen« Kranken in einer Klassifizierung zusammenfaßt. Aber jeder Krankheitserreger hat seine eigene Geschichte. Nichts beweist, daß der Pestbazillus immer derselbe gewesen sein muß, und jede Epoche, jede Zivilisation kann eine Krankheit in ganz unterschiedlicher Weise durchleiden. In einem so allumfassenden Schmarotzerreich, wie es das Leben darstellt, vermögen die Wirte sich einander anzupassen. Und so kann es das, was wir als »Krankheit« bezeichnen, nur in bezug auf einen Patienten und seine Kultur geben. Wenn wir eine ›Geschichte der Krankheiten‹ verfaßt hätten, würden wir diesen eine eigene Geschichte und folglich eine Art selbständigen, autonomen Lebens zuschreiben. Wir werden hier also an keiner Stelle Begriffe wie »Zivilisations-«, »junge« oder »alte« Krankheit verwenden, wie sie einige Historiker, McNeill beispielsweise, wählten. Krankheit ist das Verhalten eines Wirts gegenüber einem Eindringling, das gilt für die Mosaikkrankheit der Tabakpflanze wie für die Rotzkrankheit beim Pferde oder die Tollwut beim Menschen. Im menschlichen Bereich jedoch reagiert das Individuum, und besonders das Individuum der modernen Gesellschaft, aktiv. Wir schreiben daher eine ganz klar auf den Menschen bezogene Geschichte, das heißt eine medizinische Anthropologie.

Keine Krankheit hat, für sich allein betrachtet, ein Alter, nur ihr Wirt hat eines. Wir werden schließlich sehen, daß sich verschiedene Gruppen demselben Erreger gegenüber als mehr oder weniger angepaßt herausstellen können und daß diese Anpassung auf kulturellem, biologischem, technischem und sogar soziologischem Weg möglich ist.

Hier nun trifft die Medizin – die Wissenschaft vom Leben – wiederum auf die Lehre vom Menschen.

So widmen wir denn dieses Werk zwei Wissenschaftlern, die jeweils der »menschlichen Dimension« ihre besondere Beachtung schenkten: Fernand Braudel, der Schöpfer der modernen Geschichtsschreibung, der sich nicht auf die Wiedergabe rein historischer Ereignisse beschränkte, sondern über Herrscher und Kriege hinaussah, um sich mit dem Alltagsleben zu befassen, jenem Leben, das Völker und Gesellschaften geformt hat; und Hervé Harant, Mediziner, aber auch Naturforscher, der die Seele ebenso kennt wie sein Fachgebiet und uns zeigt, wie es jenseits der rein medizinischen Aspekte einer Krankheit letztlich immer um Menschen geht, die geboren werden, lieben, leiden und sterben. Durch diesen Humanismus, der strenge Wissenschaftlichkeit nicht ausschließt, sie im Gegenteil in unsere Dienste zu stellen trachtet, machte Hervé Harant den Weg frei für die medizinische Anthropologie. Wir befinden uns nunmehr in der Ära, welche die Krankheit nicht mehr von der Vorstellung trennt, die der Kranke sowie der Kulturkreis seines Landes und seiner Zeit sich von ihr machen.

Die verschiedenen Kapitel des Buches sind Epidemien und Endemien gewidmet. Man kann diese beiden Begriffe nicht mehr so deutlich gegeneinander abgrenzen wie noch zu Hippokrates' Zeiten. So ist die Hirnhautentzündung (Meningitis) in Frankreich endemisch, auch wenn in bestimmten Regionen oder Schulen epidemische Formen beobachtet werden. In Brasilien jedoch führte sie kürzlich zu einer massiven und tödlichen Epidemie, die glücklicherweise durch eine schnelle Massenimpfung im Keim erstickt wurde.

Für den deutschen Titel unseres Buches wurde daher der umfassendere Begriff »Seuchen« gewählt. Jahrhundertelang bezeichnete man damit all jene Krankheiten, die die dramatischsten, wenn auch vielleicht nicht immer stärksten Veränderungen in der Bevölkerungsstruktur hervorriefen. Um die Angriffe solcher Krankheiten überstehen zu können, mußte die menschliche Spezies, wie jede andere auch, jene Individuen bevorzugen, die nach den Regeln der Vererbung widerstandsfähig oder immun geworden waren. Im Gegensatz zu Tieren und Pflanzen begnügte sich der Mensch indessen nicht mit dieser »passiven Verteidigung«, sondern verstand es sehr bald, vorbeugende Maßnahmen zu treffen, die sowohl aus der Erfahrung als auch aus dem Bild gewonnen wurden, das sich jedes Volk von der Krankheit machte.

So ist es noch heute nicht einfach, die genauen Auswirkungen zu erkennen, die die großen Infektionswellen der Vorgeschichte oder der Geschichte auf die Evolution unseres Genbestands hatten. Ohne die Gefahr eines Widerspruchs läßt sich aber feststellen, daß alle endemischen und vor allem epidemischen Krankheiten – beispielsweise des 14. Jahrhunderts – auf die Bevölkerungsentwicklung eine Wirkung ausübten, die der einer weltweiten atomaren Katastrophe unserer Zeit vergleichbar wäre. Sie trugen dazu bei, die menschliche Spezies zu formen.

Verursacht die historische Aufarbeitung schon beachtliche Schwierigkeiten, so gilt das in noch viel größerem Maße für die Leiden der Menschheit. Hier fehlen entsprechende Unterlagen, dort sind sie für unsere Zwecke zu ungenau, oder aber es erweist sich als unmöglich, sie auf die heutige Medizin mit ihren Vorstellungen, ihrer Klassifizierung und ihrer Sprache zu übertragen. Das läßt deutlich werden, wie vorsichtig man bei der Interpretation von Krankheiten verflossener Jahrhunderte ständig vorgehen muß.

Im übrigen sollte sich das vorliegende Werk nicht auf die Geschichte der westlichen Welt beschränken; nur bezieht sich leider das verfügbare Material – schriftliche Quellen aus der Vergangenheit oder Fakten über die Epidemien der Gegenwart – ungleich viel häufiger auf den Mittelmeerraum und den Westen Eurasiens als auf die restliche Welt. Bisher haben die Historiker die schriftlichen Aufzeichnungen des Alten China weder ganz ausgewertet noch interpretiert, die des präkolumbischen Amerika sind zum Großteil vernichtet, und die Kenntnisse über das vorkoloniale Afrika beruhen vor allem auf mündlichen Überlieferungen. Trotz dieses Mangels an Daten werden wir bestrebt sein, auf die Menschen aller Kontinente einzugehen.

Unsere medizinische Anthropologie sollte nicht nur den Anpassungsweisen an die großen Seuchen in Raum und Zeit nachgehen, sondern auch die Beziehungen zwischen Krankheiten, Gebräuchen, Glaubensrichtungen und Mentalitäten aufzeigen. Dabei wird das ganze Ausmaß unserer Ignoranz offenbar. Die Ungewißheit, die über unserer Vergangenheit als Kranken lastet, das Geheimnis, das noch immer den Prozeß der immunologischen »Abwehr« umgibt, berechtigen zu einiger Besorgnis bei einer ganzen Reihe von auf die Zukunft gerichteten Fragen. Neue, geschickt manipulierte Bakterien- und Virenstämme stehen uns zur Verfügung; laufen wir nicht Gefahr, daß diese auch als Kriegswaffen eingesetzt werden?

Es war noch der Weg aller Technologien, daß sie letztlich fast immer Rüstungszwecken dienten. Es ist kaum zu ermessen, in was für einer Katastrophe, nur einem atomaren Holocaust vergleichbar, die Menschheit dann untergehen könnte. Man wird in diesem Werk sicher nicht viele bisher unveröffentlichte biologische oder geschichtliche Erkenntnisse finden; vielmehr ging es uns darum, neue Bezüge herauszuarbeiten und damit einen bescheidenen Beitrag zum besseren Verständnis der Vergangenheit zu leisten, damit wir uns für die Zukunft wappnen können.

Jacques Ruffié und Jean-Charles Sournia
Paris, Februar 1984

I. Die Apokalypse der Pest

Viele der Krankheitskeime, die heute den Homo sapiens befallen, gab es schon, bevor seine Ahnen die Weltbühne betraten. Heute wissen wir, wie Bakterien, Parasiten und Viren einerseits und deren Wirte andererseits sich im Laufe der Zeiten nebeneinander entwickelten. Diese gemeinsame Evolution muß die meisten der uns bekannten Keime mit einbezogen haben. Typhus, Pest oder Cholera kamen nicht erst mit dem Menschen auf, vielmehr existierten die Krankheitserreger, oder besser gesagt deren Vorfahren, bereits vor ihm und forderten wohl schon beim Vor- und Frühmenschen ihre Opfer. Bei Krankheiten, die indirekt übertragen werden, bedarf diese parallele Entwicklung noch eines dritten Beteiligten, des Transportwirts. Auch darf man die zahlreichen Fälle von Präadaption* nicht vergessen. Blutsaugende Insekten gab es schon vor Entstehung der Säugetiere und Vögel. Stammesgeschichtlich sind sie älter; ihre Nahrung holten sie sich von Reptilien und Amphibien. Durch Zufall oder auch durch einige vorteilhafte Mutationen wurden dann die Keime, die sie transportierten, auf Warmblüter präadaptiert. Für Einzeller vom Typ Trypanosoma oder Plasmodium scheint dieses Schema außer Frage zu stehen, und es ist anzunehmen, daß es für zahlreiche Viren und Bakterien ebenso gilt. Gewisse Keime haben sich noch nicht völlig spezialisiert und befallen sowohl Menschen als auch eine ganze Anzahl weiterer Primaten oder gar andere, entferntere Säugetiere – zum Beispiel das Trypanosoma cruzi Amerikas.

Wir kommen daher – wenn wir Analogieschlüsse einmal außer acht lassen – zu der Einsicht, daß wir letztlich recht wenig über die Infektionskrankheiten des vorgeschichtlichen Menschen wissen. Und das betrifft den Homo habilis, erectus, sapiens oder neanderthalensis gleichermaßen. Gewiß, die Paläontologen, die sich mit der Untersuchung ältester Skelette befassen, stießen auf Veränderungen im Knochensystem – wahrscheinlich Folgeerscheinungen bak-

---

* eine Anpassung im voraus an etwas, das noch nicht existiert

terieller Krankheiten –, aber ähnliche Auswirkungen auf das Skelett können auch andere Infekte bewirkt haben, und so ist in Ermangelung mikroskopisch identifizierbarer Keime eine eindeutige Diagnose nicht zu stellen. Über die Krankheiten in vorgeschichtlicher Zeit wird stets Ungewißheit herrschen. Immerhin ist anzunehmen, daß die geringe Bevölkerungsdichte eine Entwicklung großer Epidemien, wie wir sie aus späteren historischen Epochen kennen, gar nicht erst ermöglichte.

Sobald wir uns hingegen in die von der Geschichtsschreibung belegte Zeit begeben, wird offenbar, daß alle Zivilisationen unter den fatalen Konsequenzen ansteckender Krankheiten zu leiden hatten, die samt und sonders als »Pest« bezeichnet wurden. Diesen Begriff finden wir ebenso bei den Ägyptern des 2. Jahrhunderts vor unserer Zeitrechnung wie auch bei den Hethitern in Sumer, wo man eine eigens dazu ausersehene Gottheit um Heilung anrief, oder im ältesten China. Schon damals verbreitete man übrigens Gerüchte, um ganze Städte in Mißkredit zu bringen. So beklagte sich beispielsweise der Prinz von Byblos bereits 1350 v. Chr. bei seinem ägyptischen Souverän Echnaton darüber, daß dieser ihm gegen einen drohenden Feind keine Hilfe schickte, denn dazu, sagte er, bestünde kein Anlaß, da sein Territorium entgegen einer Verleumdung keineswegs von der Pest befallen sei.

Das Alte Testament enthält zahlreiche Anspielungen auf die Pest, wir wollen uns hier auf zwei Beispiele beschränken: Die Pest gehört zu jenen »Plagen«, von denen der Gott Mosis Ägypten heimsuchen ließ, und die Pest war es auch, die das Massensterben der Philister bei ihren Eroberungszügen bewirkte, nachdem sie sich der Bundeslade bemächtigt hatten.

Einige der alten Schriften brachten schon früh zwei Elemente miteinander in Verbindung, die dann im Volksglauben und in der Kunst der darauffolgenden Jahrhunderte immer wieder auftauchen sollten: eine gewaltige Epidemie sowie Ratten oder verwandte Nager. Bei den Geschehnissen von Asdod stellt die Bibel einen Zusammenhang zwischen der ungewöhnlich großen Zahl von Todesfällen und einer wahren Invasion von Mäusen in Dörfern und auf Feldern her. Und Homer berichtet, daß die Griechen vor Troja mit der Pest bestraft wurden, die in Form eines Pfeilregens auf sie niederging, weil sie Apoll, den Rattentöter, beleidigt hatten! Pfeile bedeuteten soviel wie Bedrohung, und dieses Symbol macht sich auch die ganze christliche Ikonographie zu eigen. Pfeile sieht man selbst in den Händen Christi – er mag ein Volk bestrafen oder verschonen – oder am Körper des Heiligen Sebastian, des Schutzheiligen der Pestkranken, der bei seinem Martyrium überall da von Pfeilen durchbohrt wird, wo auch die Krankheit ihn zeichnet.

Aus der Darstellung von Ratten und Mäusen auf Pestbildern glaubte man eine Zeitlang schließen zu dürfen, unsere Vorväter hätten in dieser Hinsicht erstaunliche Ahnungen gehabt. Danach wären von ihnen, lange bevor man die ursächliche Mikrobe entdeckte, die Nager als die an der Übertragung der Seuche schuldigen Tiere erkannt worden.

In Wirklichkeit wurde der Yersinbazillus erstmals 1894 beschrieben, und wiederum einige Jahre später wies Simond nach, welche Rolle der Rattenfloh bei der Infektion des Menschen spielt. Man hat also Ratten und Mäuse in der Kunst entweder dargestellt, um sich getreulich an das Alte Testament zu halten oder aber weil man den Zorn Apollos, und damit die göttliche Allmacht, beschwören wollte. Es ist auch denkbar, daß die Schilderungen der Pest einen Eindruck von der massiven Vermehrung der Nager durch die Anhäufung von Unrat und Leichen in den verseuchten Ortschaften vermitteln sollten. Außerdem steigern die widerlichen und leichenfressenden Tiere natürlich noch den dramatischen Charakter eines Bildes. Es wäre also recht kühn, in diesem ikonologischen Detail eine Ahnung oder die Krankheit erklärende Absicht erkennen zu wollen.

Ein historisches Zeugnis ist zu Recht berühmt geworden und verdient an dieser Stelle eine ausführliche Würdigung. Es ist die Beschreibung der »Pest« von Athen durch Thukydides. 430 v. Chr. hatte der von Sparta angeführte Peloponnesische Bund Athen angegriffen, in dessen Mauerring sich unzählige Flüchtlinge drängten, da die umliegenden Landstriche verwüstet waren.

»Die Peloponnesier weilten erst wenige Tage in Attika, als die Epidemie Athen heimsuchte. Zwar wurde berichtet, daß die Krankheit schon einmal manchenorts gewütet habe, unter anderem in der Gegend von Lesnos, nirgends aber konnte man sich an eine ähnliche Geißel, ein derartiges Hinsterben von Menschen erinnern. Und nichts half, weder die Ärzte – die einer völlig unbekannten Situation gegenüberstanden, weil sie die Krankheit zum ersten Male behandelten, und unter denen die Zahl der Opfer sogar am höchsten war, da sie den meisten Kontakt zu den Kranken hatten – noch irgendein anderes irdisches Mittel. Desgleichen die Bittgänge zu den heiligen Stätten, die Zuflucht zum Orakel oder was dergleichen man versuchte – alles blieb wirkungslos, und schließlich ließ man ganz davon ab und fügte sich in sein Los ...

Athen wurde ganz plötzlich heimgesucht; zunächst ergriff die Krankheit die Bewohner vom Piräus, und diese behaupteten denn auch, daß die Peloponnesier ihre Zisternen vergiftet hätten – es gab damals dort noch keine Springbrunnen. Dann erreichte die Seuche den oberen Stadtteil, und nun schwoll die Anzahl der Toten immer weiter an ...

Normalerweise befiel einen die Krankheit ganz unvermittelt bei bester Gesundheit. Zunächst empfand man ein starkes Hitzegefühl im Kopf, die Augen waren gerötet und entzündet, Schlund und Zunge wie roh, der Atem kam übelriechend und unregelmäßig. Nach diesen ersten Symptomen kam es zu Niesen und Heiserkeit, in kurzer Zeit legte das Leiden sich dann auf die Brust und ging mit starkem Husten einher. Wenn es auf den Magen übergegriffen hatte, drehte es ihn förmlich um, und unter schrecklicher Übelkeit wurde Galle in allen Formen – die Ärzte haben dafür ihre besonderen Bezeichnungen – erbrochen.

Die meisten der Kranken litten auch unter einem hohlen Schluckauf, der heftige Krämpfe verursachte – bei den einen nach Abklingen der Symptome, bei den anderen noch sehr viel später. Äußerlich befühlt, war der Körper nicht übermäßig heiß, auch nicht bleich, er war nur ein wenig gerötet, blutunterlaufen, übersät mit kleinen Bläschen und Geschwüren. Innerlich aber brannte er derartig, daß man die Berührung der Bettücher, ja selbst der leichtesten Stoffe nicht ertrug, man konnte nur noch nackt bleiben, und nichts war verlockender, als sich in kaltes Wasser zu stürzen: Viele von denen, um die sich niemand kümmerte, taten es sogar und endeten, getrieben von einem unstillbaren Durst, auf dem Grunde der Brunnen. Und ob man nun viel oder weniger trank, das Ergebnis war dasselbe. Hinzu kamen die Unmöglichkeit, Ruhe zu finden, und die Schlaflosigkeit. Während der aktiven Phase der Krankheit ermattete der Körper nicht, er widerstand der Pein sogar in recht überraschender Weise, und so gab es zwei Möglichkeiten: Entweder – und das war der häufigere Fall – man starb nach sechs oder acht Tagen unter der Wirkung dieses inneren Feuers, ohne dabei alle seine Kräfte verloren zu haben, oder aber die Krankheit griff, nachdem man sie zunächst noch überstanden hatte, auf den Unterleib über, wo es zu starker Geschwürbildung bei gleichzeitiger wäßriger Diarrhöe kam, und im allgemeinen starb man dann später an der daraus resultierenden Erschöpfung. Die Krankheit befiel, von oben ausgehend, da sie ihren Anfang im Kopf nahm, schließlich den ganzen Körper; und hatte man ihre stärksten Attacken überlebt, so griff sie auf die Gliedmaßen über. Sie erfaßte dann die Schamteile sowie Fingerspitzen und Zehen, und viele kamen nur davon, indem sie dieser Extremitäten verlustig gingen, andere wiederum büßten dabei ihr Augenlicht ein ...

So starben die Leute hier in Ermangelung von Betreuung, dort umgeben von aller nur denkbaren Pflege. Man kann sagen, daß es nicht ein einziges bestimmtes Heilmittel gab, das man mit Erfolg hätte anwenden können, denn was für den einen nützlich sein mochte, war für den anderen gerade schädlich; letztlich war keine Körperverfassung, ob stark oder schwach, gegen das Leiden gefeit, es raffte unterschiedslos einen jeden dahin, trotz der verschiedenartigsten Lebensweisen. Das Furchtbarste dabei war aber zunächst einmal die Mutlosigkeit, die einen befiel, sobald man spürte, daß es einen selbst getroffen hatte – da die innere Einstellung von vornherein der Hoffnungslosigkeit anheimfiel, gab man sich widerstandslos gleich zu schnell auf. Und dann wurde die Krankheit durch Ansteckung bei der gegenseitigen Pflege noch weiter übertragen, so daß sich der Tod wie in einer Viehherde verbreitete – das erforderte überhaupt die meisten Opfer. Wenn die Menschen sich nämlich aus Furcht keine Besuche mehr abstatteten, gingen sie elend und verlassen zugrunde, gar viele Häuser veröden so, da keiner da war, Hilfe zu spenden; pflegten sie hingegen weiterhin Kontakt untereinander, so mähte die Krankheit sie nieder, vor allem jene, die sich trotz allem einem gewissen Edelmut verpflichtet fühlten und aus Respekt vor dem Nächsten unter Einsatz des eigenen Lebens ihre Freunde aufsuchten: Hatten doch selbst die nächsten Angehörigen schließlich keine Kraft mehr, die Verschiedenen zu beweinen – das Ausmaß des Leids hatte sie gebrochen ...

Auf diese Weise wurden auch alle Gebräuche aufgegeben, wie sie ehedem bei Bestattungen geübt worden waren, jedermann begrub seine Toten, wie er eben konnte, und viele ließen sich gar zu empörenden Leichenbegängnissen hinreißen, denn es fehlte ihnen am Notwendigsten, derartig viele Tote hatte es um sie herum schon gegeben. So benutzten sie einen Scheiterhaufen, den andere bereits errichtet hatten, und legten ihren Toten entweder als ersten darauf und zündeten ihn an oder aber warfen ihn zu einem anderen, der gerade verbrannte, noch dazu und verschwanden.

Leidtragende waren vor allem die Flüchtlinge, denn da sie keine Häuser hatten und in dumpfen Hütten lebten, in denen man in der heißen Jahreszeit fast erstickte, wütete die Geißel dort in einem heillosen Chaos: Die Körper lagen, während sie verendeten, einer über dem anderen; einige wälzten sich, nach Wasser lechzend, auf den Wegen, die zu den Brunnen führten, halb tot auf der Erde. Die geweihten Stätten, in denen man sich eingerichtet hatte, lagen voller Leichen, die Menschen waren da gestorben, wo sie sich hinbegeben hatten. Vor einer solchen Entfesselung des Leids achteten sie, da sie nicht wußten, was aus ihnen würde, überhaupt nichts mehr, nicht göttliche, nicht menschliche Ordnung.

Überhaupt war die Krankheit in der Stadt Ursache einer allgemein wachsenden Sittenlosigkeit. So gab man sich viel hemmungsloser Gelüsten hin, denen man früher höchstens heimlich gefrönt hatte; zu viele plötzliche Schicksalswenden hatte man schon erlebt, bei denen die Wohlhabenden unversehens starben und gestern noch Mittellose alsbald deren Habe erbten. Daher strebten die Leute nach raschen Befriedigungen, suchten sie den Genuß, denn sie selbst wie auch ihr Vermögen waren in ihren Augen ohne jedes Morgen. Sich im voraus für ein als hehr empfundenes Ziel abzumühen verlockte niemanden, denn ein jeder sagte sich, man könne schließlich nicht wissen, ob man nicht ohnehin schon vor Erreichen dieses Ziels umgekommen sei. Sofortiges Vergnügen – das war es, was den Platz des Schönen und Nützlichen eingenommen hatte. Furcht vor den Göttern, Gesetze des Menschen – nichts konnte sie im Zaume halten; es erschien gleich, für fromm gehalten zu werden oder nicht, kam doch sowieso jedermann ohne Unterschied ums Leben, und beging man ein Verbrechen, so erwartete ohnehin niemand, so lange zu leben, daß das Urteil noch gefällt und die Strafe vollstreckt werden könnte: Die drohende Krankheit wog mindestens genauso schwer, und man fand es nur recht und billig, das Leben noch ein bißchen zu genießen, bevor man hinweggerafft würde ...«

In Athen selbst wütete die Seuche länger als zwei Jahre, und zwar in Wellen. Sie suchte aber auch zahlreiche hellenische Gestade heim und brachte der griechischen Armee und Flotte eine empfindliche Scharte bei, während die von der Krankheit verschont gebliebenen Peloponnesier dagegen ein mächtiges Truppenkontingent aufbieten konnten. Perikles wurde während seines zweiten Angriffs auf die Feinde von der Seuche befallen, und der Tod dieses ruhmreichen Feldherrn lieferte die Stadt den umstürzlerischen Parteien aus: Sparta und seine Verbündeten verdankten ihren Sieg zum großen Teil der Pest. Diodorus schätzt, daß Athen damals ein Drittel seiner Bewohner verlor.

Aus dem packenden Bericht des Thukydides haben wir deshalb so lange Auszüge wiedergegeben, weil der Autor uns an Geschehnissen teilhaben läßt, deren Augenzeuge er war und die er überlebt hat. Er beschreibt Ereignisse und Reaktionen, wie sie sich mehr als zweitausend Jahre lang immer wieder zugetragen haben müssen: die heftige Gewalt, mit der die Krankheit ausbrach, die Suche nach vorgeblich Schuldigen, der Verfall der Sitten, die – für sie selbst – tödliche Aufopferung von Ärzten und Angehörigen der Kranken, die nicht zulassen wollten, daß Todgeweihte und Verendete sich selbst überlassen würden, die nutzlose Anrufung der Götter, die für eine Stadt fatalen politischen und wirtschaftlichen Konsequenzen, kurz, den Archetypus menschlichen Verhaltens angesichts eines kollektiven Dramas. Die Schilderung der damaligen Vorgänge kann als um so treffender angesehen werden, als ihr Grundmuster später auf literarischem Gebiet von zahlreichen Autoren wieder aufgegriffen wurde. Es dürfte für jede Epidemie Gültigkeit haben, obgleich die »Pest von Athen« nicht das war, was wir im streng wissenschaftlichen Sinne heute als »Pest« bezeichnen würden. »Loimos« auf griechisch, »pestis« auf lateinisch sind vage Begriffe, die ganz allgemein eine Geißel der Menschheit bezeichnen; später hat man beispielsweise in Frankreich alle ansteckenden Krankheiten durchweg als »Pestis« bezeichnet, so daß man bald gar von »den Pesten« sprach; heute aber könnte man nur noch bei bestimmten klinischen Symptomen und nach Identifizierung des Yersinia-pestis-Bazillus diesen Ausdruck gebrauchen.

Indessen nennt die doch recht präzise Beschreibung Thukydides' keine der eigentlich typischen Charakteristika der Pest: weder die sehr schmerzhaften Ganglien, die Drüsengeschwülste, die sich in den Achseln oder in der Leistengegend bilden, noch die schwärzlichen Flecke, die auf der Haut erscheinen und dann zu Geschwüren werden, noch gar die jähen Todesfälle, welche zur allgemeinen Bestürzung beitrugen.

Immer noch gehen die Meinungen von Medizinern und Historikern auseinander: Was war das für eine Krankheit, diese Seuche von Athen? Eine ganze Reihe von Symptomen läßt eher auf Typhus schließen, andere Anzeichen wiederum deuten darauf hin, daß die Griechen von einer inzwischen ausgestorbenen Krankheit befallen wurden – zwei Hypothesen, auf die wir noch zurückkommen werden. Auch das Dengue-Fieber und die Pocken wurden in Betracht gezogen. Wie dem auch sei, dieser erste Bericht von einer großen Epidemie ist für uns von beispiellosem historischen Wert.

Als »Pest« im Sinne aller klassischen Texte, der ›Aeneis‹, der ›Ilias‹ und auch der Bibel, bezeichnete man im Altertum praktisch alle großen Seuchen, die sich ganzen Völkern unauslöschlich eingeprägt haben. Ungefähr vierzig solcher Epidemien zählte man bis zum Beginn unserer christlichen Zeitrechnung.

1. Die Pest des Frühmittelalters

Über den darauffolgenden Epochen liegt allgemeine Ungewißheit. Zwar wird von einigen Epidemien in Europa und im fernen China berichtet, doch sind die Angaben über die Ursachen dieser »Mortalitäten« zu ungenau, als daß sie Rückschlüsse auf bestimmte Seuchen zuließen, auch wenn Gregor von Tours und der chinesische Arzt Ko-Hong Fieber mit bösartiger Knötchenbildung beobachtet haben.

Tatsache bleibt jedenfalls, daß das Römische Reich etliche Male von einer solchen Epidemie heimgesucht wurde und daß der jeweils damit verbundene Verlust an wirtschaftlicher und militärischer Macht mit zum Verfall des Römertums beitrug. Indessen scheint die Pest, trotz gelegentlich vielleicht anderslautender Mutmaßungen, von Zentralasien ausgegangen zu sein, wo bis zum heutigen Tag chronische Herde bestehen.

Vom Jahre 541 an betritt der Historiker sichereres Terrain: Die Krankheit, die in jenem Jahr in Pelusium ausbrach, war wirklich die Pest, die Pest mit ihren schwarzen Flecken, ihren schmerzhaften Beulen, dem Blutauswurf, den plötzlichen Todesfällen. Nach Ansicht der Zeitgenossen wurde sie aus Äthiopien eingeschleppt; schnell aber griff sie auf das Nildelta über, verseuchte Alexandrien, wälzte sich über Syrien, Antiochia und erreichte dann 542 Konstantinopel, wo seinerzeit Justinian herrschte. Daher rührt auch die Bezeichnung »Pest des Justinian« oder »Justinianische Pest«, die man dieser Epidemie des frühen Mittelalters gab.

Durch die im Mittelmeerbecken sehr aktive Schiffahrt gelangte sie nach Illyrien, nach Tunesien, Spanien, Italien und verbreitete sich von Arles aus weiter bis zum Rhein.

Drei Jahre später, man schrieb 544, war die Seuche soweit abgeklungen, daß Justinian sogar ihr Ende proklamierte und dabei auch gleich ein Dekret erließ, nach dem wieder die Preise aus der Zeit vor der Pest zur Anwendung kommen sollten. Allein das macht deutlich, in welchem Ausmaß der Handel von der Misere profitiert hatte.

Leider bedeutete das nur eine Atempause, denn schon 557 wütete die Pest erneut in Antiochia, dann in Konstantinopel, von wo aus sie auf Ravenna, Istrien und Ligurien übergriff. 570 tauchte sie in Ostia auf, drang in das Rhônetal, die Auvergne und den Berry vor und hauste dann erneut in Antiochia und Konstantinopel.

Von da an brach, und das bis zum Ende des 8. Jahrhunderts, etwa alle zwölf Jahre eine neue Pestepidemie aus, grassierte zwei oder drei Jahre lang in einem bestimmten Gebiet und schwächte sich dann ab, ohne daß man für diesen eigenartigen Rhythmus eine Erklärung hätte finden können. Die Länder des westlichen Mittelmeers, das rheinische Germanien und zwei Drittel Galliens standen somit zwei Jahrhunderte lang unter dieser ständigen Bedrohung. Im Osten waren Kleinasien, Syrien und Mesopotamien betroffen. Allerdings wissen wir nicht, ob die Krankheit noch weiter bis zum Iran und nach Zentralasien vordringen konnte. Was China anbelangt, so wurde dieses Land regelmäßig von Seuchen unbestimmter Natur heimgesucht.

Da die Chronisten nur die einzelnen Krankheitsschübe sowie ihr Abflauen vermerken, läßt sich nicht genau sagen, welche Länder und Städte möglicherweise konkret betroffen waren. Als sicher kann immerhin gelten, daß die Pest sehr viel größere Gebiete als die verzeichneten überrollte und daß sie auch außerhalb der epidemischen Spitzen ihre Opfer forderte – endemisch, weniger spektakulär. Fast alle großen Seuchenzüge nahmen ihren Ausgang im Orient und verbreiteten sich durch Überseeschiffe oder auch einfach durch die Küstenschiffahrt. Über die wichtigen Häfen und Verkehrsadern gelangte sie dann ins Landesinnere.

Der Volksmund spricht vom Unglück, das selten allein kommt – wohl nicht zuletzt, weil durch die Pest Nahrungsmittel dezimiert wurden und die Transportwege zusammenbrachen, so daß Hungersnöte ihr auf dem Fuße folgten und das Leid der Betroffenen noch verschlimmerten. Und da eine Krankheit nicht vor einer anderen gefeit macht, brachen denn auch verschiedene Epidemien gleichzeitig aus. Das waren häufig die aufgrund der Pusteln leicht erkennbaren und einfach zu beschreibenden Pocken. Dagobert starb an ihnen 638, während in Gallien die Pest wütete.

Historischen Aufzeichnungen zufolge manifestierte sich die Pest zum letzten Male 750 in Palästina und 767 in Neapel. Der mit diesen zweihundert Jahre währenden Heimsuchungen verbundene demographische Aderlaß muß erheblich gewesen sein, kann aber nicht beziffert werden. Evagrius Scholasticus berichtet, Konstantinopel habe durch die Epidemie von 542 bis 543 insgesamt dreihunderttausend Menschen verloren, was plausibel erscheint; für die anderen betroffenen Gebiete fehlen uns jedoch verläßliche Daten. Jedenfalls entvölkerten diese wiederholten Krisen das Römische Reich oder vielmehr die Länder, die zu ihm gehört hatten.

Nun bildeten aber gerade die Ebenen und Küstengebiete des Mittelmeers sowie die großen Flußtäler mit ihrer Landwirtschaft und ihrem Handel die reichen Zonen des Okzidents. Das durch die Seuche hinterlassene Vakuum übte auf alle benachbarten Volksstämme, die aufgrund der Streuung ihrer Siedlungen und durch ihr Nomadentum weniger betroffen waren, eine unwiderstehliche Anziehungskraft aus: Die Berber stürzten sich 544/545, also nach der Pest von 542/543, noch einmal auf das byzantinische Tunesien; die Awaren und Lombarden besetzten 542, nach dessen Verwüstung, Illyrien, und desgleichen tauchten die Bulgaren nach der Pest von 599 vor den Toren Konstantinopels auf. 628 mäht die Krankheit das byzantinische Syrien und das sassanidische Mesopotamien nieder, Syrien und Ägypten fallen ihr 635, 638 und 640 erneut zum Opfer, und die Araber schleifen um 630 in nur wenigen Schlachten das persische Kaiserreich und den Osten Griechenlands.

Natürlich darf man diese Daten nicht allzu punktuell verstehen: Die Invasionen der »Barbaren« verliefen, wie eben die Pest auch, in mehreren Wellen, und diese Wechselwirkung bestimmte den Rhythmus jener dramatischen Ereignisse. Zur Hinterlassenschaft der Seuche gehörten nicht nur die Toten, sondern auch desorganisierte Behörden, ein brüchig gewordener Wirtschaftskreislauf und leere Staatskassen. So hatten die Eindringlinge leichtes Spiel, wenn es darum ging, einstmals mächtige Imperien aufzuteilen. Es steht außer Zweifel, daß Justinians Bemühungen um Wiedererlangung der Macht und Rückeroberung verlorener Gebiete durch die Pestzüge ernsthaft behindert wurden. Aber Mikroben machen keinen Unterschied zwischen Rassen, Nationen oder Grenzen, und gar manches Mal ereilte die Neuankömmlinge in den verseuchten Zonen ein verhängnisvolles Schicksal.

Ein gutes Beispiel hierfür ist Kalif Omars Einfall in Syrien: Er hielt sich an die im Orient seit Hippokrates geltende und vom Islam übernommene Vorsichtsmaßnahme des Ausweichens und beließ seine Truppen so lange in der Wüste, bis die Epidemie, die Damaskus heimgesucht hatte, abgeklungen war. 637 konnte er die Stadt dann auch problemlos einnehmen, einige Jahre später aber wurden die in Palästina verschanzten arabischen Truppen ihrerseits dezimiert.

Die neuen Epidemiewellen forderten um so mehr Opfer, als sie Völker trafen, die erst vor relativ kurzer Zeit in jene fruchtbaren Gebiete mit großer Bevölkerungsdichte gelangt und vorher noch nie mit dem Bazillus in Berührung gekommen waren.

Die Versuchung liegt nahe, die tiefgreifenden Bevölkerungsverschiebungen, die das Abendland des frühen Mittelalters erlebte, mit der Seuche und deren Auswirkungen zu erklären; eine solche auf die Krankheit zentrierte Perspektive wäre jedoch abwegig. In Wirklichkeit sind geschichtliche Abläufe immer komplex, die sie bestimmenden Faktoren vielfältig und teilweise kaum bekannt.

Dennoch hat die Pest bei den demographischen Veränderungen des Okzidents durchaus ihre Rolle gespielt. Ihr Auftreten löste unerwartete Wanderungen aus. Die Bevölkerungsgruppen jener Epoche machten unzählige Mischprozesse durch, durchlitten überaus verschiedene Krankheitsschicksale und erlangten, wie wir heute sagen würden, »biologische Porträts«, die stark voneinander abweichen.

2. Die Katastrophe des 14. Jahrhunderts: der Schwarze Tod

Das Ende der Pest Mitte des 8. Jahrhunderts bedeutete nicht, daß damit auch alle anderen Seuchen verebbt wären. Doch keine von ihnen sollte die Menschheit so folgenschwer treffen wie der erneute Ausbruch der Pest im 14. Jahrhundert. Auf heutige Verhältnisse übertragen, müßte man ihr Wüten mit einem weltweiten Atomkrieg vergleichen. Der Ursprungsherd lag in der Gegend des Balchaschsees in Zentralasien, wo Archäologen bei Ausgrabungen in den christlichen Katakomben um das Jahr 1340 herum eine besonders hohe Sterblichkeit registriert haben. Mehrere Grabinschriften nennen die Pest als Todesursache. Bei der Bestimmung des Ausgangspunktes und des Beginns der Seuche drängen sich aber mehrere Fragen auf, die auch heute noch nicht mit Sicherheit zu beantworten sind.

Denn wenn auch die Geschichte des mongolischen Imperiums zeigt, daß die im Wettstreit mit Nestorianern, Animisten und Muselmanen liegenden Christen seit dieser Epidemie ihre Tatkraft und ihren Kampfgeist eingebüßt hatten, so ist doch nicht recht verständlich, warum die eine Religion von der Pest stärker betroffen worden sein sollte als die andere. Waren die Christen seßhafter, waren sie stärker in Städten oder Dörfern konzentriert? Gewiß mögen soziale und kulturelle Faktoren teilweise mit zu dieser Auslese beigetragen haben, aber ebensogut ist denkbar, daß auch die anderen Religionsgemeinschaften von derartigen Heimsuchungen oder von politischen Ereignissen betroffen waren und wir – da es ja die Grabstätten sind, die erforscht werden – aufgrund der typischen Bestattungsriten der Christen über deren Schicksal ganz einfach besser unterrichtet sind.

Die politische Lage Asiens Mitte des 14. Jahrhunderts bedingte, daß man vorzugsweise über die Karawanenstraße nördlich des Kaspischen Meeres reiste, und auf eben dieser drang auch die Pest vor. 1346 kam sie nach Astrachan, von dort aus folgte sie der Wolga stromauf, lief den Don hinab und traf 1347 in Caffa am Schwarzen Meer erstmals auf eine europäische Bevölkerungsgruppe. Caffa, eine Handelsniederlassung auf der Krim, lag damals in den Händen der Genueser, die periodisch Zwistigkeiten mit den Tataren auszufechten hatten. In jenem Frühjahr belagerte Khan Djam Bek die Stadt, als die Pest kam und seine Truppen dezimierte. Bevor er das Feld räumte, ließ er noch einige Pestleichen über die Befestigungsmauern schleudern, um, wie er sagte, »die Christen zu verpesten«. Caffa, vom Kriege befreit, empfing die Pest ... Und da die Stadt nach dem Krieg auch den Seeverkehr wieder aufnehmen konnte, wurden ihre infizierten Schiffe zu Boten des Unheils.

Monat für Monat hielten die Chronisten nun den todbringenden Vormarsch der Seuche fest. Ende 1347 erreichte sie in Konstantinopel ihren Höhepunkt; schon raste sie auch in Trapezund. An einem Oktoberabend liefen zwölf Genueser Galeeren Messina an. Sie kamen aus dem Nahen Osten, und ihre Mannschaften befanden sich in einem erbärmlichen Zustand; viele Matrosen waren während der Überfahrt gestorben, und die Überlebenden bestanden fast nur noch aus Schwerstkranken. Sie verseuchten, von Hafen zu Hafen, ganz Sizilien. Mittlerweile waren auch alle griechischen Inseln befallen und, von Alexandrien aus, das ganze Niltal. Der arabische Weltreisende Ibn Battuta folgte ihren Spuren nach Aleppo, nach Homs, nach Damaskus, nach Gaza.

Die Mutterstadt Genua verfluchte ihre eigenen Galeeren und verweigerte ihnen das Anlaufen der Reede. Daraufhin legten sie am 1. November 1348 in Marseille an. Schon wenig später starb der Bischof, und alle seine Domherren folgten ihm kurz darauf, wie die Legende zu berichten weiß. Draußen vor dem Hafen trieben, dem Wind preisgegeben, die Geisterschiffe mit ihrer Leichenfracht, und niemand wagte sich ihnen zu nähern, obwohl sie vollgeladen waren mit Seide und kostbaren Viktualien. Von Marseille aus erreichte die Pest sehr schnell das Hinterland der Provence, wo sie in den Ortschaften fünfzig bis siebzig Prozent der Bevölkerung auslöschte. Gleichzeitig transportierten andere Schiffe die Krankheit weiter. Am 1. Januar 1349 gelangte sie nach Pisa und dann, über Ragusa, am 25. Januar nach Venedig. Von diesen Häfen aus wurde ganz Kontinentaleuropa verseucht, von Sevilla bis Bergen, von Chester bis Moskau.

Die Epidemie erhielt gleich zu Beginn den Namen »Schwarzer Tod«: Die Haut der Kranken bedeckte sich mit schwärzlichen Flecken, von denen wir heute wissen, daß es sich um Gangrän-Zonen handelte, die sich um die Flohbisse herum bildeten. In der Leistenbeuge und in den Achselhöhlen wuchsen schmerzende Ganglien, die Pestbeulen; wurden diese schwarz und öffneten sich spontan, bestand die Chance einer Heilung. Leider kam das aber durch den abrupten Krankheitsverlauf nur selten vor, und alle Augenzeugen der Epidemie entsetzten sich ob der Schnelligkeit, mit der der Tod bei der Beulenpest Ernte hielt – manchmal schon wenige Stunden nach Ausbruch der Krankheit. Andere Kranke erlagen Blutstürzen, ausgelöst durch Lungenkomplikationen.

Zeitgenössische Berichte und Gemälde von Sühneprozessionen künden ebenfalls davon, wie plötzlich die Menschen ihr Leben aushauchten: Oft sieht man auf diesen Bildern, wie einer der Teilnehmer unvermittelt zusammengebrochen ist und offenbar nicht wieder zu sich kommt. Diese Todesfälle sind der Lungenpest zuzuschreiben, bei welcher der Betroffene direkt durch eine Tröpfcheninfektion angesteckt wurde, also ohne daß ein Floh als Keimträger fungiert hätte.

Zahlreiche Aufzeichnungen von Zeitgenossen in verschiedenen europäischen Ländern vermitteln uns ein Bild von dem durchlebten Grauen; sie schildern, wie nacheinander ihre Eltern, ihre Nachbarn, ihre Kunden oder Konkurrenten dahingerafft wurden. Keines dieser aus jenen dramatischen Ereignissen heraus entstandenen Werke sollte indes an den Erfolg heranreichen, der dem ›Dekameron‹ von Boccaccio innerhalb der Weltliteratur beschieden war: Sieben junge Frauen aus Florenz verlassen in Begleitung ihrer drei Liebhaber – die anderen sind gestorben – die Stadt, um in ländlicher Abgeschiedenheit das Ende der Epidemie abzuwarten. Zum Zeitvertreib erzählt man sich frivole Geschichten – es sind genau einhundertundeine und gibt sich der Liebe hin. Dieses literarische Meisterwerk eines gerade siebenunddreißigjährigen Autors ist das erste erotische Werk der »modernen« Literatur. Mit dem Eröffnungskapitel liefert uns Boccaccio ein bis zum heutigen Tage berühmt gebliebenes Dokument der Pestzeit von Florenz, der Verwüstungen und Greuel; danach aber ist keine Rede mehr von der Geißel der Krankheit, sondern nur noch von Lust und Sinnesfreuden. Eros und Thanatos waren schon immer ein gutes Gespann. Und so verdanken wir der Pest die Wiedergeburt einer europäischen erotischen Literatur, die niemals wieder untergehen sollte.

Auch wenn es sich bei den Berichten um lebensnahe, ja ergreifende und authentische Zeitdokumente handelt, so sind die Zahlenangaben zumeist doch recht phantastisch, oft ungenau und nur selten glaubwürdig. Emile Littré beispielsweise hat das Gedicht eines Augenzeugen, Simon de Cevino, ins Französische übersetzt. Nach dessen Vorstellung blieb nur ein Drittel der Menschen am Leben. »Die Zahl der Beerdigten ist größer als die der Lebenden«, so schrieb er, »die Städte sind entvölkert, Tausende von Häusern zugesperrt, bei Tausenden stehen die Türen weit offen, menschenleer, angefüllt mit Verwesung.« Eine solche dichterische Freiheit kann natürlich nicht als Basis für demographische Daten dienen. Die Zahl der Opfer muß allerdings beträchtlich gewesen sein. Die Arbeiten J. N. Birabens, der die detaillierteste und neueste Untersuchung zu diesem Thema vorlegte, und die fortschrittlichen Methoden der historischen Demographie – welche Quellen heranzieht, die scheinbar überhaupt nichts mit der Pest zu tun haben – erlauben es, sich von dem Szenarium jener Tage eine Vorstellung zu machen. Ganze Straßenzüge in den Städten, ganze Klöster, Weiler und Dörfer waren in wenigen Wochen ihrer Bewohner beraubt, und vielerorts verschlimmerte eine Hungersnot noch die fatalen Auswirkungen der Pest, der überdies häufig die Pocken vorausgingen oder auch folgten.

Man geht heute von der Annahme aus, daß Europa innerhalb von drei oder vier Jahren zwischen einem Drittel und der Hälfte seiner Bevölkerung verlor: Gewiß die einschneidendste demographische Katastrophe, die die Menschheit erlebte und die sich seither auch nie wiederholt hat. Das macht verständlich, warum sie in geistiger und sittlicher Hinsicht in der westlichen Welt so unauslöschliche Spuren hinterließ. Und sie hatte, gerade auch auf wirtschaftlichem Gebiet, Auswirkungen von großer Tragweite, denn indem sie den Reichtum in den Händen weniger Überlebender konzentrierte, begünstigte sie den Aufschwung des Handels.

Unsere allzuoft ethnozentrisch ausgerichtete Geschichtsschreibung weiß nur wenig über die entsprechenden Vorgänge auf der anderen Seite des Globus. Aller Wahrscheinlichkeit nach nahm die Pest, von den großen Seen Asiens ausgehend, einen vergleichbaren Weg gen Osten. Wir erwähnten bereits, wie schwierig es ist, im chinesischen Seuchenatlas den Schwarzen Tod gegen andere Epidemien abzugrenzen. Verschiedene Kompilationen lassen aber darauf schließen, daß 1351/1352 bei den Truppen im Huaiho-Tal eine Sterbequote von fünfzig Prozent zu verzeichnen war. 1353 starben in einem Teilgebiet der Provinz Schanhsi mehr als zwei Drittel der Bevölkerung. 1354 wurden weitere Provinzen betroffen, mit sechzig bis siebzig Prozent an Toten in einem Teil der Provinz Hupeh.

Nur wenige der uns bekannten Seuchen sind so ausbreitungswütig wie die Pest und fordern einen derart mörderischen Tribut. Das gilt auch dann, wenn man bei den Chronisten Übertreibungen in Rechnung stellt. Zur Migrationszeit des Bazillus war die chinesische Bevölkerung durch eine allgemeine Hungersnot zwar ohnehin schon dezimiert, aber wahrscheinlich hat die Pest noch zur Verelendung und Schwächung Chinas und, im Jahre 1368, schließlich zum Untergang der Mongolenherrschaft zugunsten der einheimischen Ming-Dynastie beigetragen.

Und das sollte nur der erste epidemische Vorstoß einer Krankheit sein, die Europa für lange Zeit in ihrer Gewalt hatte. Einige Einzelheiten verdienen in diesem Zusammenhang eine eingehendere Betrachtung, denn die dabei aufgeworfenen Fragen behalten auch für jeden weiteren Ausbruch der Seuche ihre Gültigkeit.

Die soziokulturellen Auswirkungen des Schwarzen Todes

Wenn wir die zeitliche Abfolge der epidemischen Ausbrüche betrachten, dann kann es uns nur wundern, wie ahnungslos die Menschen von 1348 waren, als sie von der Pest überrascht wurden: der gleichen Pest, die Europa doch schon einmal bis ins 8. Jahrhundert hinein heimgesucht hatte, und zwar mit denselben Symptomen und denselben Konsequenzen – und dennoch bewahrte die Menschheit keinerlei Erinnerung mehr daran. So sollte der Mensch nur sechs Jahrhunderte brauchen, um das alles zu vergessen? Eine Erklärung für dieses Phänomen ist gewiß in den begrenzten Kommunikationsmöglichkeiten jener Zeit zu suchen: Nur wenige Menschen waren ja des Lesens mächtig, und lediglich einige Geistliche unter Philipp VI. von Valois kannten die Chroniken aus der Epoche der Merowinger. Aber andererseits hatten doch unzählige Traditionen in diesen wenigen Jahrhunderten überlebt, Traditionen, in denen Wahrheit und Legende, Grausames und Phantastisches sich innig miteinander vermengten.

Ein schönes Meditationsthema für Moralisten und Soziologen: Wie lange braucht es, bis sich in einer Gesellschaft die Erinnerung an eine Katastrophe verliert? Wenn unser westliches Bewußtsein sich noch heute in Erinnerung an eine »Sintflut« entsetzt, mit der einige mesopotamische Völker vielleicht Tausende von Jahren vor unserer Zeit konfrontiert waren, wie konnte dann die Pest so völlig aus dem kollektiven Bewußtsein ausgelöscht werden? Welche demographischen Ausmaße muß ein Unglück annehmen, um den überlebenden Generationen für alle Ewigkeit in Erinnerung zu bleiben oder aber dem Vergessen anheimzufallen?

Mit der allgemeinen Verbreitung der Schreibkunst und vor allem des Buchdrucks wurde diese erstaunliche Vergeßlichkeit dann immerhin aufgehoben, und da die Pest in Europa bis zum 18. und im Fernen Osten bis zum 20. Jahrhundert grassierte, sind wir mit ihrem Vorkommen bis zum heutigen Tage vertraut.

Die westliche Literatur ist voller thematischer Bezüge zu den Seuchen des Spätmittelalters und der Neuzeit, und von Boccaccio bis Camus hat es zahlreiche Autoren gegeben, die der Krankheit in ihren Werken einen wichtigen Platz einräumten. Sogar für ihre Zukunftsvisionen schöpft die Phantasie aus den echten Quellen der Vergangenheit: Vor kurzem hat man die nächste Pestepidemie beschrieben – in New York. Auch in der volkstümlichen Überlieferung lebt die Pest noch fort: Es ist erst einige Jahrzehnte her, daß sich die Bewohner schwedischer Bauernhöfe an eine im Wald liegende Glocke erinnerten, die verlassen und moosbewachsen von einem durch die Krankheit ausgelöschten Dorf zeugt.

Überlieferungen, Erfahrungen und Phantasmen werden heute von einer menschlichen Gemeinschaft anders verarbeitet als früher, denn Kommunikationsformen, Bildungsstand und die Art, geschichtliche Daten zu speichern, haben sich geändert. Sollte also ein dem von 1348 vergleichbares Desaster über uns hereinbrechen, würde es uns nicht völlig überraschen können; indessen, unsere Reaktionen auf dieses kollektive Drama wären die gleichen wie die unserer Ahnen, die Schwächen der Zeitgenossen des Thukydides auch die unseren, und das ließe sich anhand zahlreicher Beispiele beweisen. Wenn die Pest des Jahres 1348 den Menschen als etwas ganz und gar Neues erschien, so war das jedenfalls einige Jahre später nicht mehr der Fall, zu diesem Zeitpunkt wußte die Bevölkerung einer Stadt, daß sie kommen würde, daß sie nahte, daß sie da war. Schließlich hatte man erlebt, wie die Genueser sich weigerten, die Galeeren ihrer kranken Mitbürger einlaufen zu lassen. Man wußte, um was es ging, hatte Zeit gehabt, sich darauf einzustellen, man sprach darüber, diskutierte das Ereignis bei den Behörden, die Gelehrten hatten gar die Muße, Bücher über die Pest zu verfassen und über ihre Prophylaxe zu dissertieren, wie auch Littré 1830 eine Abhandlung über die Cholera schreiben sollte, zwei Jahre bevor sie Paris erreichte.

Aber alle Debatten fruchteten nichts, die Ärzte waren machtlos und ihre Bücher nutzlos. Wer immer es ermöglichen konnte, verließ die Städte und befolgte die Ratschläge des Hippokrates. Städter, die eilends zu ihren Verwandten in einer nicht bedrohten Stadt flüchteten, bevor die Pest ihre eigene erreichte, schoben ihren Tod hinaus oder entkamen ihm endgültig, wenn nicht die Krankheit ihnen an ihren Zufluchtsort folgte; brachen sie aber zu spät auf, trugen sie selbst schon, ohne es zu wissen, den Krankheitskeim in sich, befanden sich Flöhe, die damals üblichen Begleiter des Menschen, in ihrer Kleidung oder der ihrer Bediensteten oder auch nur in ihrem Gepäck, dann schleppten sie die Krankheit in bis dahin verschont gebliebene Orte oder Regionen.

Dieses Gebot des Ausweichens gewährte also – je nach dem Zeitpunkt, zu dem es befolgt wurde – ebenso viele Vorteile für den einzelnen, wie es Risiken für die Gemeinschaft barg. Immerhin erklärt dieses Verhalten wenigstens teilweise die unberechenbaren Launen der Krankheit bei ihrem Vordringen, selbst wenn viele Aspekte noch immer nicht mit Sicherheit geklärt sind. Der von J. N. Biraben für Europa und die Mittelmeerländer minutiös erstellte Seuchenatlas wirft mehr Fragen auf, als er beantwortet. Daß Schiffe die Pest von einem Hafen zum anderen schleppten, war nur natürlich: Auf ihnen gab es Ratten, die Mannschaften hatten Flöhe, die Stauer löschten ballenweise Pelze, Stoffe, Textilien, die von Menschen gehandhabt und infolgedessen wahrscheinlich verseucht worden waren. Sobald aber die Pest sich auf dem Festland verbreitete, ging sie völlig unberechenbare Wege!

Wenn auch Biraben bei der Untersuchung ihrer Etappen zu dem Schluß kommt, die Pest sei täglich etwa fünfundsiebzig Kilometer weit vorgedrungen, so gab es doch erhebliche Abweichungen von diesem Wert. Sie konnte die gleiche Strecke in drei Tagen wie in drei Monaten zurücklegen; wenn sie bei ihrem Vormarsch Flußtälern oder großen Verkehrswegen folgte, warum gelangte sie dann schneller stromabwärts als stromaufwärts? Muß man die Lebensweise der Flöhe oder den Stoffwechsel des Bazillus bemühen, um eine Erklärung dafür zu finden, daß die Krankheit im Sommer und Herbst größere Strecken als im Winter bewältigte? Und warum benahm sie sich in der einen Stadt so mörderisch virulent und tötete im Nachbarort vielleicht nur wenige Personen? Daß sie besonders verheerend wirkte bei den Ärzten, die die Kranken untersuchten, bei den Priestern, die ihnen die letzte Ölung gaben, bei den Notaren, die ihren letzten Willen zu Papier brachten – sofern überhaupt noch Zeit blieb, diesen zu äußern –, bei den Totengräbern, die sie bestatteten, das alles ist leicht einzusehen. Aber warum auch beispielsweise bei den Metzgern, denn schließlich lebt der Rattenfloh nicht auf Rinderfell? Die Käuferschlange vor dem Laden, wo man um ein selten gewordenes Stück Fleisch anstand, kann auch nicht als Erklärung herangezogen werden, denn sehr schnell schon wurden Menschenansammlungen verboten, schloß man die öffentlichen Badestuben, untersagte man Spiele und Jahrmärkte.

Warum sind in den Sprengeln so häufige Personalwechsel bei den Prälaten vermerkt, obwohl diese doch meist entweder die Flucht ergriffen oder sich in ihren Gebäuden verschanzt hatten? Aber solche Maßnahmen erwiesen sich als ebenso unzureichend wie alle anderen, wurde die Verbindung zur Außenwelt eines Tages doch ohnehin unvermeidlich.

Die Geschichtsforschung lebt von ihren Quellen. Sie ist angewiesen auf Zufälle, indem sie etwa auf die Buchhaltung eines Küsters stößt, der die einzelnen Beerdigungsgebühren notierte, oder indem sie bei den Registern einer Innung fündig wird; manchmal wurden Berichte, Aufzeichnungen, chronologische Listen oder eine Aufstellung durch den Tod dessen, der sie führte, abrupt unterbrochen. Auch registrierte ein Küster nur die bezahlten Beerdigungen, nicht aber die Armenbegräbnisse; und natürlich starben mehr schlecht ernährte, in miserablen Unterkünften hausende Bedürftige als Reiche. Außerdem wurden die Beisetzungsfeierlichkeiten angesichts dieser Leichenberge ohnehin bald eingestellt – in Ermangelung von Familienangehörigen, die daran hätten teilnehmen, von Priestern, die sie hätten zelebrieren können. Da später selbst Leichenträger fehlten, türmten die Toten sich in den Straßen, bis nach dem Verebben der Epidemie neue Arbeitskräfte die anonymen, schon verwesten Leichen karrenweise zu den Massengräbern schafften.

Die auf der Landkarte des verseuchten Europa sichtbaren weißen Flecken sind wahrscheinlich sowohl durch lückenhafte Information als auch mit unserer Unkenntnis hinsichtlich der Übertragungsmöglichkeiten des Yersinia pestis zu erklären. Soweit wir wissen, schwankte die Anzahl der Todesopfer nicht nur von Stadt zu Stadt erheblich, sie wies auch von einer Region zur anderen starke Unterschiede auf. Warum blieben ein Großteil der Auvergne oder des nördlichen Flandern, Teile Frankens und weitere Gebiete Europas verschont, die doch weder im geographischen noch im soziologischen Sinne als isoliert gelten können? Unterstellen wir zunächst einmal, daß diese Teilgebiete oder Provinzen »zufällig« von der Seuche vergessen wurden, wobei wir uns durchaus darüber im klaren sein müssen, daß eine solche Interpretation hauptsächlich in Ermangelung gesicherter Erkenntnisse erfolgt.

Zwar können wir in Einzelfällen auf Daten aus den Registern Verstorbener zurückgreifen, gleichwohl müssen wir uns mit der Tatsache abfinden, daß wir über die Anzahl der von der Krankheit Genesenen niemals Gewißheit erlangen werden. Zur quantitativen Ungenauigkeit bei den Todesfällen kommt noch unser absolutes Unwissen hinsichtlich der Morbidität. Es kam zu Heilungen, weil die Betroffenen jenes Genmaterial schon in sich trugen, das unerläßlich ist, um dem Bazillus zu widerstehen – also die Fähigkeit, rasch natürliche Antikörper zu bilden –, oder weil sie es erwarben, indem sie später an einer regelrechten »natürlichen Impfung« teilnahmen. Diese widerstandsfähige Gruppe wurde zum Bollwerk der Gemeinschaft gegen die wiederholten Attacken der Seuche. Und mehr noch: Gewiß haben einige von ihnen ihrer Nachkommenschaft eine genetische Resistenz vererbt, der die nachfolgenden Generationen ihr Überleben verdanken. Ohne sie hätte die Pest aus Europa eine weite, unbewohnte Region gemacht.

Die Pest und die Angst

Angesichts einer solchen Kalamität mußte zwangsläufig Katastrophenstimmung aufkommen. Da der heilige Text der Apokalypse, Inspirationsquelle der Chiliasten des Mittelalters, unter allen Plagen, die dereinst auf der sündigen Menschheit lasten würden, auch die Pest nannte, sah man in ihr das Strafgericht Gottes. Es galt Schuldige zu finden. Flagellanten zogen gruppenweise durch die Straßen, prophezeiten, sich selbst kasteiend, auch den Zuschauern Geißelung und wiegelten sie gegen die »Kriminellen« auf, die sie mit ihrem Blute, ihrem Gelde nährten – Juden, Hexenmeister, Zigeuner...

Der schon damals im christlichen Europa anzutreffende Antisemitismus fand wieder einmal einen Vorwand, um sich auszutoben: Ganze Familien wurden massakriert, vor allem in Deutschland, während sich in Frankreich viele Städte mit Ausweisungen begnügten. Dies war eine Zeit verstärkter Ghettobildungen; die Zwangsgruppierungen schlossen die Juden vom Gemeinwesen der Städte aus, stärkten aber auch ihre Solidarität und Sicherheit. Dieses Ereignis im Leben des Judentums trägt nicht nur gesellschaftliche Züge, sondern steht auch unmittelbar im Zusammenhang mit unserer Betrachtung über den Menschen und seine Krankheiten.

Die Evolutionsgeschichte zeigt effektiv, daß der Mensch einer einzigartigen Spezies angehört, welche intraspezifische Kreuzungen und alle erdenklichen genetischen Kombinationen zuläßt, ohne daß dadurch besondere oder gar genau definierbare Untergruppen entstünden. In den Jahrmillionen menschlicher Existenz gab es Rassenvermischungen in unendlich vielen Kombinationen, zwischen den Bewohnern aller Kontinente, aller Klimazonen und Breitengrade, ein Prozeß, der nie mehr aufhören und sich eher noch beschleunigen wird. Gleichzeitig ließen soziale Gegebenheiten innerhalb dieses immensen Gemischs Gruppen entstehen, die derart hermetisch in sich geschlossen waren, daß ihre Isolierung und Endogamie bei einigen von ihnen pathologisch wirkten. Dieses Phänomen finden wir als Folgeerscheinung des Inzests, der Enge und Uniformität der ökologischen Nische bei allen isolierten Gruppen. Noch zu Beginn unseres Jahrhunderts wiesen die jüdischen Gemeinden Mitteleuropas spezifische Krankheitscharakteristika auf, wie beispielsweise eine Schädigung der kleinen Arterien der Gliedmaßen, »Winiwarter-Buergersche-Krankheit« genannt, Merkmale, die dann freilich mit der Auflösung der Ghettos, mit der Emigration, den sich abschleifenden sozialen und religiösen Besonderheiten und vor allem den Judenvernichtungen verschwanden.

Doch die Juden waren nicht die einzigen, die unter dem

Massenwahn leiden sollten. In zahlreichen Gegenden wurden die Leprakranken der Brunnenvergiftung bezichtigt, man plünderte ihre Leprosorien, brandschatzte ihre Dörfer, mißhandelte sie. Man erfand auch die »Giftschmierer«, von denen man glaubte, sie würden die Türen gewisser Häuser mit vermeintlich todbringenden Substanzen bestreichen: Auch sie wurden verbrannt, zusammen mit Hexenkünstlern, Heiden, Zaubermeistern ...

Demographische und politische Konsequenzen

Wir haben die Tatsache, daß Städte wie auch ganze Regionen von der Pest in sehr unterschiedlicher Weise betroffen waren, besonders hervorgehoben, um zu zeigen, daß die Folgen der Seuche und der Entvölkerung sich in bezug auf ein Land, ja selbst nur auf einen Landstrich, keineswegs verallgemeinern lassen. Gewisse Konsequenzen, die sich für die Geschichte Europas daraus ergaben, sind jedoch bedeutsam genug, um hier besonders erwähnt zu werden. Beginnen wir also mit den offensichtlichsten:

Der demographische Aderlaß, den die erste und zugleich mörderischste Epidemie von 1348 bis 1352 bewirkte, hinterließ eine so tiefe Zäsur in der Bevölkerung, daß es mehrere Jahrhunderte dauern sollte, bis sie ihren Stand von 1347 wieder erreicht hatte. Die durch den Tod ihrer Bewohner leerstehenden Häuser, die in Ermangelung von Arbeitskräften brachliegenden Felder wurden bald von Leuten übernommen, die aus weniger betroffenen Gebieten kamen. Diese Migrationen schufen, zusammen mit den Neusiedlern, die vor der Krankheit geflohen waren, in wenigen Jahren ein Völkergemisch, wie es Europa seit den großen Barbareninvasionen nicht mehr gesehen hatte. Grundstücke, Gebäude, Läden wechselten die Besitzer, und vielerorts kam es zu einer Vermögenskonzentration.

In den Städten wurde die ausgelöschte Elite durch Menschen anderer Herkunft, anderer Gesellschaftsschichten ersetzt. So begann in der Toskana, die, wie wir alle von Boccaccio wissen, besonders in Mitleidenschaft gezogen war – die Einwohnerzahl Sienas beispielsweise schrumpfte von einhunderttausend auf dreizehntausend –, der Aufstieg der Medici. Da Italien und seine Hafenstädte mehr gelitten hatten als Flandern, setzte Mitte des 14. Jahrhunderts der wirtschaftliche Niedergang des Mittelmeerraumes zugunsten der nordischen und atlantischen Gebiete ein, fast zwei Jahrhunderte, bevor mit dem Zeitalter der großen Entdeckungen dem Atlantischen Ozean eine zentrale Rolle in der westlichen Welt zufiel.

In allen Staaten Europas wankten Throne und Gutsherrlichkeit, waren die Schatzkammern leer und die Truppen zersprengt. Sogar der Zwist, der die Herrscherhäuser Frankreichs und Englands lange Zeit entzweite, ruhte für einige Jahre.

Und dennoch waren – selbst wenn sich die wirtschaftlichen und politischen Folgen dieser großen Pest abschätzen und eines Tages vielleicht sogar durch das Auffinden neuer Dokumente genau bemessen lassen – ihre psychologischen Auswirkungen noch ungleich größer. Daß das Entsetzen unermeßlich war angesichts dieser ständig neuen, unberechenbaren Todesfälle, jung und alt gleichermaßen hinwegmähend und besonders grausam bei Kindern und jungen Müttern, bedarf kaum einer Erwähnung. Mochte der Tod auch den Menschen des Mittelalters vertrauter gewesen sein als denen des 20. Jahrhunderts, das Ausmaß der Katastrophe stürzte alle in Panik. Was lag da näher, als in der Geißel ein Zeichen des göttlichen Zornes zu sehen und durch Psalmengesang und Prozessionen, Weihen, Bußübungen und Bittgottesdienste sein Erbarmen zu erflehen. Die gleichen Sühneriten gab es übrigens auch in China: Ein Nachen, mit Statuen besetzt, die die Gottheiten der Pest darstellten, wurde auf den Fluß gestoßen und dort verbrannt.

Aber nicht weniger als beim Anblick der Leichenfelder litt die gepeinigte Menschheit unter den Schicksalen, die die Lebenden erdulden mußten. Neben bewegenden Szenen – Ehegatten, die sich gegenseitig anstecken und gemeinsam sterben, Mütter, die bis zum letzten Atemzuge ein auch schon todgeweihtes Kind stillen – gab es die Fälle, wo der Überlebensdrang zügellose Egoismen entfesselte. Nach Thukydides, der von ähnlichen Beispielen berichtete, erinnert sich Guy de Chauliac, wie er als Arzt in Avignon den Schwarzen Tod erlebte: »Man starb ohne Diener, wurde ohne Priester begraben; der Vater besuchte den Sohn nicht mehr und der Sohn nicht mehr den Vater; die Barmherzigkeit war tot, die Hoffnung erloschen.« Der zärtlichste Mann verließ seine Geliebte beim geringsten Anzeichen eines Unwohlseins. Liebesbande und Familien lösten sich einfach auf angesichts des Todes. Und was die Schöffen anbelangte, denen es oblag, über Gemeinwesen und Ordnung zu wachen, so ergriffen sie vor ihren zur Gefahr gewordenen Bürgern eilends die Flucht.

Die Menschen waren von einer regelrechten Lebensgier und Vergnügungssucht gepackt. Hören wir einen Chronisten, der über die Pest von Genf im Jahre 1530 berichtet: »Unterdessen die Pest wütete, sah ich, wie vor mir mindestens sieben oder acht Körper abtransportiert wurden. Aber hätten Sie die Mädchen gesehen! Sie tanzten zu den Virelais und sangen Fastnachtslieder. Eine von ihnen wurde vom Fieberschauder so geschüttelt, daß es sie zu Boden streckte, man mußte sie nach Hause und am nächsten Morgen zum Friedhof tragen, ohne daß die anderen ihren Tanz auch nur unterbrochen hätten.« Und inmitten dieses Infernos gab man sich wie toll der Hurerei, dem Raub und dem Mord hin, denn es gab keine Behörde und keine Richter, die diesem Treiben hätten Einhalt gebieten können.

So mußten die Menschen mit ansehen, wie vor ihren Augen die familiären und gesellschaftlichen Bindungen zerbrachen, diese ganze wohlgesetzte Ordnung, an der doch so viele Generationen mitgewirkt hatten und auf die man stolz war. Die Pest gemahnte nicht nur an die eigene Vergänglichkeit, sie machte darüber hinaus deutlich, wie eigentlich prekär und stets bedroht sogar die sozialen Strukturen waren, die das Überleben eines jeden einzelnen in einem gefährlichen Universum garantieren sollten. Diese tiefe Verunsicherung sollte die Allgemeinheit jahrhundertelang nicht mehr loslassen.

Aber die Zeit verging. Nach einigen Monaten sank die Todesrate von Tag zu Tag, und schließlich war die Anzahl der Opfer so gering geworden, daß man sogar erneut die Totenglocken läuten und die Trauerfeiern zelebrieren konnte. In den Straßen wurden die letzten Leichen fortgeschafft. Man fand sich mit den Lücken, die der Tod gerissen hatte, ab, die Behörden der Stadt nahmen ihre Tätigkeit wieder auf, und die Läden öffneten ihre Türen. In dieser Zeit der Erholung war man froh, wenn unterdessen eine andere Stadt an der Reihe war – die einzige Gelegenheit, um deren Vormachtstellung nicht hinnehmen zu müssen.

Während die Epidemie in der einen Region aufflammte, heilte die andere ihre Wunden aus: Die letzten Städte, in denen sie 1352 auftrat, waren Oxford, Danzig, Moskau, Kiew und, zum zweiten Mal, Nowgorod. Danach herrschte Ruhe, die Überlebenden bauten die Gesellschaft wieder auf.

3. Die Pest in den folgenden Jahrhunderten

Auch nach dieser verheerenden Epidemie war der Okzident nicht von der Pest befreit: Erst vier Jahrhunderte später sollte sie das Feld endgültig räumen. Nach 1356 brach die Seuche erneut in etlichen französischen Städten aus, und bis 1670 gab es nicht ein Jahr, in dem nicht mehrere Orte Frankreichs von der Krankheit heimgesucht worden wären. Der von J. N. Biraben minutiös für Europa und den Mittelmeerraum erstellte Seuchenatlas liefert praktisch kaum einen Anhaltspunkt für die verschiedenen Bewegungen der Seuche.

Der Begriff ihrer Gefährlichkeit muß übrigens relativiert werden, denn auch Dauer und Mortalität sind dabei zu berücksichtigen. Während die eine Stadt innerhalb weniger Wochen verwüstet sein konnte, zählte man in einer anderen vielleicht nur einige Tote im Zeitraum von mehreren Jahren. Manche Gebiete blieben lange verschont, andere entrichteten der Pest periodisch ihren Tribut, und zwar in ganz unterschiedlichen Zyklen, wobei sich hier der Winter und da der Herbst als unheilvoll erweisen mochten. Das Mittelmeerklima war für die Menschen vorteilhafter als das feuchtere atlantische; die Bevölkerungskonzentration in den Städten begünstigte natürlich eine hohe Mortalität, allerdings sind die Vorgänge in den größeren Ortschaften auch besser dokumentiert als in den ländlichen Bezirken.

Alles in allem gewöhnten die Menschen sich an die Krankheit und nahmen die Pest schließlich als ein nicht vorhersehbares Unheil hin, mit dem es, gleich Gewittern oder späten Frosteinbrüchen, welche die Ernten vernichteten, zu leben galt. Diese Gewöhnung ging um so schneller vonstatten, als die große Katastrophe von 1348 sich – bis auf einige Ausnahmen, auf die wir noch zurückkommen werden – nie mehr wiederholte.

Da der Mensch grundsätzlich für alles nach einer Erklärung sucht, brachten die Zeitgenossen für das zyklische An- und Abschwellen dieser Seuche gleich mehrere Gründe vor. Seit der Erfindung des Buchdrucks gab es reichlich Literatur über die Pest sowie über ihre Ursachen und die Mittel, sie zu verhüten; nur waren leider die meisten dieser Überlegungen eher poetisch und phantastisch denn irgendwie wirksam. Immerhin läßt sich aus ihnen auf einige seinerzeit ganz geläufige Vorstellungen schließen. Wir wollen uns in diesem Wust von lyrischen und phantastischen Ideen auf die Hypothesen beschränken, die damals am verbreitetsten waren.

Während man im Laufe der Zeit und mit zunehmender Aufklärung immer weniger an Zauberkünste und Teufelswerk glaubte und keine Brunnenvergifter oder Hexenmeister mehr suchte, übte die Astrologie nach wie vor einen starken Einfluß aus, und wenn man sich nur entsprechend bemühte, so konnte man eigentlich immer auf einen bedeutungsvollen Sternschnuppenregen, auf die Erscheinung eines Kometen oder auch auf ungünstige Planetenkonjunktionen stoßen, die der Epidemie vorangegangen waren.

Übrigens ist nicht auszuschließen, daß beim Ausbruch oder Erlöschen der Epidemien klimatische Faktoren eine Rolle spielten. Auf diesem Gebiet herrscht jedoch weitgehend Ungewißheit. Es gibt zu wenige Anhaltspunkte für eine mögliche Koinzidenz von Mortalität einerseits und Luftfeuchtigkeit, Niederschlägen, Temperaturhöchst- und -mittelwerten andererseits, als daß man hier plausible Zusammenhänge erkennen könnte, und dies um so weniger, als die Daten sich auf ganze Regionen, anstatt – wie es erforderlich wäre – auf einzelne Städte oder sogar nur auf Dörfer beziehen. Die Meteoropathologie* als Wissenschaft steckt erst in den Kinderschuhen, und das wird wohl noch einige Zeit so bleiben.

Man meinte auch, zwischen Hungersnöten und periodischen Seuchenattacken eine Korrelation erkennen zu können; dabei dürften weder Floh noch Bazillus sich um Getrei-

---

* Lehre von den Zusammenhängen zwischen Krankheiten und Wettereinflüssen

deknappheit gekümmert haben. Indessen könnte ein Nahrungsmangel, der die Bevölkerung ohnehin schwächte, die Mortalität weiter in die Höhe getrieben haben, und daß in den Städten die Übertragung der Krankheit vielleicht durch den Zustrom ausgehungerter Bauern begünstigt wurde, ist jedenfalls denkbar. Unterernährung hat zusammen mit anderen Infektionskrankheiten bei allen Desastern immer für kumulative Effekte gesorgt, das erwähnten wir bereits.

Da im Unglück stets nach Verantwortlichen gerufen wird, war in Kriegszeiten oft der Feind der »Schuldige«, sah man im bewaffneten Konflikt die »Ursache« der Pest. Gewiß, Krieg und Pest traten häufig gemeinsam auf, vergrößerten das Unglück der Nationen noch, wobei die kriegerischen Parteien ein oft ganz unterschiedliches Los traf. Je nachdem ob nun die Aggressoren oder aber die Überfallenen infiziert waren, kam es zu überstürzten Rückzügen oder unerwarteten Siegen, brach der verseuchte Feind eine Belagerung plötzlich ab oder konnte der gesunde Angreifer sich ganz problemlos einer Stadt, die ihrer Verteidiger beraubt war, bemächtigen. Oder aber die egalisierende Pest hinterließ bei den Gegnern die gleichen stinkenden Leichenfelder.

Berichte, in denen Chronisten das Kriegsglück mit der Pest in Verbindung brachten, gibt es unendlich viele, nur müssen solche Texte auf ihren Wahrheitsgehalt hin überprüft werden, denn die einzelnen Darstellungen können sehr voneinander abweichen, je nachdem, welchem Lager der Berichterstatter angehörte. Als Beispiel hierfür mag eine geschichtliche Begebenheit in Frankreich dienen. Es wird berichtet, Monluc habe, im Dienste des Königs stehend, im September 1562 die hugenottische Stadt Lectoure eingenommen und dort die Pest verbreitet. Nun beschuldigten die Protestanten Monluc ohnehin der schlimmsten Übeltaten. Die Pest trat in dem betreffenden Jahr endemisch in der Gascogne und im Languedoc auf, und Toulouse war sogar Schauplatz einer heftigen Epidemie, aber Monluc, der in seinen Niederschriften gewöhnlich sehr präzise war, erwähnt nichts von einer Erkrankung bei seinen Truppen. Gewiß hat er ebenso viele Greuel auf dem Gewissen wie andere Feldherren seiner Zeit, eine bakteriologische Kriegführung sollte man ihm denn aber doch nicht andichten.

Ein Krieg kann keine Pest auslösen, aber seine Truppenbewegungen, Zerstörungen und Hungersnöte tragen zur Verbreitung einer Epidemie bei; diese bittere Erfahrung mußte Vietnam noch mitten im 20. Jahrhundert machen.

Aus dem gleichen Grunde waren auch die unter den frömmsten und friedlichsten Vorzeichen stehenden Reisen an der Ausbreitung der Pest beteiligt: Man hat die Hekatombe der Mitte des 14. Jahrhunderts den Pilgergruppen zugeschrieben, die sich wegen eines Jubeljahrs nach Rom begaben. Die Gläubigen auf ihrer Wallfahrt nach Santiago de Compostela spielten – ähnlich wie später die Moslems auf ihrem Weg nach Mekka – in den Hospizen, die sie aufnahmen, eine unheilvolle Rolle, ohne sich dessen bewußt zu sein.

Wenn man sich schon in den vergangenen Jahrhunderten die Vorstöße der Epidemie und ihr unseliges Aufflammen an nie zuvor heimgesuchten oder schon einmal verheerten Orten nicht erklären konnte, sind wir dann wenigstens mit unserem heutigen Wissensstand um epidemiologische Vorgänge rückblickend in der Lage, dieses Auf und Ab schlüssig zu interpretieren? Für die meisten Infektionskrankheiten gilt, daß sie zu ihrer Übertragung einer gewissen Bevölkerungsdichte und vor allem einer nicht immunisierten Bevölkerung bedürfen. Wird der von Geburt an oder aufgrund einer früher durchgemachten Erkrankung resistente Personenkreis zu groß, kann die Krankheit sich nicht ausbreiten, wobei es ohne weiteres möglich ist, daß die geheilten ehemals »Kranken« nicht einmal wissen, daß sie überhaupt krank waren, da sie keinerlei Symptome verspürt hatten. Nach einer ersten Epidemiewelle, durch die alle für die Krankheit empfänglichen und angesteckten Menschen einer Stadt niedergestreckt worden wären, hätte es bei einer Rückkehr der Pest dann keine Opfer mehr geben dürfen.

Unsere Dokumentation kann diese Hypothese nicht bestätigen. Und das ist verständlich, denn ein Individuum muß nicht nur biologisch empfänglich sein, sondern auch angesteckt werden, damit es erkrankt. Bei einer Epidemie werden aber nicht alle Gefährdeten automatisch infiziert, es wird immer einige geben, die im Schutze glücklicher Zufälle »durch die Maschen schlüpfen«. Außerdem hätten logischerweise alle Geheilten so schnell wie möglich aus ihrer Isolierung oder dem Krankenhaus in die Gemeinschaft zurückkehren müssen, um durch diese proportionale Vermehrung immunisierter Personen zur Eindämmung der Epidemie beizutragen. In den Städten, deren Anzahl Überlebender uns bekannt ist, verlängerte man aber im Gegenteil deren Quarantäne bis auf sechzig oder achtzig Tage. In dieser Zeit sank die Mortalität. Das heißt, daß die Pest ohne ersichtlichen Grund zurückging, obwohl es doch innerhalb ihres Wirkungsbereichs noch zahlreiche rezeptive Individuen gab. Diesen aber nützte eine längere Abwesenheit der Befallenen gar nichts, denn wenn ein Pestkranker einige Monate oder auch Jahre später die Stadt besuchte, so konnten sie auch dann noch angesteckt werden. Außerdem ist die von einer überstandenen Pest verliehene Immunitätsdauer nicht mit Sicherheit zu bestimmen. Zwar verleihen einige Infektionen lebenslangen Schutz vor einem Rückfall, bei anderen aber ist diese Abwehr zeitlich begrenzt. Die Pest scheint nur für ungefähr zehn Jahre zu immunisieren. Sollte sie also wieder in einem Ort auftauchen, den sie schon fünfzehn oder zwanzig Jahre zuvor heimgesucht hatte, so konnten die Überlebenden der ersten Epidemiewelle sehr wohl der zweiten erliegen, obwohl das Risiko für sie geringer war als für Personen, die bis dahin völlig verschont geblieben waren.

Da letztlich die verfügbaren historischen Quellen lückenhaft sind und den Ansprüchen der modernen Epidemiologie nicht genügen und da unsere Kenntnisse über die Lebensweisen des Rattenflohs und des Pestbazillus' ebenso mangelhaft sind wie die biochemischen und immunologischen Daten über die Pest beim Menschen, können wir keine Erklärung finden für die sinistren Launen einer Krankheit, die unsere Vorfahren vierhundert Jahre lang erleben mußten – ihr erfreuliches Erlöschen ebenso wie ihre unselige Rückkehr.

Was ihre Verhütung anbetrifft, so waren die Menschen damals wahrhaft wehrlos, und diese Ohnmacht sollte etliche Jahrhunderte andauern. Das Verbrennen von Häusern und infizierten Gegenständen, der Einsatz von Parfumessenzen in geschlossenen Räumen, auf Kleidungsstücken oder am Körper, das Spülen der Straßen mit reichlich Wasser, Notfeuer, die man unter Beimengung von Riechwerk, Schwefelstein oder Schießpulver auf den öffentlichen Plätzen entfachte, vom 16. Jahrhundert an das Tabakrauchen – in einigen

Gemeinden machte man es gar zur Pflicht – nichts half. Und man kann sich vorstellen, daß die Kranken durch die verordneten Therapeutika mit ihrem Aderlaß, mit den unsinnigsten Ernährungsratschlägen oder abscheulichsten Arzneien nicht weniger ansteckend wurden und daß ihre ohnehin dürftige Aussicht auf Genesung sich dadurch nicht verbesserte.

4. Das Unglück von vier großen Städten

Wir sagten bereits, daß die Gegebenheiten in einer pestbefallenen Stadt oder Region keine Schlüsse in bezug auf ein benachbartes Gemeinwesen erlauben. Wenn wir für ein bestimmtes Jahr nicht auf Unterlagen über eine Pest in Hagenau oder in Poitiers beispielsweise zurückgreifen können, so heißt das nicht, daß sie dort nicht aufgetreten wäre. Ein Grund mehr also, die vorhandenen Quellen sorgfältig auszuwerten, ohne verallgemeinernde Schlüsse daraus abzuleiten.

Historiker haben über die Pestattacken in zahlreichen europäischen Städten berichtet, in Hafenstädten wie Venedig oder Neapel ebenso wie in Binnenstädten.

Die Epidemie von Mailand erlangte einen gewissen literarischen Ruhm, denn Alessandro Manzoni widmete ihr ein Kapitel seines berühmten Romans ›Die Verlobten‹. Das Herzogtum Mailand gehörte damals zur spanischen Krone und durchlitt gerade seine italienische Phase des Dreißigjährigen Krieges; spanische Infanteristen und deutsche Landsknechte durchzogen es in alle Himmelsrichtungen.

Zu jener Zeit war die Meinung verbreitet, die Krankheit könne vorsätzlich durch eine Mixtur hervorgerufen werden, die Pestgiftverbreiter in einem Handschuh verbargen oder die sie einem Getränk, vielleicht auch dem Essen beimengten oder mit der sie die Wände der Häuser bestrichen, die sie infizieren wollten. 1629 ließ König Philipp IV. seinem Gouverneur in Mailand die Nachricht übermitteln, vier Franzosen, die eine Pestsalbe bei sich trügen, seien soeben aus Madrid entwichen. Die Garnison wurde zu erhöhter Wachsamkeit für den Fall aufgerufen, daß die Banditen in der Lombardei auftauchten, und die Bevölkerung war auf der Hut. Zu diesem allgemeinen Argwohn kam noch die Furcht vor Machenschaften des Feindes, denn das Land befand sich ja im Kriegszustand, und so gaben die einen Richelieu und die anderen Wallenstein die Schuld an der Pest.

Die Besessenheit der Bevölkerung ging soweit, daß ein alter Mann beschuldigt wurde, einer der »Giftsalber« zu sein, weil er die Kirchenbank mit seinem Mantel abgestaubt hatte, bevor er sich setzte. Der Unglückliche wurde unverzüglich in das Pestlazarett geschafft, aus dem er nicht wieder lebend herauskam.

In dieser ohnehin überreizten Stimmung waren nun eines Tages die Mauern mehrerer Gebäude Mailands mit einer gelblichen Sudelei beschmiert. Hatten Witzbolde sich da einen schlechten Scherz erlaubt? Man wird es nie wissen. Jedenfalls glaubte die ganze Stadt an einen Salbenzauber, und nun mußten schnell Schuldige her, die »untori«, die Giftsalber. Eine Frauensperson erinnerte sich, kürzlich eine verdächtige Silhouette wahrgenommen zu haben, und Klatsch und Tratsch führten schließlich zur Verhaftung einiger Leute aus dem Volke – Weber, Heimarbeiter, die, zu Recht oder zu Unrecht, auch noch beschuldigt wurden, Kuppler und Raufbolde zu sein. Man bemächtigte sich auch des Barbiers Mora, bei dem einige Schönheitsmittelchen und eine Creme gefunden worden waren, von der er glaubte, sie sei ein Mittel gegen die Pest. Nun, wenn er ein Gegengift kannte, dann mußte er jedenfalls auch wissen, wie man die Krankheit verbreitete; es konnte also kein Zweifel darüber bestehen, daß er schuldig war. Auch ein spanischer Edelmann, der Sohn des Festungskommandanten, wurde in die Sache verwickelt.

Man alarmierte die Justizbehörden und den Senat, ernannte Untersuchungsrichter und verpflichtete Ärzte als Sachverständige. Der Prozeß dauerte unter großer Anteilnahme des Volkes mehrere Monate, Hunderte von Zeugen wurden gehört, und alle Aussagen waren mehr oder weniger phantastisch. Die fünf Männer legten unter mehrfacher Folter widersprüchliche Geständnisse ab, die sie alsbald widerriefen. Das Feilschen zwischen Polizisten und Denunzianten diente auch nicht eben der Wahrheitsfindung, niemand konnte sagen, ob die inkriminierte Tinktur nun aus dem Eiter von Pestbeulen, verpestetem Speichel oder aus sonst irgendeinem alchemistischen Produkt jener Zeit gemacht war.

Ohne daß das Gericht den geringsten Beweis für ein Delikt hätte erbringen können – schließlich waren die Angeklagten, wie wir heute wissen, ganz außerstande, die Pest auf wen auch immer zu übertragen – starben alle fünf dann unter der Folter; nur der Edelmann wurde freigesprochen, schon damals also ein Fall von Klassenjustiz.

Das Haus des Barbiers Mora wurde demoliert und an dieser Stelle eine Schandsäule errichtet, die immerdar an sein abscheuliches Verbrechen und seine exemplarische Bestrafung gemahnen sollte. Dieses Denkmal stürzte 1778 ein, und an seiner Stelle entstand ein neues Haus, das die Erinnerung an den Unglücklichen, der grundlos zu Tode gemartert worden war, auslöschte.

Manzoni hat diesem traurigen Kapitel der Rechtsgeschichte eine gesonderte Abhandlung gewidmet, wobei er ein Werk wieder aufgriff, das bereits einige Jahrzehnte zuvor im Geiste der Aufklärung und unter dem Eindruck der Affären Sirven und Calas entstanden war. In seiner ›Storia della Colonna Infame‹ (›Die Schandsäule‹) machte er deutlich, welcher Greuel der Mensch im Namen einer vorgeblichen Gerechtigkeit fähig war, und er wandte sich dagegen, bei Ermittlungen die Folter einzusetzen.

Diese Schandsäule darf man nicht mit den Pestsäulen verwechseln, die nach dem Abklingen einer Pestwelle jahrhundertelang in ganz Europa, von der Bretagne bis nach Ungarn, errichtet wurden, um Gott dafür zu danken, daß er der Plage Einhalt geboten und die Überlebenden verschont hatte. Diese Säulen tragen meistens ein Kreuz und sind leicht zu erkennen, weil ihr Schaft abgerundete Auswüchse in Form der Pestbeulen aufweist.

Wir erwähnen diese Episode der Pest von Mailand deshalb, weil sie exemplarisch ist und uns hinreichend Dokumente hierzu vorliegen; derart grausame Massenpsychosen waren freilich nichts Neues, man denke nur an die Juden und an die Leprakranken, die schwer für die Pest des Mittelalters büßen mußten, die man ihnen anlastete – wie übrigens den Tataren in Rußland oder den Zigeunern in Mitteleuropa und in Frankreich auch. Jahrhunderte hindurch kam es zu zahlreichen Prozessen und Exekutionen von angeblichen »Pestverbreitern«. Menschen, die wegen »Verbreitung der Pest« hingerichtet worden waren, gab es allein im 16. Jahrhundert in Palermo (1526), in Genf (1530, 1545, 1574), in

Casale Monferrato (1536), in Toulouse (1542), in Padua (1555), im Gebiet von Albi und Quercy (1559), in Turin (1599). Schon bei der Mailänder Epidemie von 1576, bei der sich der später heiliggesprochene Bischof Carlo Borromeo durch Selbstlosigkeit und Mut auszeichnete, wurde ein Unbekannter gehenkt, den man »in flagranti« gefaßt hatte. 1581 erhielten die Pariser, »da sie feststellen mußten, daß die Pestepidemie in ihrer Stadt durch die Bösartigkeit solcher Leute anwuchs, welche sie durch Besudelung, verpestete Pflaster und Gifthauch verbreiteten«, die Erlaubnis des Königs, »alle diejenigen ohne vorherigen Prozeß hinzurichten, die bei der Verübung solcher Straftaten angetroffen würden«. Die mutmaßlichen Verbrecher standen nicht nur im Ruch, Wände und Türklopfer zu bestreichen, man verdächtigte sie auch, Taschentücher, Strumpfbänder oder Papiertüten mit Tinkturen zu tränken und sie dann wie zufällig auf den Boden fallen zu lassen oder an Stellen zu deponieren, an denen möglichst viele Menschen vorbeikamen, um eine große Anzahl von Passanten zu ihren Opfern zu machen.

Zwei Jahrhunderte nach dem Massaker von Mailand sollte die Pariser Bevölkerung sich 1832 angesichts der Cholera ganz genauso verhalten. Der Präfekt von Paris verbreitete Mißtrauen und Panikstimmung wie weiland Philipp IV., und so wurden Unschuldige gelyncht wie einst der Barbier von Mailand. Leider gibt es keinen Grund zu der Annahme, solche Erscheinungen der Massenhysterie, ausgelöst durch Angst vor dem Unbekannten und die Furcht vor dem Tode, könnten sich nie mehr wiederholen.

Aus Manzonis Schilderung und seinen Recherchen in den Archiven läßt sich nicht genau auf die Mortalität dieser Pestepidemie schließen. Nach seiner Meinung sollen das Herzogtum und die Romagna in wenigen Jahren eine Million Einwohner verloren haben. Was die Sterbeziffer allein durch die Pest nur in Mailand anbetrifft, so ist er sehr viel weniger präzise und hat, da er zwei Jahrhunderte nach diesen Ereignissen berichtete, auch zugegeben, daß es sich bei den Zahlenangaben der verschiedenen Chronisten, auf denen seine Arbeit fußt, nur um Schätzungen handelte. Wir haben daher noch drei weitere Städte ausgewählt, deren Dokumente ausführlicher sind.

Hier sei in groben Zügen die Geschichte der Pest von

Barcelona skizziert, die spanische Gelehrte für den Zeitraum von 1348 bis 1654, dem Jahr also, da sie in der Stadt endgültig erlosch, minutiös untersuchten. Während dieser rund dreihundert Jahre hat die Seuche in der katalanischen Metropole insgesamt neunundvierzig Jahre lang gewütet.

Man schätzt, daß Barcelona 1348 zweiundvierzigtausend Einwohner zählte und daß ein Jahr später nun mehr siebenundzwanzigtausend übriggeblieben waren. Andere Städte des Mittelmeerraumes hatten noch mehr gelitten. – Diese und die folgenden Schätzungen, auf der Grundlage von belegten Volkszählungen, von Tauf- und Sterberegistern und anderen Dokumenten erstellt, haben jedoch nur den Wert von Mutmaßungen. – Nach der plötzlichen Entvölkerung der Stadt machte sie noch einige kleinere Epidemien durch, so daß der Rat der Hundert das ganze 15. Jahrhundert hindurch Pestverordnungen erließ: Um das wirkliche Ausmaß der Katastrophe abschätzen und allen Gerüchten Einhalt gebieten zu können, wurden die Beamten ab 1429 angewiesen, Sterbefälle täglich zu registrieren und dabei jeweils gesondert zu vermerken, wenn die Pest die Todesursache gewesen war. 1439 organisierte man die Versorgung der Stadt in Pestzeiten; die Handelsbeziehungen mit mutmaßlich infizierten Gebieten wurden wenig später verboten, auswärtigen Besuchern das Betreten der Stadt untersagt und der Verkauf beweglicher Güter, die von Kranken oder Pesttoten stammten, unterbunden. Vermutlich wurde um die Provinz herum sogar eine Art Pestkordon als Schutzwall gegen das Einschleppen der Seuche errichtet. Außerdem beschloß man, die Kranken nach dem Beispiel anderer Städte in speziellen Pesthäusern zu isolieren. Immer mehr Hospitäler, Pestlazarette oder Hospize entstanden im 16. Jahrhundert, ja selbst noch zu Anfang des 18. Jahrhunderts, wie das Hospital Saint-Louis in Paris zeigt. Es konnte sich dabei sowohl um gesonderte Abteilungen in schon bestehenden Krankenhäusern handeln wie auch um Leprosorien oder konventionelle Gebäude, die eigens zu diesem Zweck hergerichtet wurden, oder aber um neue Bauten, die in epidemiefreien Zeiten leer blieben.

Nun hängt das Wohlergehen einer Stadt, die vornehmlich vom Güteraustausch lebt, nicht nur von der Gesundheit ihrer Bewohner ab; im 15. Jahrhundert gingen die Geschäfte schlecht in Barcelona, der Levantehandel brach zusammen, einem Großauftrag Karls V. für die Schiffswerften folgte eine regelrechte Stagnation. Erst 1589 zählte die Stadt dann wieder dreiundvierzigtausend Einwohner, hatte somit zweihundertvierzig Jahre gebraucht, um ihren durch den Schwarzen Tod verursachten Bevölkerungsschwund aufzuholen – da brach 1589/1590 erneut eine Epidemie aus. Durch die mit ihr verbundene Hungersnot und die verzweifelte Suche nach Lebensmitteln war jeder Versuch, sich hinter verschlossenen Stadttoren zu verschanzen und zu isolieren, zum Scheitern verurteilt. 1650, also sechzig Jahre später, hatte die Stadt noch immer nur vierundvierzigtausend Einwohner. Die Provinz befand sich seit zehn Jahren im Aufstand gegen Philipp IV. und war in den Krieg zwischen Frankreich und Spanien verwickelt. Nach glänzenden, aber sehr kurzlebigen Erfolgen wurde Barcelona von kastilischen Truppen belagert, und genau in der Zeit sollte dann die schlimmste Epidemie ihrer Geschichte ausbrechen. Glücklicherweise waren viele Bewohner vor den Härten des Belagerungszustandes aus der Stadt geflohen, doch die Zahl der Opfer war gleichwohl erheblich. Nach einer vorübergehenden Beruhigung flammte die Pest gerade zu dem Zeitpunkt erneut auf, da das feindliche Heer Verstärkung aus Frankreich erhielt. Das ausgehungerte Barcelona ergab sich am 4. Oktober 1652, aber der Einfall der ebenfalls infizierten Truppe des französischen Königs führte zu einem neuerlichen Anschwellen der Seuche. Der Ankunft eines irischen Kontingents folgte ein leichter Rückgang; es dauerte noch zwei weitere Jahre, bis die Pest in der Stadt abgeklungen war. Durch den freiwilligen Fortzug eines Teils der Einwohner, aber auch durch Todesfälle infolge von Kriegseinwirkungen, Hunger oder Krankheit war die Bevölkerungszahl 1652 auf vierzehntausend gesunken, und erst fünfzig Jahre später ergab der Zensus wieder fünfzigtausend Seelen.

Im Verlaufe dieser drei Jahrhunderte waren in prophylaktischer Absicht eine Reihe administrativer Verfügungen ergangen – sie erwiesen sich auch manchmal als durchaus wirksam –, doch wurde ihre Befolgung nur allzu oft behindert. Nach 1654 kam es in Barcelona zu keinem Pestausbruch mehr, wohl aber mußte die Stadt 1821 mit dem Gelbfieber wieder einmal das Grauen einer Epidemie über sich ergehen lassen, deren medizinische, hygienische und politische Umstände wir hier nicht näher untersuchen können.

Hingegen wollen wir auf die Große Pest von London 1665/1666 zu sprechen kommen. Die Krankheit war dort nicht unbekannt, denn Todesfälle durch die Pest mußten wöchentlich in obligatorischen Sterberegistern vermerkt werden. Daher wissen wir, daß sie die Stadt gut fünfundsiebzig Jahre lang, von 1601 bis 1680, in der Gewalt hatte, allerdings schwankte die Mortalität während dieser Zeit außerordentlich stark. Während man 1663 in ganz London nur neun Pesttote zählte – auf fünfzehntausenddreihundert Sterbefälle – und 1664 nur sechs, gab es 1665 innerhalb weniger Monate achtundsechzigtausend, 1666 noch eintausend, 1667 wieder fünfunddreißigtausend, und 1670 war dann kein Todesfall mehr auf die Seuche zurückzuführen.

Da die Krankheit in London zunächst nicht sonderlich mörderisch gewesen war, wuchs das Entsetzen innerhalb weniger Wochen ins Unermeßliche. Augenzeuge dieser Ereignisse war auch der 1665 allerdings erst fünfjährige Daniel Defoe, dessen 1722 erschienenes Buch ›A Journal of the Plague Year‹ (›Die Pest zu London‹) ein großer Erfolg wurde. Defoe bewies bei seinen Schilderungen mehr literarisches Talent als Samuel Pepys; vor allem hatte er als gewissenhafter Journalist gründlich in Pfarrei-Archiven und den nach der Pest erschienenen Berichten recherchiert und zog so für sein Buch Dokumente heran, die Samuel Pepys nicht kennen konnte. Die beiden Arbeiten sind nicht vergleichbar. Defoe hinterließ ein atemloses, wenn auch gelegentlich etwas weitschweifiges, zu Wiederholungen neigendes Buch, das einen nachhaltigen Eindruck davon vermittelt, was eine solche Heimsuchung für eine große Stadt bedeutete; über die Epidemien des gleichen Jahrhunderts in Venedig, Neapel oder anderswo hätten ganz ähnliche Werke geschrieben werden können.

Lassen wir die Beschreibung der Horrorszenen, in der Defoe sich ausgiebig ergeht, einmal beiseite – Todgeweihte, die, noch lebend, ihrer Kleidung und ihres Schmucks beraubt wurden; vor den ohnmächtigen Blicken der Kranken geplünderte Häuser; stehlende oder mordende Wachmänner und Pestknechte, halb verweste, stinkende Kadaver, die man erst Tage später in den totenstillen Häusern fand und so weiter –, denn interessanter sind in dem Zusammenhang die Überlegungen, die Defoe zur Entwicklung der Pest anstellte: Wie erklärte sich der brutale Verlauf, den sie plötzlich nahm? Ihr Auf und Ab? So viele Fragen, die auch wir uns schon stellten und auf die wir nicht mehr Antworten wissen als er. Auch das Problem der Inkubationszeit wirft er schon auf, ohne natürlich diesen Terminus zu gebrauchen: All diese Leute, die samt Dienerschaft und Gepäck aus der Hauptstadt geflohen waren, bevor sie krank wurden, und die an ihrem neuen Aufenthaltsort jäh zusammenbrachen, obwohl dieser doch gar nicht verseucht war, und all die jovialen Passanten, mit denen man noch gestern ein Schwätzchen hielt und von deren Ableben man am nächsten Tag erfuhr – sie alle mußten doch wohl die Krankheit schon in sich getragen haben, selbst wenn sich keinerlei Symptome zeigten? Aber wie lange dauerte diese latente Phase? Auch das blieb Defoe rätselhaft.

Vertrauter sind uns die langen Betrachtungen, in denen er sich über die Rolle der Behörden ausläßt, über die Entscheidungen, die sie trafen oder hätten treffen müssen. Mehrfach lobt Defoe – vielleicht um ihnen zu schmeicheln – den Lordbürgermeister und den Stadtrat, die ständig die Ordnung aufrechterhielten, die Versorgung der Bevölkerung sicherten und dabei mit Erfolg um stabile Preise bemüht waren. Und sehr diskret stellt er die Schöffen, die auf ihrem Posten ausharrten, dem königlichen Hof gegenüber, der sich nach dem ersten Alarm in die Provinz zurückzog. Auch die vorsorgliche Isolierung der Kranken in Spitälern fand seine Zustimmung, und selbst wenn diese völlig überfüllt waren, so machte er der Stadtverwaltung wegen dieser Raumnot keinen Vorwurf, denn ein solches Ausmaß der Katastrophe hätte niemand voraussehen können.

Der Schriftsteller begründet auch eingehend Berechtigung und Wirksamkeit einer rigorosen behördlichen Maßnahme, daß nämlich ganze Familien, bei denen ein Pestfall vorlag, regelrecht gefangengehalten wurden. Da die Spitäler nicht alle Infizierten aufnehmen konnten, ihre Isolierung aber unumgänglich erschien, beschloß man, sie samt ihrer womöglich ebenfalls ansteckenden Umgebung in ihren eigenen vier Wänden einzusperren. Man ernannte Gesundheitsinspektoren, die regelmäßig alle Häuser inspizierten und jeden

Krankheitsverdacht melden mußten. Diesen wurden dann Wachmänner zugewiesen, die jedermann am Betreten oder Verlassen des befallenen Hauses hinderten.

Die Bevölkerung nahm diese vielleicht logische Notmaßnahme mit äußerster Verbitterung auf. Die gesunden Angehörigen und Bediensteten des Kranken waren durch die erzwungene Klausur häufig ebenfalls zum Tode verurteilt; die Wachmänner, einzige Verbindung der Familie zur Außenwelt, wurden für ein miserables Salär zum Umgang mit dem Pestkranken gezwungen, und viele kamen dabei ums Leben. Aufgebrachte Familien flohen heimlich, ließen manchmal den Kranken im Stich und überantworteten ihn, falls er die Krankheit überstand, einem langsamen Hungertod; andere Eingeschlossene schreckten nicht davor zurück, den Wächter zu massakrieren, um ihre Freiheit wiederzuerlangen.

Defoe untersucht diese authentischen Vorkommnisse, wägt Vor- und Nachteile einiger vom Lordbürgermeister und seinen Ratsherren beschlossenen Maßnahmen gegeneinander ab. Einige, wie das Versammlungsverbot, waren gerechtfertigt, wurden aber nur mangelhaft befolgt, und natürlich trafen sich in irgendeiner Kirche dennoch Gläubige, um gemeinsam Gottes Erbarmen zu erflehen. Defoe kommt schließlich zu dem zweifelhaften Schluß, das Eingreifen der Behörden sei nützlich und notwendig gewesen, selbst wenn die Ergebnisse nicht unbedingt zu überzeugen vermochten. Aus der Sicht der damaligen Zeit hätte man kaum zu einem anderen Ergebnis kommen können.

Im Laufe eines Jahrhunderts hatte London durch die Pest siebzehn Prozent seiner Bevölkerung verloren, aber mit dem Ende der letzten Epidemie wurden dann alle Handelsbeziehungen und der Seeverkehr wieder aufgenommen; der König und sein Hof kehrten in die Hauptstadt zurück, deren Entwicklung sich belebte, bis die Große Feuersbrunst im September 1666 ihr eine neue Prüfung auferlegte.

Defoe, immer verlegen um Geld, hatte ein gutes Gespür für aktuelle Themen: Ein Buch über die Pest mußte 1722 ein einträgliches Geschäft sein, denn gerade erst war eine fürchterliche Epidemie über Südfrankreich hinweggefegt, und London, das die eigene Verheerung von 1665 noch nicht vergessen hatte, zitterte vor einer neuen Pestinvasion. Diese sogenannte »Marseiller Pest« im Jahre 1720 stellte den letzten heftigen Ausbruch der Seuche in Frankreich dar. Sie inspirierte zahlreiche Schilderungen, und da über dieses heute zweieinhalb Jahrhunderte alte Ereignis viele Urkunden und Dokumente vorliegen, kann man den Ablauf der Geschehnisse buchstäblich von einem Tag zum anderen verfolgen.

Am 25. Mai 1720 erscheint die Grand-Saint-Antoine, das Schiff einer Marseiller Kaufleuten gehörenden Reederei, vor dem Hafen; es wird von seinen Eignern schon dringend zurückerwartet, weil es Waren aus dem Orient für die bevorstehende Messe in Beaucaire an Bord hat. Da es einige syrische Häfen, in denen die Pest grassiert, angelaufen hat, hat man es schon in Livorno nicht anlegen lassen, und nun schickt die Hafenverwaltung von Marseille das verdächtige Handelsschiff zur Insel Pomègues in Quarantäne. Einige Passagiere waren während der Fahrt gestorben.

Am 3. Juni erhält das Schiff die Erlaubnis, in der Nähe des Lazaretts auf Reede zu gehen; am 14. Juni verlassen die Passagiere mit ihrem Gepäck das Schiff, heimlich werden Waren gelöscht. Schon eine Woche später meldet man aus der Stadt und den Krankensälen suspekte Todesfälle. Im Juli steigt die Zahl der Opfer derart an, daß die Leichenträger nicht mehr nachkommen. Am 1. August zählt man hundert Tote. Am 15. August bestätigen aus Montpellier gerufene Ärzte, daß es sich tatsächlich um die Pest handelt, während eine schönfärberische Bekanntmachung gleichzeitig von einem »bösartigen ansteckenden Fieber« spricht. Anfang September dann erreicht die Sterberate mit tausend Todesfällen pro Tag ihren Höhepunkt.

Und wieder spielen sich die hinlänglich bekannten Szenen ab: Man plündert die menschenleeren Häuser; ermordet die Sterbenden; die Lebensmittel werden knapp und ihre Preise steigen; die zwangsverpflichteten Bauern und Arbeiter weigern sich, als Leichensammler zu fungieren und Gruben auszuheben; die aus Marseille und Toulon entsandten Galeerensträflinge sterben innerhalb weniger Tage, wenn sie nicht vorher schon entlaufen sind. Die Krankensäle sind überfüllt, wer sie betritt, steckt sich an; die Flure liegen voller Kadaver. Mitte September ist die Place de la Tourette ein einziges Totenfeld, auf dem sich seit mehreren Tagen zweitausend verwesende Leichname häufen. Überstürzte Flucht und

Fernbleiben vom Dienst sind die Regel, aber es gibt auch einige Notabeln – Schöffen, Richter, Offiziere –, die auf ihrem Posten ausharren. Die Fälle aufopfernden und couragierten Handelns mehren sich, ganz Frankreich preist die Wohltaten eines Monseigneur Belsunce und die Energie des Chevalier Roze. Sehr viele Ärzte, freiwillige Pfleger, Krankenwärter und Träger werden dahingerafft.

Ende September wird ein neuer Oberbefehlshaber ernannt, der energisch durchgreift und Ordnung und Sauberkeit wiederherstellt. Zum ersten Mal geht das Massensterben zurück. Die Obrigkeit läßt eine Sperrstunde einführen, Behelfslazarette in Zelten einrichten, Spelunken schließen, Plünderer verhaften, die Straßen räumen.

Ende Oktober können die Pesthäuser allmählich schließen, zum Jahresausklang sind täglich nur noch zwei oder drei Neuerkrankungen zu verzeichnen, und im Januar 1721 hat der Tod zu seinem normalen Kontingent zurückgefunden. Beerdigungen werden erneut mit den üblichen Feierlichkeiten begangen, und die Leichenträger nehmen ihren gewohnten Weg zwischen Kirche und Friedhof wieder auf.

Während dieser Zeit hat sich die Pest aber in der Provence, vom Venaissin bis zum Haut Languedoc, ausgebreitet und zeigt auch dort wieder, auf dem Lande wie in den Ortschaften, ihr typisch zyklisches Verhalten mit all seinen Ungereimtheiten: Sind ihre Auswirkungen an einer Stelle verheerend, so sind sie anderenorts eher unbedeutend. Da diese Ereignisse nicht so lange zurückliegen wie andere Epidemien, konnte man die Personenstandsregister zumindest einiger Pfarreien auswerten. Zu fragmentarisch, um aus ihnen konkrete Schlüsse über die Bevölkerungsbewegung in den betroffenen Gebieten abzuleiten, erlauben sie doch, Tendenzen zu erkennen, deren interessanteste vielleicht der deutliche Geburtenrückgang nach einem besonders heftigen Ausbruch der Seuche ist. Man erklärt sich das heute mit medizinisch-magisch-religiösen Geboten, die den Sexualakt während der Epidemien ausgesetzt wissen wollten, da er den Körper schwäche. Einige jüdische Gemeinden schienen, ganz im Gegenteil, auf die frühe Heirat geschlechtsreifer Heranwachsender zu drängen, um die Nachkommenschaft zu sichern. Diese Details, über deren Auswirkung auf die demographische Entwicklung wir so gut wie nichts wissen, beweisen, daß noch gar nicht alle sich unmittelbar aus der Seuchenpanik ableitenden sozialen, religiösen, kulturellen und selbst sexuellen Verhaltensweisen erkannt sind.

Jedenfalls schätzt man, daß Marseille und Umgebung in sechs Monaten dreißigtausend Einwohner verlor. Man mag sich fragen, warum die Präventivmaßnahmen, die der Mensch immerhin seit 1348 zu ersinnen Zeit gehabt hatte – empirische und teilweise ja auch wirksame Maßnahmen, wie wir im Falle von Barcelona und London sahen –, in Marseille niemals angewandt wurden.

Zur Befolgung eines Gesetzes bedarf es zunächst einmal einer Behörde, die über dessen Einhaltung wacht und im Falle von Verstößen die erforderlichen Sanktionen verhängt. In Marseille war keine dieser Bedingungen erfüllt. Der Begriff der »Ansteckung« war noch nicht einhellig akzeptiert – selbst ein Jahrhundert später glaubte man noch nicht daran. Die Stadt lebte vom Handel, und ein Aufschub der Löscharbeiten von Gütern, die für Beaucaire bestimmt waren, ja überhaupt Schiffe in Quarantäne, die nicht nur keinen Gewinn brachten, sondern deren Mannschaften auch noch verproviantiert werden mußten – all das war unwirtschaftlich und teuer.

Obwohl man der Grand-Saint-Antoine die Einfahrt nach Livorno verwehrt hatte, durfte sie nachts Le Brusc anlaufen, wo gleich die Ballenware gelöscht wurde. Einmal vor Marseille wurde ihre Quarantäne sehr lasch gehandhabt. So blieb das Schiff nur eine Woche in Pomègues, und in dieser Zeit starb einer der Matrosen. Kaum waren Passagiere und Besatzung ins Lazarett aufgenommen worden, gelang es ihnen, zu entweichen und mitgebrachte Orientwaren zu verschieben, deren Import eigentlich verboten war! Normalerweise hätte eine Quarantäne vom letzten Todesfall an gerechnet dreißig Tage dauern müssen.

Um Krankheitsverdächtige von gesunden Gebieten fernzuhalten, hatte man an verschiedenen Stellen um Marseille herum, an der Rhône und der Durance entlang, »Pestbarrieren« errichtet, die nur mit einem Gesundheitspaß passiert werden durften. Diese Zertifikate – in Deutschland hießen sie »Feden« – hatten aber kaum einen praktischen Wert, denn die »Pestbarrieren« wiesen Lücken auf, und für die Notabeln oder auch ihre Freunde war es leicht, hindurchzugelangen. Einem Übergreifen der Seuche von der Haute Provence auf den Languedoc suchte man dadurch zu begegnen, daß man sogar einen hundert Kilometer langen, von einer Mauer gesäumten Graben anlegte. Er wurde von der Armee bewacht – nur passierten ihn tagtäglich die Bauern auf ihrem Weg zum Müller!

So viele offensichtliche Verstöße gegen ohnehin schon unvollständige Maßnahmen, die von der Bevölkerung nicht einmal eingesehen wurden, die sie gar nicht verstand und deren Befolgung kaum überwacht wurde! Noch eineinhalb Jahrhunderte mußten vergehen, bis sich erfolgreiche Präventivmaßnahmen in allen Ländern durchsetzten.

5. Die Pest in der Neuzeit

So dramatisch sich auch die Pest auf die großen Städte ausgewirkt hat, schon damals zeichnete sich – was die Einwohner nicht wissen konnten – ihr Rückzug aus Westeuropa ab, ein Rückzug, den sie genauso ungeordnet antrat, wie sie einstmals eingefallen war: In England gab es nach der Pest zu London von 1667 keine Epidemie mehr, in Skandinavien tauchte sie zuletzt 1712 in Malmö und in Mitteleuropa 1716 in Österreich auf.

Die Bedrohung aber hielt an. Im Orient grassierte die Seuche weiterhin, und man wußte, daß sie von dort aus wieder auf Europa übergreifen konnte. Diese grausame Erfahrung sollte Marseille noch 1786 machen.

Das französische Heer unter Bonaparte geriet in ihre Gewalt, als es in Ägypten landete. In den Hospitälern Kairos gab es bereits Pestkranke, als Napoleon auf seinem Vormarsch zu einem Gefecht mit türkisch-englischen Armeeverbänden in Südsyrien einfiel. In den eroberten Städten lagen Eingeborene im Sterben, und bald hinterließ die Pest in der französischen Armee so viele Kampfunfähige und Tote, daß ihre Schlagkraft darunter litt. Wie schon so oft in der Geschichte, leugnete die Heeresleitung die Krankheit zunächst einmal und ließ dann eine falsche Diagnose verbreiten. Der leitende Arzt Dr. Desgenettes injizierte sich Eiter aus Pestbeulen, um zu beweisen, daß diese Krankheit nicht ansteckend war – er hatte Glück, überlebte und glaubte, eine falsche Theorie exakt bewiesen zu haben; er machte denn auch Karriere. Der kommandierende General Bonaparte besuchte Krankenhäuser, half sogar einmal beim Transport einer Tragbahre in einem überfüllten Gang, woraus dann später die heroische Geste des Heerführers wurde, »der einen Pestbubo berührt«, wie weiland die Könige Frankreichs die Skrofeln »berührten«, und Antoine Gros, seines Zeichens Hofmaler, verewigte den Heroismus von Kaiser Napoleon in seinem Bild ›Bonaparte bei den Pestkranken von Jaffa‹.

Bei all dem kam die Heeresleitung nicht an den Tatsachen vorbei. Sie beschloß den Rückzug, wieder ein Sieg, der auf das Konto der Pest ging. Ein Sieg, den die Engländer Gott zuschrieben, der die Königsmörder, die aufständerischen und eroberungssüchtigen Franzosen, strafte. Enttäuscht und geschlagen kehrte Bonaparte nach Frankreich zurück und eilte sogleich nach Paris; hier wollte ihn ein Kriegsgericht schon wegen Verlassens der Truppe vor dem Feind belangen, und theoretisch hätte er zudem noch festgenommen werden können, weil er die Quarantänebestimmungen mißachtet hatte, als er französischen Boden betrat. Aber nichts dergleichen geschah, und die Blitzkarriere des Korsen konnte weitergehen.

Noch immer kam die Pest aus dem Osten, als sie 1816 in Bari, 1819 in Mallorca und 1828 in Odessa zuschlug. Mittlerweile waren sich die Regierungen aber ihrer Abwehrmöglichkeiten bewußt, und sie beschlossen, vor allem nach den Choleraepidemien von 1830, auf die wir noch zurückkommen werden, ihre jeweiligen Gesundheitsvorschriften aufeinander abzustimmen. Das geschah nicht ganz problemlos.

Nach einer vergeblichen Initiative, aufgrund der ersten Cholerawelle von Frankreich angeregt, wurde 1851 in Paris eine Internationale Gesundheitskonferenz abgehalten, bei der man sich auf ein Abkommen zur Verhütung der Cholera und anderer epidemischer Fieber einigte; entsprechende Arbeitstagungen sollten dann bis zum Ende des Jahrhunderts stattfinden. Mit nur wenigen Staaten begonnen, kamen zu diesen Konferenzen bald Teilnehmer aus Nationen aller fünf Kontinente. Die getroffenen Beschlüsse machen deutlich, wie zögernd wissenschaftliche Meinungen sich durchsetzten. Lange Zeit lehnte man es ab, Begriffe wie »Ansteckung«, »Epidemie« oder »Übertragung« auch nur zu diskutieren. Die Isolierung des Choleravibrions 1854 durch Pacini erregte nichts als Skepsis; glücklicherweise wurde die Identifizierung des Yersinbazillus durch die Vorarbeiten Pasteurs später widerstandslos akzeptiert. Einziges Ziel dieser Konferenzen war die gegenseitige Angleichung der Quarantänebestimmungen, und diese betrafen ohnehin nur die Pest und die Cholera, in Einzelfällen auch das Gelbfieber, unter dem Europa allerdings vergleichsweise wenig zu leiden hatte.

Die Aufgabe, neben diesen eher sporadischen Konferenzen auf diplomatischer Ebene ständige Institutionen zu schaffen, wurde immer dringlicher. 1839 nahm in Konstantinopel ein »Oberster Gesundheitsrat« genanntes Gremium seine Tätigkeit auf. Es unterstand zunächst ausschließlich den osmanischen Behörden, bis der Westen später die Aufnahme eigener Mitarbeiter durchsetzte, um ein wirksameres Arbeiten zu gewährleisten. Dieser Gesundheitsrat, unterstützt von einem Gesundheitsrat in Tanger (1840) und dem Quarantänerat Ägyptens (1843), entwickelte sich zu einem äußerst nützlichen Informationsinstrument für den gesamten Mittelmeerraum. Seit 1870 fühlte sich Europa vor der Pest völlig sicher: Niemals mehr würde man die Dramen des Schwarzen Todes vom Mittelalter, das Grauen von Marseille im Jahre 1720 erleben müssen. In ganz ähnlicher Weise arbeitete von 1902 an ein panamerikanisches Gesundheitsamt, das sich vor allem die Gelbfieberprophylaxe zur Aufgabe gemacht hatte.

Allerdings blieb die Tätigkeit all dieser Institutionen so gut wie ohne Koordination, bis 1910 der Weltgesundheitsrat geschaffen wurde, jenes weltweite Observatorium für große epidemische Krankheiten, aus dem die Gesundheitsorganisation des Völkerbundes zwischen den beiden Weltkriegen und dann, nach 1945, die Weltgesundheitsorganisation hervorgingen.

Die zivilisierte Welt war nahe daran, erneut in Panik zu geraten, als sich die »dritte große Epidemie« des 19. und 20. Jahrhunderts ankündigte, wie einige Autoren sie nannten. Dabei war die Pest ja niemals völlig von der Erdoberfläche verschwunden. Selbst im osmanischen Kaiserreich, das doch die internationalen Gesundheitsvorschriften anerkannt hatte, blieb die Krankheit endemisch wie auch in Ägypten nach seiner Unabhängigkeit und überhaupt im ganzen Nahen und Mittleren Osten. Noch 1876 griff sie im Gouvernement von Astrachan um sich, denn in der russischen Steppe tauchte die Seuche des öfteren mal wieder auf, ganz zu schweigen von Indien, wo es sie heute noch gibt, oder von China, dessen ohnehin voll beschriebener Seuchenatlas eine Unterscheidung zwischen Pest und anderen Epidemien schlechthin unmöglich macht.

Gegen Ende des 19. Jahrhunderts sorgten ausgedehnte internationale Handelsbeziehungen für die Verbreitung der Pest in der ganzen Welt: Nachdem 1894 die englischen Behörden in Hongkong Zeichen der Unruhe geäußert hatten, tauchte die Krankheit 1896 in Bombay auf – und soll in Indien sechs Millionen Tote gefordert haben –, 1897 dann in Suez, 1899 in Südafrika, 1900 in San Francisco und in Porto, und 1920 gab es Tote in Paris und Marseille, obwohl es in Frankreich zu keiner Epidemie kam.

Angesichts dieser drohenden Gefahr war die Welt geeinter als zwei Jahrhunderte zuvor, und nun kam auch die Wissenschaft zu Wort, das Mikroskop wurde häufig eingesetzt; das war bei der Pest von 1665 in London nicht der Fall gewesen, wie Defoe bedauernd vermerkt hat. Yersin entdeckte 1894 in Hanoi den verantwortlichen Bazillus, 1898 wies Simond die Trägerrolle des Flohs nach, und ein erster wirksamer Impfstoff wurde 1897 von Haffkine entwickelt. Die internationale Zusammenarbeit kam voll zum Tragen, eine Mission des Institut Pasteur in Paris erstickte die Epidemie der Mandschurei von 1911 im Keim, und 1921 arbeiteten dort mehrere Länder gemeinsam an der Bekämpfung eines Herdes.

Noch immer besteht aber ein immenses Pestreservoir in den Bauen der Nagetiere Zentralasiens, und seit einigen Jahren sind auch die Muridae* des amerikanischen Kontinents infiziert. Sollte ein neuer Peststurm die Welt zu erobern suchen, dann könnte er sowohl aus den entlegensten Gegenden Rußlands oder Chinas wie aus Südasien oder dem Fernen Osten kommen, ebenso aber aus Afrika, wo sich die Seuche in vielen Ländern endemisch festgesetzt hat, die das freilich nicht öffentlich zugeben.

Eine explosionsartige allgemeine Pestepidemie ist heute wenig wahrscheinlich, dafür ist der Mensch mittlerweile zu

---

* mausartige Nagetiere

gut gegen diese Krankheit gewappnet. Mehr als jedes andere Lebewesen hat er die Möglichkeit, sein Milieu seinen speziellen Bedürfnissen anzupassen, und um der Pest zu trotzen, kann er entweder den Bazillus selbst oder aber die Tiere, die ihn transportieren, also den Floh und die Ratte, bekämpfen, kann er die Übertragung von Mensch zu Mensch verhindern und schließlich seine eigene Empfänglichkeit verändern. In den letzten einhundertfünfzig Jahren wurde auf diesen Gebieten viel unternommen, und heute lehrt eine lange Erfahrung, wie man sich auf eine gegebene Situation einstellen und Infektionsketten durch technische und administrative Maßnahmen unterbrechen kann, wobei praktisch alle Länder zusammenwirken.

Ein internationales Informationsnetz, Gesundheitsbestimmungen in der Luft- und Seefahrt zur Pocken-, Pest-, Cholera- und Gelbfieberprophylaxe, Isolierungs- und Quarantänemöglichkeiten an allen wichtigen Knotenpunkten zu Wasser und zu Lande gehören ebenso dazu wie eine umfassende Entrattung der Schiffe. Innerhalb der einzelnen Länder war die Pest die erste Seuche, welche auf die von zahlreichen Nationen geführte Liste der »meldepflichtigen Krankheiten« kam.

Von einer soziokulturellen Anpassung kann leider nur in den entwickelten Ländern die Rede sein: Dort wäscht sich die Bevölkerung häufiger als früher, hat weniger Parasiten wie etwa Flöhe, die Wohnbedingungen sind hygienischer und bieten Wanzen keinen guten Unterschlupf, und schließlich wird mehr geheizt, wodurch Insekten es schwerer haben, sich in der heute leichteren, zweckmäßigeren Bekleidung zu verstecken.

Und dann ist es dem Menschen gelungen, sich gewissermaßen selbst zu modifizieren: Durch Impfungen ändert er sein »inneres Milieu«, und aufgrund der Reaktionen seines Organismus auf die Bazilleninvasion kommt es beim Krankheitsverlauf zu einer Wende. Die nur bedingte Wirksamkeit heute verfügbarer Antipestvakzine mindert nicht das Verdienst der Methode als solcher. Künftige Impfstoffe werden noch effizienter sein, allerdings darf der Keim sich nicht verändern, eine Hypothese, die wir aufgrund verfügbarer Informationen leider nicht ausschließen können. Und um die Mikrobe und die bösartigen Auswirkungen der Krankheit zu bekämpfen, stehen uns heute auch sehr wirksame Medikamente, Antibiotika und Reanimationsmittel, zur Verfügung. Die Pest ist, wenn sie rechtzeitig erkannt und behandelt wird, keine tödliche Krankheit mehr.

6. Und morgen?

Wir konnten nur kurz die unzähligen Leidenswege, die der Mensch im Schatten der Pest zu gehen hatte, und all das skizzieren, was er gegen sie unternahm. Die literarischen, künstlerischen, kulturellen und religiösen Schöpfungen, in denen sich seine Angst und seine Beschwörungsversuche manifestierten, haben wir nur kurz gestreift. Noch im 20. Jahrhundert gehen die Schilderungen oder Romane, die an die Pest erinnern, in die Hunderte. Eine ganze Reihe unserer gesellschaftlichen Verhaltensnormen tragen heute noch ihre Spuren: So wünschen wir einem Niesenden »Gesundheit« – in manchen Ländern auch »Jesus« oder »Gott schütze Sie« –, denn da der Niesreflex früher häufig ein Vorbote der Infektion war, gebot die fatale Prognose es, dem Betroffenen Genesung oder wenigstens das ewige Seelenheil zu wünschen.

Als vor einigen Jahren ein Präsidentschaftskandidat in Frankreich auf die Frage, welchem seiner beiden Konkurrenten er den Vorzug gebe, antwortete: »Für mich sind sie wie die Pest und die Cholera«, so verstand jeder, was er damit sagen wollte, auch wenn Frankreich die Cholera seit einem und die Pest seit zwei Jahrhunderten nicht mehr erlebt hatte.

All dies besagt freilich nicht, daß wir uns endgültig in Sicherheit wiegen dürften.

Zunächst schon einmal deshalb, weil ein solcher Sieg immer nur provisorisch ist. Die gesetzlichen Bestimmungen, die gute Hygiene, auf die wir so stolz sind, bleiben eine heikle Errungenschaft. Das internationale Einvernehmen kann plötzlich ein Ende finden, und die gesellschaftlichen Strukturen, auf denen die kollektive oder individuelle Hygiene und die Einhaltung der Gesetze beruhen, können brüchig werden.

Übrigens verdanken wir unseren Triumph nicht allein der Zivilisation. Wir wissen seit kurzem, daß Millionen der heute lebenden Menschen irgendwann mit dem Yersinia pseudo-tuberculosis, einem Vetter des Yersinia pestis, infiziert worden sind, ohne daß sie es gewußt oder besonders darunter gelitten hätten. Diese neue Spezies der Yersinia immunisiert gegen die Pest. Woher kommt sie? Wie befällt sie uns? Ist sie länderspezifisch? Wir wissen es noch nicht. Und vor allem: Haben die asiatischen Völker, bei denen ja noch immer Fälle von Pest zu verzeichnen sind, weniger von dieser heilsamen Infizierung profitieren können als andere? In einigen Jahren wird man es wissen.

Aller Wahrscheinlichkeit nach werden die höher entwickelten Länder nie mehr ein von der Pest verursachtes Massensterben wie das von 1348, nie mehr das Grauen von London oder Marseille erleben. Aber menschliche Verhaltensweisen sind recht stereotyp: Angesichts einer Katastrophe mit hochschnellender Todesrate von rätselhafter Ursache würden sich die bekannten Phänomene der Vergangenheit wiederholen, das beweisen – glücklicherweise eher unbedeutende – Beispiele aus jüngerer Zeit.

Zunächst einmal würden die Behörden die Krankheit leugnen und ihr dann einen beschwichtigenden Namen geben. Die Bevölkerung würde aus den betroffenen Ortschaften fliehen und den Kontakt zu Infektionsverdächtigen abbrechen. Dann käme die Suche nach den »Schuldigen«, die man in allen Neuankömmlingen fände; man würde sie davon überzeugen, daß sie die Krankheit eingeschleppt haben. Die Ausländerfeindlichkeit nähme schlimmste Ausmaße an. Man kann sich vorstellen, wie in einer nächsten Phase dann Kranke und Krankheitsverdächtige isoliert, in Krankenhäusern oder Lagern »konzentriert« und wie eventuell Flüchtende, seien sie krank oder nicht, erschossen würden. Dann würde man zum Gebet Zuflucht nehmen und zu den unsinnigsten Mitteln, und selbst die Ärzte, wenn auch besser gewappnet als einst, blieben nicht verschont und stürben wie alle anderen oder noch rascher dahin. Und eines unvorhersehbaren Tages würde die Krankheit ohne ersichtlichen Grund wieder erlahmen und sich davonstehlen.

Noch lange wird die Geschichte der Menschheit aus solchen Episoden bestehen. Erst wenn sie vorüber sind, wird man sie erklären und aus ihnen lernen können.

II. Die Darmkrankheiten

Die Pest ist durch ihre lange Geschichte zum Archetypus aller epidemischen Krankheiten geworden; alle suchten die Menschheit heim und trafen unerbittlich ihre Auslese zwischen den für sie empfänglichen Individuen und jenen, die sich durch ihre Konstitution oder aufgrund einer erworbenen Immunität als resistent erwiesen. Über Jahrtausende hinweg haben die Attacken der Seuchen unsere heutige menschliche Spezies mit geformt.

Eine Abhandlung aller Ansteckungskrankheiten würde den Rahmen dieses Buches sprengen. So beschränken wir uns denn darauf, hier nur auf diejenigen Epidemien einzugehen, die durch die Häufigkeit ihres Auftretens oder durch die Bilanz ihrer Opfer für die Geschicke der Menschheit eine besondere Rolle spielten.

In der Reihenfolge ihrer Gefährlichkeit kommen die Darmkrankheiten, und unter ihnen an erster Stelle die Cholera, gleich nach der Pest. Wie schon bei dieser, wollen wir auch hier zeitlich nicht zu weit zurückgreifen oder uns an retrospektive Diagnosen wagen, denn solche bleiben letztlich immer anfechtbar. Was man heute als »Dysenterien« mit ihren jeweiligen ursächlichen Keimen bezeichnet, Cholera, Ruhr oder Typhus, wurde in alten Quellen mit sehr viel allgemeineren Bezeichnungen wie »Fieber«, »Pestilenz« oder »Ausfluß« umschrieben. Erst zu Beginn des 19. Jahrhunderts gelang eine Differenzierung nach zunächst klinischen, dann bakteriologischen und heute immunologischen Kriterien.

Eine weitere Schwierigkeit bei der Identifizierung der Krankheit ergab sich aus der Vielgestaltigkeit ihrer Symptome. Allen gemeinsam ist in erster Linie der meist heftige, mit Brechreiz verbundene, häufig blutige Durchfall, der manchmal mit Inkontinenz[*] einhergeht. Da aber beispielsweise Flecktyphus einen schwachen oder auch ausgeprägten rötlichen Hautausschlag hervorrufen kann, wird er in alten Berichten praktisch unterschiedslos zusammen mit anderen In-

---

[*] Unvermögen, Körperausscheidungen willentlich zurückzuhalten

fektionskrankheiten – Scharlach, Masern, Röteln, Typhus –
beschrieben, deren auffälligstes Merkmal eben jene »Röte«
ist, die diesen Krankheiten auch ihren Namen »Erythem-
atosen«* gab. Sie alle sind ansteckend, manchmal auch
gefährlich, weisen aber nicht die hohe Sterblichkeit der
Darmkrankheiten auf und nehmen vor allem nie deren dramatische Ausmaße an. Demographisch gesehen hatten sie
praktisch keine Konsequenzen. Trotzdem gehören sie
durchaus in den Rahmen unserer Abhandlung: Endemische
und epidemische Krankheiten können gleichzeitig auftreten,
und alle Untersuchungen über den Gesundheitszustand in
den französischen Provinzen im 18. Jahrhundert zeigen, daß
die unterschiedlichsten akuten und chronischen Infekte –
Haut-, Lungen- und Darmkrankheiten – nebeneinander bestanden; es wäre völlig illusorisch, sie mit unserer heutigen
Terminologie gegeneinander abgrenzen zu wollen. Ohne
uns nun im einzelnen auf eine Assoziation von Durchfall
und Hautausschlag beispielsweise einengen zu wollen, müssen wir in den großen Epidemien eine Erscheinung sehen,
die eine generell meist schon zur Krankheit disponierte Gemeinschaft – eine Gruppe, eine Bevölkerung, ein ganzes
Land – traf.

Dies war sehr lange das Los der Menschheit. Die fort-
schrittlicheren Nationen, wo der Gesundheitszustand der
Bevölkerung inzwischen gut ist, werden sich kaum noch
dieser mißlichen Zeiten entsinnen. In den Entwicklungsländern aber, Heimat der Mehrzahl aller Menschen, steht man
selbst heutzutage unter der ständigen Bedrohung durch
Krankheiten. Parasiten und krankmachende Mikroben leben
im Verdauungstrakt vieler ihrer Bewohner, weitere Keime
werden durch Insekten übertragen, zugleich setzen Unter-
oder Fehlernährung die Widerstandskraft herab. Epidemien
sind für solche Völker ein zusätzliches Verhängnis, das einen
Zustand permanent verminderter Widerstandsfähigkeit, ja
Entkräftung noch akzentuiert, selbst wenn das von den Betroffenen in diesem Ausmaß gar nicht erkannt wird.

* Erythem bedeutet Röte

1. Cholera

Den arabischen und europäischen Seefahrern war bekannt, daß es in den großen Deltagebieten Südasiens eine Krankheit gab, der man die alte griechische Bezeichnung »choléra«, also »Gallenfluß«, gegeben hatte. Sie äußerte sich durch starken Durchfall, verknüpft mit heftigem Erbrechen, durch bläuliche Körperflecken und schnelle Gewichtsabnahme. Der Kranke starb innerhalb weniger Tage oder Wochen an Austrocknung; auch plötzliche Todesfälle wurden beobachtet.

Die Cholera galt als eine jener für exotische Länder typischen »Fieber«-Erkrankungen, bis sie – offenbar aus keinem anderen Grund als dem der Intensivierung der Handelsaktivitäten – zu Anfang des 19. Jahrhunderts ihr angestammtes Kerngebiet verließ und zu wandern begann. Sie zog 1817, von Kalkutta aus, zunächst ostwärts, befiel die Sunda-Inseln, dann Indochina und überrannte China; nach Westen erreichte sie über Ceylon die Maskarenen und 1821 dann Persien. Ihr Wüten in diesem Land ermöglichte es dem russischen Zarenreich, sich großer Gebiete des Iran zu bemächtigen, allerdings um den Preis, daß die Armee des Zaren nun ihrerseits Zehntausende von Männern durch die Seuche verlor. 1826 brach die Cholera erneut in China und Rußland aus; sie erreichte Moskau 1830, zog über Warschau, Berlin und Hamburg weiter, suchte kurz England heim und gelangte Anfang 1832 nach Calais und Arras.

Am 25. März desselben Jahres wurden die ersten drei Fälle in Paris gemeldet. Frankreich hatte also Zeit gehabt, sich vorzubereiten – aber was hätte man schon unternehmen können? Einige Ärzte rieten, die Krankenhäuser sollten auf jeden Fall einmal Betten bereitstellen; man nahm diese Ratschläge kaum zur Kenntnis. Niemand glaubte an den Ernstfall. Gewiß, die Cholera mochte ihre Opfer in Polen oder in Rußland fordern, in diesen letztlich »unzivilisierten« fernen Ländern, und vielleicht selbst in England, aber doch nicht in Frankreich! Im Verlaufe des Winters 1832 hatten Ärzte sowohl der medizinischen Akademie als auch in der ›Gazette médicale‹ vereinzelte Fälle gemeldet, aber die Öffentlichkeit zeigte sich wenig beeindruckt, ja man machte sich lustig über das Cholera-morbus-Phantom. Einen weiteren Anlaß zu Spötteleien – und die Karnevalszeit tat noch ein übriges –

lieferte dann am 26. März der Tod des Kochs von Marschall Lobau, bei dessen Abendeinladungen das Essen notorisch schlecht zu sein pflegte.

Schließlich meldeten die Pariser Spitäler täglich Neuzugänge mit identischen Symptomen. Die Presse leugnete die Krankheit zunächst. Es schien einfach abwegig, daß ein so sauberes und zivilisiertes Land wie Frankreich ganz massiv von einer Seuche befallen sein sollte, die aus dem Schmutz und Elend Zentralasiens kam. Dabei war die Wasserversorgung in Paris unzulänglich, Trinkwasser kam aus der Seine, aus der Ourcq und aus leicht zu verunreinigenden Brunnen. Unrat verseuchte die Bièvre, die sich in einen riesigen Abflußkanal verwandelt hatte. Durch die Rinnsteine der Straßen floß die Krankheit immer weiter.

Bald schon hieß es den Tatsachen ins Auge blicken und die Seuche bei ihrem Namen nennen: Frankreich war von der Cholera erfaßt wie auch das übrige Europa und bald die Vereinigten Staaten. Sehr schnell zählte man sechsundfünfzig verseuchte Départements. Das ›Journal des débats‹ interessierte sich nicht mehr nur ausschließlich für die Todesanzeigen, sondern überdies für die Gesundheitsstatistik: Ab dem 2. April meldete es täglich einhundert Tote, am 14. April belief sich die Bilanz auf dreizehntausend Erkrankungen mit siebentausend Todesfällen, Ende des Monats auf zwölftausendachthundert Tote. Nun wich die öffentliche Sorglosigkeit kollektiver Angst, und vor immerhin nur einem Jahrhundert, in jenem 19. Jahrhundert also, spielten sich Szenen ab, die geradewegs dem finstersten Mittelalter entsprungen schienen: Ohnmächtige Behörden versuchten, die Gefahr herabzuspielen, und gaben völlig abwegige Hygieneempfehlungen, wie beispielsweise »gesunde Lebensführung« ohne übertriebenen Nahrungsmittelgenuß oder Mäßigung bei anregenden Getränken. Wir bei den Peststürmen zur Zeit der Renaissance errichtete man in den bevölkerungsreichsten Stadtteilen von Paris provisorische Lazarette. Um in den städtischen Krankenhäusern Platz zu schaffen, entließ man Kranke, die auch woanders behandelt werden konnten. Viele der Notabeln verließen die Stadt. Bürgerkönig Louis-Philippe aber, der mit gutem Beispiel vorangehen wollte, hieß seine Familie in den Tuilerien bleiben; allerdings ging seine Kühnheit nun nicht so weit, sich selbst zu den

Cholerakranken in den Lazaretten zu begeben; er schickte seinen Sohn. Der Erzbischof von Paris bemühte sich höchstpersönlich in die Spitäler, da aber die meistgelesenen Zeitungen der antiklerikalen Opposition, den Legitimisten oder Republikanern gehörten, wurden diese feierlichen Besuche ins Lächerliche gezogen.

Und wie ehedem gab es die unentwegt Ungläubigen. Sie machten sich lustig über die Cholera, die am Mittfastentag von vielen Masken parodiert wurde. Dupuytren sah am Krankenhaus ganze Karren voller Pierrots und Kolombinen ankommen, die die Krankheit mitten während der Feier befallen hatte, so daß sie direkt ins Hospital gebracht wurden, ohne daß sie auch nur die Zeit gehabt hätten, sich zu Hause noch umzuziehen. Einige von ihnen begrub man direkt in ihrer Kostümierung, wie wir aus Heinrich Heines Schilderungen wissen.

Von nun an galoppierte die Epidemie. Die Bestattung der Toten wurde zu einem Problem. Da die normalen Leichenwagen nicht ausreichten, beschlagnahmte man Droschken, Pferdebusse, die offenen Wagen der Fuhrunternehmer, Lastenkarren und andere Gefährte. Auch Armeefahrzeuge wurden herangezogen, aber mit ihren ungefederten Achsen und den eisenbespannten Rädern verursachten sie des Nachts zuviel Lärm auf dem holprigen Pflaster. Schließlich begnügte man sich sogar mit Handwagen und zuletzt auch noch mit Schubkarren.

Da die Schreiner mit der Arbeit nicht nachkamen, mußte man auf Särge verzichten; man sah, wie zerlumpte, mit infektiösen Exkrementen besudelte Kadaver durch Paris transportiert wurden. Wie bei der Pest verzichteten die Kirchen darauf, die Totenglocke zu läuten; wie hätte man auch jedem Opfer ein Requiem widmen können.

Der Abtransport der Leichen wäre noch das kleinere Problem gewesen, hätte man nur gewußt, wohin damit. Die Fuhrwerke standen Schlange vor den Friedhofstoren, und betrunkene Kutscher zankten oder prügelten sich darum, wer als erster hineinfahren dürfe. Diese Szenen setzten sich bis in die Nacht hinein fort, und dann unter dem Schein von Fackeln, denn beerdigt wurde rund um die Uhr. Auf den Pariser Friedhöfen versuchte die Polizei, ein wenig Ordnung aufrechtzuerhalten.

Man beschloß, Massengräber auszuheben, in denen die Körper, nur durch etwas Kalk voneinander getrennt, sich häuften. Auch außerhalb der geweihten Umfriedung mußte beerdigt werden, wie öffentliche Ausschachtungsarbeiten fünfzig Jahre später offenbarten.

Während man sich jedoch in den besseren Vierteln der Hauptstadt weiterhin vergnügte, einander besuchte und in die Oper ging, starb man in den Elendsquartieren der Innenstadt, wo Arbeiterfamilien zusammengepfercht und die hygienischen Verhältnisse erbärmlich waren. Die unteren Klassen sollten denn auch bald rebellisch werden angesichts dieser Ungleichheit vor dem Tode.

Sie wollten einen Verantwortlichen und fanden gleich mehrere. Zunächst die Regierung: Das Volk war um seine Juli-Revolution von 1830 geprellt worden, und die Usurpatoren der Macht wollten es, so glaubten die Unterprivilegierten, wegen seiner republikanischen Gesinnung mit der Cholera bestrafen. Aufgrund eines erregten Streits, bei dem der um die Verringerung der Infektionsgefahr bemühte Präfekt die mit der Beseitigung des Unrats beauftragten Fuhrunternehmer maßregeln wollte, kam es mehrmals zu einem blutigen Aufruhr gegen König und Regime.

Dann tauchte der Verdacht auf, Giftverbreiter seien am Werk, und jeder, der irgend etwas Auffälliges bei sich trug, erregte Argwohn. Auch Präfekt Gisquet glaubte an diese Mär, denn er wies seine Beamten auf diese »strafbaren Umtriebe« hin und forderte die Öffentlichkeit durch Plakatanschläge zu Wachsamkeit auf. Das Ergebnis sollte nicht auf sich warten lassen. Aus belanglosen Anlässen heraus wurden Unschuldige vom Pöbel gelyncht.

Schließlich beschuldigte man die Ärzte. Daß ihre Heilkunst versagte, hätte man ihnen noch verziehen, und unzählige Quacksalber an den Straßenecken genierten sich auch nicht, an das Unvermögen der Schulmedizin zu erinnern, um so die eigenen Wundermittelchen besser verkaufen zu können; die Anzahl der Toten in den Krankenhäusern war jedoch derartig hoch, daß die Verantwortung dafür offenbar bei Medizinern und Pflegepersonal liegen mußte. Man belagerte Ambulanzen, Krankenhäuser und Behelfslazarette, plünderte Apotheken, malträtierte Ärzte in aller Öffentlichkeit, ein einer Rettungsstelle zugewiesener Student wurde erstochen.

Der Unterpräfekt gab dem Präfekten des Département Seine-et-Oise gegenüber seiner Perplexität Ausdruck: »In Vert-le-Petit, wo die Sterblichkeit ziemlich hoch ist, beschuldigte man den jungen Arzt aus Paris, ein Giftverbreiter zu sein und von der Regierung geschickt, um die Bevölkerung zu töten. Sollte da die Politik einer Partei mit im Spiel sein? Ist eine solche Perversität überhaupt vorstellbar?« Diese Äußerung ist in doppelter Hinsicht interessant: Das grollende Volk sucht einen Sündenbock und glaubt ihn in einer hilflosen Ärzteschaft zu finden, der Unterpräfekt dagegen, in dem man doch eine gebildete Persönlichkeit vermuten darf, beteiligt sich noch an diesen Phantastereien, und er wagt nicht einmal die Hypothese zurückzuweisen, es handele sich bei dem jungen Arzt um einen Kriminellen.

In Rußland und Polen hatten sich solche Gefühle ein Jahr zuvor noch sehr viel heftiger Luft gemacht, dort wurden Krankenhäuser demoliert und Krankenschwestern und Ärzte ermordet; in Frankreich kam das Pflegepersonal wenigstens nur durch die Cholera um. Die Elite der französischen Ärzteschaft tat noch ein übriges, die allgemeine Unruhe zu schüren, so vehement schieden sich die Geister am Für und Wider des Aderlasses, prallten die Meinungen von Anhängern und Gegnern der Ansteckungstheorie aufeinander, und wer dafür eintrat, die Choleraleichen zu verbrennen, um eine weitere Ausbreitung der Seuche zu verhindern, wurde von fanatischen Katholiken zum Freimaurer abgestempelt.

Die Sterberate erreichte ihren Höhepunkt im April, danach ging sie zurück: Waren am 9. April noch dreihundertsechsundfünfzig Todesfälle zu beklagen, so verzeichnete man im Mai nur mehr vierzehn. Nun gab sich die Cholera auch egalitär, denn inzwischen hatte sie die feinen Arrondissements erreicht, deren wohlgenährte Bewohner in lichten Räumen lebten. Sie befiel Persönlichkeiten aus Politik, Adel und Geschäftswelt und raffte Leute dahin, über die die Gazetten dann in großer Aufmachung in ihren Gesellschaftsspalten berichteten. Regierungschef Casimir-Périer, der weder von den Bürgern noch von seinen Parteigängern und auch von seinem König nicht sonderlich geschätzt wurde, hauchte am 16. Mai 1832 nach mehrtägiger Agonie sein Leben aus, dabei hatte man unentwegt seine baldige Genesung angekündigt.

Auch General Maximilien Lamarque, der allseits geachtete einstige Held des Kaiserreichs, verschied am 1. Juni nach langem Leiden. Als man dem leidenschaftlichen Republikaner und eloquenten Abgeordneten die letzte Ehre erwies, entwickelten sich die Beisetzungsfeierlichkeiten zum blutigen Aufruhr. Die brodelnde Stimmung, entstanden aus politischer Spannung, sozialer Unzufriedenheit und Angst vor der Seuche, entlud sich am Grab. In seinem Roman ›Die Elenden‹ (›Les Misérables‹) beschreibt Victor Hugo diesen Pariser Aufstand, bei dem einige tausend aufgebrachte Arbeiter und Handwerker den fünfundzwanzigtausend Soldaten gegenüberstanden, die die Regierung vorsorglich hatte aufziehen lassen. Am 6. Juni fand der Kampf im Stadtviertel Saint-Antoine und um das Kloster Saint-Marri herum sein Ende; die Bilanz: mehr als zweihundert Tote und Hunderte von Verletzten auf beiden Seiten. Polizeipräfekt Gisquet – schon wieder! – und der als Minister für Handel und Industrie auch für das Gesundheitswesen zuständige Comte d'Argout erlangten traurige Berühmtheit durch die Anweisung an die Ärzte, alle durch Schußwunden Verletzten, die zur Behandlung kämen, anzuzeigen. – Es sollte mehr als ein Jahrhundert vergehen, bis die Vichy-Regierung während des Zweiten Weltkriegs ein ähnliches, aller ärztlichen Ethik widersprechendes Gesetz erließ, durch das sie Angehörige der Widerstandsbewegung ausfindig machen wollte. –

Während Paris die Wunden dieses Bürgerkriegs ausheilte, vergaß man die Cholera und begann, die Notkrankenhäuser zu schließen. In den ersten Julitagen schwoll die Seuche aber erneut an: Einundsiebzig Tote am 9. Juli und zweihundertfünfundzwanzig am 18. Juli wurden gemeldet. Wieder brach Panik aus, schwelte die Angst, bauten Kurpfuscher ihre Bretterpodeste in den Straßen auf, während in Lazaretten und in den befallenen Häusern Ärzte und Medizinstudenten ihren Kampf gegen die Seuche weiterführten. Besonders viele Tote gab es in den Kasernen, in Gefängnissen und unter Mitgliedern von Religionsgemeinschaften.

Endlich nahm die Sterberate ab; trotzdem ging die Krankheit nur schleppend, mit täglich neuen Todesfällen zurück und kam erst nach einigen Monaten vollends zum Stillstand. Ab April 1833 waren keine Choleratoten mehr zu beklagen. Offiziellen Zahlenangaben zufolge erhöhte sich die normale jährliche Sterbequote der Stadt Paris durch die Epidemie um schätzungsweise mindestens dreizehntausend Personen.

Aus den Statistiken wird ersichtlich, daß die Krankheit mehr Erwachsene als Kinder, mehr Frauen als Männer traf. Noch interessanter aber ist in diesem Zusammenhang eine Aufschlüsselung nach Arrondissements und Stadtvierteln, denn hieraus lassen sich direkte Konsequenzen hinsichtlich Verbreitungsmodus und Prophylaxe ziehen: Aus der Erhebung von 1831 geht hervor, daß die Mortalität zur Zeit der Epidemie im Umkreis des Rathauses dreiundfünfzig Prozent, im Viertel der Chaussée-d'Antin hingegen nur acht Prozent betrug. Und wertete man die Daten noch weiter aus, nämlich gebäudeweise, so fiele der Nachweis nicht schwer, daß die Ansteckungsdichte in direktem Zusammenhang stand zum sozialen Umfeld, zum Lohnaufkommen und zu den hygienischen Verhältnissen in den Wohnungen.

Trotz des Ausmaßes dieser Epidemie und trotz ihrer Verlaufsschwere war sie doch nicht mit den mittelalterlichen Pestzügen zu vergleichen, und sie übte auf die demographische Entwicklung der französischen Hauptstadt keinen nennenswerten Einfluß aus.

Auch die Provinz sollte der Geißel nicht entrinnen; im Gebiet des Pariser Beckens konnte man ihren Vormarsch längs der Flüsse verfolgen, bald hatte sie alle Départements ergriffen. Da gleichzeitig in mehreren Gebieten das Militär- oder Frieselfieber umging, ließ sich generell die Mortalität schwer bestimmen. Die Cholera dauerte dort auch länger, erst 1837 war sie auf dem Lande vollkommen erloschen. Nicht nur Frankreich, auch die ganze übrige Welt wurde heimgesucht, Skandinavien wie der afrikanische Kontinent, Nordamerika wie Südamerika.

Diese Epidemie blieb nicht die einzige des Jahrhunderts: 1849 schlug die Cholera erneut zu. Paris verlor an die zwanzigtausend Einwohner. 1853/1854 flutete eine besonders starke Erkrankungswelle über die Stadt, und so konnte man gleich die neuen Bestimmungen auf ihre Wirksamkeit prüfen. In Nizza, damals noch zum Königreich Piemont gehörend, trat die Cholera zur gleichen Zeit auf wie in Marseille. Da die Nizzaer Ärzte an die Theorie von der Ansteckung der Krankheit glaubten, ließen sie einen von der sardischen Armee bewachten Gesundheitskordon zur Grenze nach

Frankreich ziehen, wodurch die Grafschaft deutlich weniger in Mitleidenschaft gezogen wurde als Marseille. Die Ärzte dort konnten nicht und die Kaufleute wollten nicht daran glauben, denn ihnen waren die gewinnschmälernden Quarantänemaßnahmen verhaßt. Erneut geriet Frankreich 1865 bis 1866, dann wieder 1873 und ein letztes Mal 1884 unter das Joch der Krankheit.

Die Cholera wütete in den Städten sehr viel mörderischer als auf dem Land. Wie früher bei der Pest, kam es in den Ballungsgebieten zu sozialen Strukturveränderungen und Bevölkerungsverschiebungen, und die Neubildung ethnischer Gleichgewichte ging nicht immer friedlich vonstatten. Mögen die Zeitgenossen dieser Ereignisse es auch nicht klar erkannt haben, die Migrationen hatten langfristige Auswirkungen. Ein Beispiel hierfür ist das Kaiserreich Österreich-Ungarn mit seinem bunten Völkermosaik, in dem sich Deutsch als Sprache der Elite und Verwaltung durchgesetzt hatte. 1831 soll die Cholera, hauptsächlich in den Städten, zweihundertfünfzigtausend Tote verursacht haben, viele Personallücken entstanden, die in Ungarn von ungarisch sprechender Landbevölkerung ausgefüllt wurden. Das gleiche Phänomen soll in Böhmen zugunsten der slawischen Sprachen beobachtet worden sein.

Man kann sich mit W. H. McNeill vorstellen, wie sich innerhalb einer Generation die nationale Gliederung Zentral- und Südosteuropas mitten im 19. Jahrhundert völlig veränderte: Die Cholera als Zerfallsfaktor der Wiener Monarchie – eine interessante Hypothese, die durch detaillierte demographische Untersuchungen vielleicht einmal belegt werden wird.

Generell gesehen, waren die Verhaltensweisen in Epidemiezeiten die gleichen wie früher, dennoch hatte sich seit den großen Pestzügen eine Veränderung in der Denkweise der Menschen vollzogen.

Die Vorstellungen, die im Zeitalter der Aufklärung zum Gesundheitswesen entwickelt worden waren, erfuhren durch die weltweit grassierende Cholera eine Neubelebung, und allmählich arbeitete man internationale Regeln aus, die, wie wir sahen, allerdings nur zögernd in die Praxis umgesetzt wurden. Frankreich beschloß im Gefolge der Cholera die Schaffung mehrerer Behörden für die öffentliche Gesundheitspflege, und nun sahen sich die Regierungen auch veranlaßt, endlich Pläne zu einer städtebaulichen Neuordnung zu verwirklichen, wie sie seit langem schon gewünscht, aber erst unter Ludwig-Philipp und dem zweiten Kaiserreich konzipiert wurden.

In der breiten Öffentlichkeit war mehr Aufgeschlossenheit, in der Ärzteschaft eine fortschrittlichere Mentalität zu erkennen. Daß die Seuchen sich durch Ansteckung ausbreiteten, wurde einhellig anerkannt, restriktive Bestimmungen unterstützt, Präventivmaßnahmen angeregt. Nach 1883, dem Zeitpunkt also, da Robert Koch den »Komma-Bazillus« (Vibrio cholerae) Pacinis als Verursacher bestätigte, verlor diese Krankheit für die Menschheit ihren Schrecken und kehrte 1898 an ihren historischen Brutherd im Indus-Delta zurück, von dem aus sie einst ihre für dreißig oder vierzig Millionen Menschen aller Breitengrade tödliche Wanderung angetreten hatte.

Der Mensch ist der einzige mögliche Wirt des Vibrios. Anders als bei der Pest und vielen weiteren Krankheiten gibt es bei der Cholera keine Tiere, die als Wirte in Frage kämen. Doch besteht in Gebieten, wo die Cholera zu Hause ist, nach wie vor die Gefahr eines Epidemieausbruchs. Es gibt dort zahlreiche gesunde Menschen, die ohne sichtbare klinische Symptome den Keim in sich tragen und ihn jederzeit auf dafür empfängliche Individuen übertragen können. Diese würden dann zum Ausgangspunkt einer neuen Epidemiewelle. Dies gilt beispielsweise weiterhin für ganz Südasien und den Nahen Osten, wo die Cholera seit Anfang unseres Jahrhunderts noch etliche Male aufflackerte: So in den Balkanländern 1923 anläßlich von Pilgerfahrten nach Mekka, im Iran 1939, in Ägypten 1947 und an den Ufern des Mittelmeers und in ganz Afrika in den siebziger Jahren; leichte Formen wurden bei Touristen beobachtet, die aus Spanien oder Marokko zurückkehrten, was bei den Behörden Frankreichs eine gewisse Nervosität auslöste. Dazu bestand aber kein Anlaß, denn schließlich verfügen wir heute über weitaus wirksamere Methoden im Kampf gegen die Seuche als noch vor hundert Jahren; denken wir nur einmal an die Wasserversorgung, die Abwasserbeseitigung, die völlig ausreichende Bettenkapazität in den Krankenhäusern, falls Isolierungen von Cholerakranken sich als notwendig erweisen sollten, an die Behandlungsmöglichkeiten durch Rehydratisierung und Antibiotika und nicht zuletzt an die prophylaktischen Impfungen. Und dann ist natürlich die Gefahr in Europa nicht mit der in Bengalen zu vergleichen.

Übrigens kam es auch bei dieser Krankheit zu einem in der Natur recht häufig zu beobachtenden Phänomen: Man entdeckte nämlich 1905 in einem Lazarett am Roten Meer einen abgewandelten Erregertyp und nannte ihn ›El Tor‹, nach dem Ort, wo man ihn zum ersten Mal identifizierte. Dabei war er strenggenommen den Bakteriologen seit 1897 bekannt, nur hatte man ihn bislang stets für harmlos gehalten. Fortan aber fand man ihn an mehreren Orten im Bereich des Indischen Ozeans, auf den Philippinen, in Bahrein, Malakka, und er war es, der für die letzte große Epidemie verantwortlich war. Sein endemisches Kerngebiet scheint heute auf den Philippinen zu liegen.

Die medizinischen Charakteristika dieses Erregers und die seiner Vorläufer sind nicht dieselben; El Tor verursacht nicht nur weniger Todesfälle, es erkranken innerhalb des befallenen Personenkreises heute auch weniger Menschen akut als früher, das heißt, es gibt eine größere Zahl nicht erkrankender Überträger; ihr Organismus produziert Antikörper, die gegen beide Typen immunisieren. Eine gründliche statistische Auswertung der Choleraepidemien des 19. Jahrhunderts scheint zu zeigen, daß El Tor später aufkam und dem Vibrio cholerae gegenüber verbreitungsmäßig an Bedeutung gewinnt.

In Europa führte die Änderung der Ernährungsgewohnheiten, der hygienischen, sozialen und biologischen Bedingungen dazu, daß der Mensch sich der Cholera anzupassen und sie praktisch auszurotten vermochte. Im südostasiatischen Raum aber und in Indien kommt es immer wieder periodisch zum Ausbruch von Epidemien; dort bleiben sie gefährlich.

2. Typhus

Typhoides Fieber kam endemisch in allen westlichen Ländern mindestens dreihundert Jahre lang vor, auf dem Lande wie in den Städten, und zwar bis in die Mitte des vorigen Jahrhunderts hinein. Die Menschen mußten damit leben, und häufig wurde Typhus auch mit anderen Krankheiten – Darm- und Lungeninfekten oder Hautausschlägen – assoziiert. Es war das große Verdienst der Kliniker der ersten Hälfte des 19. Jahrhunderts, als medizinischer Weitblick und starrster Traditionalismus noch dicht beieinander lagen, unter den zahlreichen Krankheiten ihrer Zeitgenossen die jeweiligen Besonderheiten klinischer Symptome erkannt und gegeneinander abgegrenzt zu haben, so daß von dieser Seuche schließlich ein kohärentes, spezifisches Bild entstand. Es handelte sich dabei nicht etwa um eine erdachte Konstruktion, denn 1880 entdeckte Karl Joseph Eberth wirklich den Erreger des von Pierre Bretonneau erstmals beschriebenen Unterleibstyphus mit seinen vielfältigen klinischen Aspekten und mit Komplikationen, die alle Organe in Mitleidenschaft ziehen konnten. Mit der Entdeckung des Bazillus wurde die systematische Identifizierung des Typhus bestätigt; die Krankheit war einwandfrei erkannt.

In beiden Weltkriegen tauchte sie auf allen Schlachtfeldern wieder auf, wobei das sehr unterschiedliche Maß der Verseuchung davon abhing, inwieweit die Truppen geimpft und ihre Unterkünfte sauber waren. Häufig mußte die Zivilbevölkerung das Los der Soldaten, ob sie nun als Besatzer oder als Befreier kamen, teilen. Es wäre allerdings müßig, nach den Wirren solcher Zeiten noch feststellen zu wollen, welche Todesfälle genau durch welche der vielen Krankheiten verursacht worden waren. Jedenfalls traten Typhusepidemien nur vorübergehend auf und blieben auch örtlich begrenzt. Heute kommt die Krankheit nur noch endemisch in Ländern vor, deren Bevölkerung nicht geimpft ist; gleichwohl werden sporadische Fälle auch bei uns gemeldet.

3. Ruhr

Die Ruhr wirft sehr viel komplexere bakteriologische und damit medizingeschichtliche Fragen auf. »Dysenterie« ist die wissenschaftliche Bezeichnung für »Ruhr«; unter diesem Begriff faßt man Infektionskrankheiten des Verdauungsapparates mit bestimmten klinischen Symptomen und Verläufen zusammen, die jedoch durch sehr unterschiedliche Erregertypen verursacht werden. Daher muß auch die »historische Rolle« unklar bleiben, die Shigella oder Salmonella jeweils gespielt haben mögen; nie werden wir wissen, an welcher Mikrobe Ludwig der Heilige 1270 vor Tunis starb, und auch nicht, welcher Keim, zum Glück für Frankreich, 1792 das ganze Heer des Herzogs von Braunschweig außer Gefecht setzte, während die französische Revolutionsarmee verschont blieb. Die Scherze über den »preußischen Durchfall« gingen im Siegestaumel von Valmy allerdings schnell unter.

Die als »Bakterienruhr« bezeichneten Dysenterien sind schwer von anderen fieberhaften Darminfektionen abzugrenzen. Klar davon unterschieden werden muß dagegen die Amöbenruhr mit ihrem Erreger Entamoeba histolytica, einem Protozoon. Dieses Urtierchen kommt in gemäßigten Breiten selten vor, dabei wurde es ausgerechnet bei einem Bauern aus der Gegend von Archangelsk zum ersten Mal isoliert und beschrieben! Normalerweise wütet die Amöbenruhr in feuchtwarmen Ländern, vor allem in den Flußdeltas; weitaus anfälliger als die Einheimischen dort sind Neuankömmlinge. Dadurch kam es während der Kolonialkriege und auch in den beiden Weltkriegen unter den in den Tropen eingesetzten europäischen Truppen zu regelrechten Epidemien. Nur wenige Menschen, fern ihrer Heimat von der Amöbenruhr oder dem im südostasiatischen Raum grassierenden Dengue-Fieber befallen, erwiesen sich als widerstandsfähig. Wir werden auf diese für gewisse Breiten typischen endemisch-epidemischen Krankheiten noch zu sprechen kommen. Ihre Mortalität jedenfalls war überhaupt nicht mit der der Cholera zu vergleichen.

4. Fleckfieber

Nicht alle Epidemien richten derartige Verheerungen an wie die Cholera. Dennoch müssen auch sie erwähnt werden, und sei es nur, um sich der millionenfachen Todesopfer zu erinnern, die sie forderten, und um der Wissenschaftler zu gedenken, die die Seuchen bezwangen.

Das Fleckfieber (Typhus exanthematicus) war zu allen Zeiten eine typische »Kriegskrankheit«. Man vermutet, daß es schon im Peloponnesischen Krieg zur Zeit Thukydides' in

Erscheinung trat, und erneut stößt man in nicht so weit zurückliegenden und daher historisch präziser zu beschreibenden Epochen darauf; so im 16. Jahrhundert bei der Armee von Lautrec, als diese gegen Neapel zog, dann in dem vom Dreißigjährigen Krieg verwüsteten Deutschland, beim in Spanien und vor allem während des russischen Feldzugs kämpfenden Napoleonischen Heer. Die Grande Armée hinterließ bei ihrem Rückzug aus Moskau mehr todgeweihte Fleckfieberkranke in den Lazaretten als Tote auf den Schlachtfeldern und im Packeis der Beresina. Die Konsequenzen mußte – wie so oft – die Zivilbevölkerung tragen; Zehntausende von Opfern waren im Rheinland und im Osten Frankreichs zu beklagen.

Und immer hat der Krieg auch für tragische Wechselwirkungen bei der Ansteckung gesorgt. Das französische Expeditionskorps infizierte die im amerikanischen Unabhängigkeitskrieg Kämpfenden, und nach dem Ende der Feindseligkeiten schleppten die heimkehrenden Truppen die Krankheit in die Bretagne ein, wo sie endemisch bereits nistete. Krieg und Fleckfieber waren über zweitausend Jahre lang enge Verbündete, aber die Seuche verschmähte auch die friedlichen Zeiten nicht. Wie alle Infektionskrankheiten drang sie auf den großen Handelsrouten vor, auf den Karawanen- und Seidenstraßen Asiens, auf den Salzstraßen Afrikas, auf den Pilgerwegen aller Religionen.

Innerhalb Europas gab es 1816 und 1819 zwei besonders schwere Epidemien in Irland. In Tunesien, wo Fleckfieber seit jeher heimisch war, gelang Charles Nicolle 1909 der Nachweis, daß die Kleiderlaus dem Erreger, einer Rickettsie (Rickettsia prowazeki), als Überträgerwirt dient.

Die Nutzanwendung aus dieser Erkenntnis konnte bei den kriegerischen Auseinandersetzungen im 20. Jahrhundert allerdings nur selten gezogen werden. Häufiger Stellungswechsel und gewohnheitsmäßig schlechte hygienische Verhältnisse der Feldtruppen, vor allem im Winter, boten den Läusen außerordentlich gute Entwicklungsmöglichkeiten. Das Fleckfieber überfiel das österreichische Heer 1914 und dann während des Balkanfeldzugs von 1917, bei dem sich alliierte Kräfte und Mittelmächte gegenüberstanden; an der deutsch-russischen Front war die Zahl der Opfer unter den Russen sowohl bei der Zivilbevölkerung als auch bei den

Soldaten weit höher als beim deutsch-österreichischen Heer, so daß Lenin nicht zu Unrecht die Laus zum Feind des Kommunismus erklärte. Einer Enquete des Völkerbundes zufolge kam es zwischen 1917 und 1921 zu fünfundzwanzig Millionen Fleckfiebererkrankungen, in drei Millionen Fällen mit tödlichem Ausgang.

Auf seinen bevorzugten Schauplätzen tauchte das Fleckfieber auch im Zweiten Weltkrieg wieder auf. Als Deutschland Konzentrationslager für Kriegsgefangene, Zwangsarbeiter und aus politischen oder sogenannten »rassischen« Gründen Deportierte einrichtete, hatte es die gesundheitlichen Risiken und Konsequenzen, die sich aus solchen Menschenansammlungen ergeben mußten, wohl kaum bedacht. Die Entlausungsmaßnahmen waren unzureichend. Weder durch Desinfektion der Kleidung von Neuankömmlingen noch mit dem Rasieren aller behaarten Körperteile oder – für die Begünstigteren – regelmäßigen Duschen ließ sich der Ausbruch des Fleckfiebers verhindern. Die Vorsichtsmaßnahmen erwiesen sich als der Gefahr einfach nicht angemessen. In diesen Lagern, wo Hunger und zahlreiche Infektionen an der Tagesordnung waren, raffte die Seuche Tausende von Menschen dahin. Die Nazi-Ärzte impften Gefangenen Fleckfieber ein, um die Krankheit weiter zu erforschen und oft völlig abstruse Behandlungsmethoden auszuprobieren. Nichts kam heraus bei diesen die elementarsten Grundsätze verletzenden Experimenten am Menschen.

Die Rickettsia prowazeki ist nur im menschlichen Organismus lebensfähig und kann nicht von Laus zu Laus übertragen werden. Das Reservoir dieses Krankheitskeimes bildet auch in interepidemischen Zeiten eine ständige Gefahrenquelle: Ehemals an Fleckfieber Erkrankte oder sogar Personen, die, jedenfalls äußerlich, immer gesund waren, beherbergen den Keim vermutlich über lange Zeitspannen in ihrem Organismus. Das kann dazu führen, daß irgendwann wiederum eine Laus infiziert wird und es dadurch zu einem neuen Ausbruch der Seuche kommt. Inzwischen identifizierte man auch eindeutig den Rickettsien verwandte Formen, die in bestimmten Tieren, nicht aber im Menschen leben, so beispielsweise die Rickettsia mooseri, Erreger des Murinen-Fiebers, die in der Ratte und zahlreichen Savannentieren nachgewiesen worden ist. Es hat Lehrmeinungen gegeben, nach denen die Rickettsia mooseri sich in gewissen Fällen zur Rickettsia prowazeki wandeln und damit die Krankheit in endemischer Form beim Menschen aufrechterhalten kann.

In Afrika dienen der Rickettsia prowazeki auch bestimmte Haustiere als Reservoir, wobei die auf ihnen schmarotzenden Zecken – zumindest am Anfang – die Funktion des Überträgerwirtes übernehmen. Es gibt noch weitere, von verschiedenen Erregern verursachte Zeckenbißfieber: das in den Vereinigten Staaten vorkommende »Felsengebirgsfieber« (Rocky-Mountain-Fieber), das »Knopffieber« (Fièvre boutonneuse) Afrikas und asiatische oder australische Fiebertypen. Sie manifestieren sich beim Menschen entweder in Form kleiner, stoßartiger Epidemien oder aber als beständige Endemien mit vereinzelten Krankheitsfällen.

In diesem Zusammenhang sei auch das Fleckfieber des Fernen Ostens (Tsutsugamushi-Krankheit) genannt, das gemeinhin als »Scrub-Typhus« oder »japanisches Flußfieber« bekannt ist und von winzigen, spinnenförmigen Milben übertragen wird. Es gibt eine Fülle von Abarten, die sich alle nach den ökologischen Eigenarten des Überträgerwirtes richten. Eine große Anzahl wildlebender Tiere, insbesondere kleine Nager, werden auf natürlichem Wege infiziert. Es handelt sich also um Zoonosen, ausgesprochene Tierkrankheiten, und der nur zufällig in diesen Kreislauf geratene Mensch spielt bei der Aufrechterhaltung des Krankheitskomplexes keinerlei Rolle.

Schließlich sei hier noch das ebenfalls zu den Zoonosen gehörende, von der Rickettsia burneti verursachte Q-Fieber erwähnt, das in Australien, in den Vereinigten Staaten und in Afrika vorkommt.

III. Lepra und Tuberkulose

Lepra und Tuberkulose haben sich, insgesamt gesehen, zwar weniger tragisch für die Menschheit ausgewirkt als Pest oder Cholera, aber trotz der geringeren Breitenwirkung ihrer Ausbrüche handelt es sich bei allen vier Seuchen gleichermaßen um Infekte, die abwechselnd epidemisch und endemisch auftreten und ihrem jeweils eigenen Rhythmus gehorchen. Lepra und Tuberkulose trugen zur biologischen Gestalt der Menschheit bei und spielten vor allem im sozialen und kulturellen Klima der westlichen Welt eine bedeutende Rolle.

1. Die Lepra des Mittelalters

Bei kaum einem Thema gibt es so viele Interpretationsschwierigkeiten, Anachronismen, wenn nicht gar Widersinniges, wie bei der Geschichte der Lepra: Die Medizin jener Epoche wurde weder unseren klinischen Ansprüchen gerecht, noch verfügte sie über die Präzision unserer heutigen Terminologie, und die von uns so genau beachteten soziologischen Kategorien wären hier vielleicht bloße Formalismen.

Die Unsicherheit beginnt bereits, wenn man das erste Auftauchen der Lepra im Abendland zeitlich fixieren will. Möglicherweise ist das mit »Aussatz« übersetzte alte hebräische Wort aus den fünf Büchern Mosis wirklich mit der von uns heute als »Lepra« bezeichneten Krankheit identisch. Sie kam offenbar schon lange vor der christlichen Zeitrechnung in Indien, vielleicht auch in China vor. Der erste Text aber, der mit Sicherheit auf die Lepra Bezug nimmt, ist die um 600 v. Chr. in Indien geschriebene Lehrsammlung Susruta Samhita. Von Indien aus soll die Krankheit gen Osten in den ganzen südostasiatischen Raum, nach Indonesien und Japan vorgedrungen sein, während sie den Nahen Osten und den Westen mit den Kriegern Darius' und Alexanders erreichte. Vermutlich verbreiteten die Phönizier die Lepra dann im gesamten Mittelmeerraum, und in das Herz Europas gelangte sie schließlich mit den römischen Legionen. Für neue Infektionsschübe sorgten später die maurischen Einfälle und die aus Jerusalem zurückkehrenden Kreuzfahrer. Jedenfalls hatte sich die Lepra bereits seit dem Frühmittelalter in Westeuropa festgesetzt und war dann vom 12. und 13. Jahrhundert an zu einer relativ normalen Erscheinung geworden. Aus dieser Zeit stammen übrigens auch zum größten Teil die uns heute zur Verfügung stehenden Quellen.

Wurde die auch »Mieselsucht« genannte Krankheit in ihrem Frühstadium erkannt, so folgte dieser Entdeckung die Denunziation: Wer eine Hautkrankheit bei einem Nachbarn, einem Verwandten, ja bei seinem Ehegatten bemerkte, mußte der zuständigen weltlichen oder geistlichen Behörde Mitteilung machen. Diese berief dann ein Gericht ein, dessen Zusammensetzung sich, je nach Provinz und Epoche, ändern konnte. Ursprünglich hatten die Leprösen selbst darüber zu befinden, ob der Krankheitsverdächtige einer der ihren war; später »rationalisierte« man die Urteilsfindung: Der Aussatzverdächtige erschien vor einem Tribunal, welchem ein Arzt oder Chirurg, ein Vogt und ein Priester angehörten; die Anwesenheit der Vertreter von Wissenschaft, Kirche und Staat war schon im Hinblick auf die Konsequenzen des Verdikts erforderlich. Der Kranke durfte sich von Familienangehörigen oder, sofern er es sich leisten konnte, von einem Anwalt beistehen lassen.

Nach einer gründlichen Untersuchung der Haut des vollkommen entkleideten Patienten standen zahlreiche Tests zur Auswahl; in alten medizinischen Büchern und Kirchenmanualen kann man das Procedere heute noch nachlesen: Setzte man beispielsweise eine Person so dem Mondlicht aus, daß ihr die Strahlen aufs Gesicht fielen, dann zeigten sich beim Leprösen zahlreiche Farbschattierungen, während die Haut eines Gesunden blaß erschien. »Der Aussätzige hat ein rotes Gesicht, einen trüben Blick, die Nase wirkt spitz, die Haare sehr dünn und fein, die Ohren klein …« Streute man Bleischlacke auf den Urin eines Leprösen, so schwamm sie an der Oberfläche, während sie normalerweise auf den Grund des Gefäßes sank.

Auch das Blut Lepraverdächtiger wurde zu den verschiedensten Untersuchungen herangezogen: Mit Essig vermischt und in der flachen Hand zerrieben, vermittelte es ein Gefühl stumpfer Trockenheit; durch ein feines Tuch geseiht, hinterließ es einen Hirsekörnern ähnlichen Rückstand; mit dem

Wasser einer ganz bestimmten Quelle verrührt, verklumpte es, während das Blut eines Gesunden rein und leuchtend rot blieb.

Da sich schwerwiegende Konsequenzen aus dem Urteilsspruch ergaben, schockieren uns heute natürlich derart ungenaue Untersuchungsmethoden, deren Liste sich noch verlängern ließe. Hier sollen zumindest die Verfahren genannt werden, mit denen man die bei Leprakranken effektiv gestörte Hautsensibilität testen wollte: Wenn man den Betroffenen in die Ferse stach oder aber auf kalte Marmorfliesen legte, ohne daß er reagierte, »dann«, so folgerte man, »ist er aussätzig«. Weil die Auslegung der Untersuchungsergebnisse notwendigerweise subjektiv sein mußte, kam es zu zahlreichen »Aussätzigenprozessen«. Die für leprös Erklärten konnten die Entscheidung anfechten, in die Berufung gehen; sie wechselten den Gerichtsbezirk, forderten andere Gutachter an und so weiter. Nach moderner medizinischer Auffassung hätte der Aussätzige sofort nach erfolgter Diagnose um die Behandlung seiner Krankheit bemüht sein müssen, aber eine solche Vorstellung war dem Mittelalter fremd, galt die Lepra doch als unheilbar. Mochte man die Kranken häufig baden, ihre Wunden mit abgenutzten Stoffstücken verbinden, ihre nässenden Geschwüre mit aromatischen Salben oder Balsam bestreichen, ihre Flechten mit getrockneten, zerstoßenen Vipern abdecken, ihnen mit Vipern gemästete Hühner oder auch Springfrösche zu essen geben, vielleicht auch reichlich Erdbeeren, in Weingeist mazeriert, nichts half. Wer aussätzig war, blieb es sein Leben lang, denn »Freisprüche« waren die Ausnahme.

Noch eine weitere Behandlungsmethode sei hier erwähnt, auf die erstaunlicherweise kein moderner Autor eingeht, und zwar die Kastration. Sie erschien zunächst in therapeutischer Hinsicht gerechtfertigt, denn da »die Konstitution des Leprösen schwermütig, heißblütig und gefühllos ist, wird diese Sinnlichkeit durch Beseitigung der Hoden gedämpft, welche durch ihre Wirkung und ihre Begierden die Lepra verschlimmerten«. Die Operation helfe letztlich den Leprakranken, so meinte man, denn »sie werden von einem außergewöhnlichen und unerträglichen Geschlechtstrieb verfolgt, ihr Glied ist ständig steif wie das eines Satyrs, so daß man sie kastrieren muß, um sie von diesen unstillbaren Gelüsten zu heilen«.

Eine letzte Rechtfertigung war erbhygienischer Art, denn »man dienet damit auch, zur Ehre der Nachwelt, der Art«. Aus anderen und zum Teil christlichen Erwägungen heraus gab es aber glücklicherweise auch Gegner der Kastration, und sie scheint effektiv nur wenig praktiziert worden zu sein. Wir werden auf dieses Thema, das in den Dokumenten jener Zeit häufig abgehandelt wird, noch zurückkommen.

Sobald dann ein weltliches und ein geistliches Gericht auf Lepra erkannt hatten, wurde das Urteil gleich in doppelter Weise vollstreckt, indem man den Aussätzigen oder Miesel-süchtigen nämlich sowohl aus der Gemeinschaft der Gläubi-gen wie überhaupt von jedem Gemeinschaftsleben aus-schloß.

Das kirchliche Ritual ist oft beschrieben worden: Der Prie-ster, im liturgischen Gewand für Trauerfeiern, nahm den Betroffenen auf dem Vorplatz der Kirche in Empfang, ver-kündete den gegen ihn ergangenen Spruch, geleitete ihn in das Innere der schwarz ausdrapierten Kirche, in deren Mitte ein Katafalk aufgebaut war, und las unter feierlichem Gesang des ›Libera me, Domine‹ für ihn die Totenmesse. Man bedeckte ihn mit einem schwarzen Schleier und warf, während er aus-gestreckt auf dem Boden lag, ein paar Schaufeln Erde auf ihn; dieser symbolische Brauch einiger Gemeinden ersetzte eine anderenorts gepflegte, noch viel grausamere Sitte: die simu-lierte Beerdigung, zu der man sich in einer Prozession auf den angrenzenden Friedhof begab und den Unglücklichen einen Moment lang in ein richtiges Grab hinunterließ.

Nach diesem Ausschluß aus der Kirche wurde der Kranke auch aus der Gemeinde verstoßen und in einem Leprosen-haus zwangsisoliert. Von der Mitte des 12. Jahrhunderts an entstanden in Europa immer mehr solcher Leprosorien. Häufig kamen sie in den Genuß von Grundschenkungen, die ihre Existenz sichern sollten. So bedachte König Ludwig VIII. in seinem Testament von 1225 die zweitausend Lepro-sorien auf seinem Territorium mit einer Stiftung, deren Ver-mögensmasse, auf das heutige Frankreich bezogen, mehr als fünftausend Häusern entspräche. Bei einem Vergleich mit anderen Quellen wird allerdings erkennbar, daß dieser Text übertreibt – wohl um die Großzügigkeit des Souveräns zu preisen.

Die Kranken führten ein entsagungsvolles Leben in diesen

Anstalten, sie arbeiteten im Rahmen ihrer Möglichkeiten; jegliche Form von Familienleben war unmöglich.

Gelegentlich durften sie das Leprosorium unter Erfüllung unzähliger Auflagen verlassen. Viele Städte hielten ihre Tore vor ihnen verschlossen. Es war Aussätzigen verboten, in Flüssen zu baden oder barfuß zu laufen, sie sollten den Boden nicht infizieren; sie durften nur Getränke zu sich nehmen, die mildtätige Spender in das Fäßchen gossen, das sie zu diesem Zwecke bei sich trugen, Passanten nur dann ansprechen, wenn sie sich so zum Wind stellten, daß ihr Gegenüber nicht von ihren Ausdünstungen belästigt wurde, der Messe nur von weitem beiwohnen; die Kommunion konnten sie nur empfangen, indem der Priester ihnen die Hostie auf dem Ende eines Brettchens reichte; ihre Kinder wurden nicht an Gemeinschaftsaufbecken getauft; sie mußten sich durch eine besondere Kleidung oder auffällige Markierung schon von weitem als Lepröse zu erkennen geben und ihr Nahen durch eine Klapper ankündigen – es würde Seiten füllen, all die Auflagen und Verbote aufzuzählen, denen sie sich ausgesetzt sahen.

Der Ausschluß aus dem weltlichen Leben bedeutete auch die Aufhebung aller bürgerlichen Rechte: Die Ehe des Kranken wurde aufgelöst; er durfte weder vor Gericht auftreten noch ein Testament machen; auch wenn beide Ehegatten an Aussatz erkrankten, wurde ihnen das Zusammenleben nicht durchweg gestattet.

Wenn der Tod dieser Weltabgeschiedenheit dann ein Ende machte, waren dem Verstorbenen nicht einmal die üblichen Trauerfeierlichkeiten sicher. Die Totenmesse, die man für ihn ja schon zelebriert hatte, wurde ihm nur noch einmal in vereinfachter Form zuteil. Die sterbliche Hülle setzte man nicht auf einem christlichen Friedhof bei, sondern auf einer eigenen Umfriedung innerhalb des Leprosoriums.

2. Ein Mythos im Rückblick

Soweit also die stereotype Vorstellung, die man sich gemeinhin vom Leben eines Aussätzigen im Mittelalter macht. Noch heute geistern solche Schilderungen durch zahlreiche Geschichtsbücher und Phantasieerzählungen. Mit schöner

Regelmäßigkeit wird die Gestalt des jungen leprösen Königs Balduin IV. von Jerusalem (1174–1185) heraufbeschworen, und das literarische Thema vom »Kuß für den Aussätzigen« hat nichts von seinem Gefühlswert eingebüßt.

Eine etwas sorgfältigere Auswertung der zahlreichen historischen Dokumente beweist indessen, daß die Wirklichkeit weniger grausam war. Begräbniszeremonien gab es nicht in allen Diözesen; sehr viele andere lehnten solche fragwürdigen Riten ab. Die Aufhebung einer Ehe, in der einer der Gatten erkrankt war, wurde nie wirklich systematisiert; allerdings kam es gelegentlich auch zu Mißbräuchen wie bei jenem Mann, der dreimal nacheinander die Scheidung von seiner jeweiligen Ehefrau durchsetzte, da ihm jedesmal der Nachweis ihrer Erkrankung gelang. Vom Ende des 12. Jahrhunderts an bildete die Mieselsucht für die Kirche keinen ausreichenden Grund mehr, einen Ehebund aufzulösen. Neben Bischöfen, die das Spenden von Sakramenten für Aussätzige rigoros ablehnten, gab es andere, die ihren Priestern lediglich Empfehlungen für Besuche bei Erkrankten mit auf den Weg gaben. Diese waren dann auch zum Gottesdienst in einem für sie reservierten Teil der Kirche zugelassen.

Und es wurden auch nicht alle Leprösen automatisch zwangsisoliert; ihre Internierung war weder in Europa durchweg üblich noch eine schicksalbesiegelnde Maßnahme. Viele der Kranken durften beispielsweise die Leprosorien verlassen, um auf ein Pilgerfahrt zu gehen oder auch um zu betteln und so einen finanziellen Beitrag für ihre Gemeinschaft zu leisten. Das Leben in den Leprosenhäusern wurde nicht einmal zwangsläufig als Gefängnisdasein angesehen, denn vom 15. Jahrhundert an, als die Zahl der Erkrankten zurückging, gab es sogar Simulanten, die als »Aussätzige« in ein Leprosorium eingewiesen werden wollten, um so bis zu ihrem Tode in den Genuß von »freier Kost und Logis« zu kommen ...

Manche der Leprösen erhielten unter gewissen Bedingungen die Erlaubnis, zu Hause zu bleiben, und wieder andere gründeten auf dem Lande dorfähnliche Gemeinwesen, betrieben Ackerbau, rösteten Flachs und drehten Taue für Kriegs-, Fischerei- und Handelsschiffe; in einigen Pfarrgemeinden war »Seiler« geradezu ein Synonym für »Aussätziger« geworden. Diese Handwerker begaben sich auch direkt in die Häfen, wo sie Abnehmer für ihre Ware fanden.

Im Lichte unserer heutigen rationalistischen Medizin und angesichts einer – zumindest theoretisch und sehr nachdrücklich verkündeten – Unantastbarkeit der Menschenwürde erscheinen uns die früheren Lebensumstände eines Leprakranken, und wären sie auch nur einem einzigen Menschen auferlegt worden, als empörend; dabei war ihre Lage so dramatisch nicht. Wenn wir von den tausend Jahren sprechen, die das Mittelalter währte, so ist kaum anzunehmen, daß jene Verfügungen allerorten und dann über einen so langen Zeitraum in Kraft blieben; Gesunde dürften sich Kranken gegenüber je nach Gebiet und Epoche ganz unterschiedlich verhalten haben. Die verfügbaren Daten bilden gewissermaßen ein Raster; uns ein komplettes Bild zu machen, erlauben sie nicht.

Das Bild des unmündigen Aussätzigen wurde uns von den Historikern des 19. Jahrhunderts aufgeprägt. Sie waren nicht nur von der Barbarei des Mittelalters überzeugt, der Antikatholizismus des 18. und der Antiklerikalismus des 19. Jahrhunderts heizten ihre Phantasie zusätzlich an: Die Knechtschaft entrechteter Kranker zu dramatisieren bedeutete eine willkommene Gelegenheit, zugleich den Obskurantismus jener Zeit und die Einfältigkeit des Klerus zu geißeln. Der Historiker unserer Tage muß da zurückhaltender sein; letztlich darf er zur Beschreibung zeitspezifischer Situationen von Leprakranken nur die Dokumente der Epoche heranziehen.

Sogleich stellt sich eine weitere Frage: Was hat unsere Vorfahren veranlaßt, unter allen Kranken und Siechen der mittelalterlichen Gesellschaft gerade die Aussätzigen zur Zielscheibe solcher Ausnahmegesetze zu machen? Zur Begründung dürfen wir uns nicht auf Kenntnisse berufen, über die man damals nicht verfügte. Und da wir uns auch kaum in ihre wirkliche Denkweise versetzen können, müssen wir uns auf Mutmaßungen beschränken; nur wenige Medizinhistoriker haben sich bisher an solche gewagt.

Leprakranke wurden frühestens vom 11. Jahrhundert an isoliert. Da die Gemeinschaft sie also bis dahin in ihrer Mitte geduldet hatte, ist zu vermuten, daß die Krankheit plötzlich epidemische Züge annahm und daß man die Kranken wegen der Ansteckungsgefahr absonderte. Lepra ist in der Tat eine übertragbare Krankheit, wir wissen aber nicht sicher, in welcher Weise sie von einem Individuum zum anderen weitergegeben wird und wieviel Zeit vergeht, bis sich nach dem vermutlich infizierenden Kontakt die ersten Anzeichen einer Erkrankung zeigen: die Inkubationszeit ist lang (einige Autoren schätzen sie auf zehn bis zwanzig Jahre). Infolgedessen ist die Art der Ausbreitung auch nicht mit der bei der Pest vergleichbar. Nur widerstrebend nahm selbst die medizinische Fachwelt des 19. Jahrhunderts die Lehre von der Ansteckung an, um wieviel verschwommener mußten die Vorstellungen also im Mittelalter gewesen sein!

Hätte die Lepra ein ähnlich mörderisches Potential entfaltet wie andere Seuchen, wären ganze Bevölkerungsgruppen von ihr heimgesucht worden; das war aber nicht der Fall. Lepra kann infolge von Lungen-, Nerven- oder Gefäßkomplikationen zum Tode führen, und normalerweise sterben Leprakranke früher als gesunde Menschen. Andererseits dürfte diese Differenz zu einer Zeit, da in Europa die Lebenserwartung bei der Geburt nur wenig mehr als dreißig oder fünfunddreißig Jahre betrug, kaum spürbar gewesen sein. Aussätzige starben letztlich wie so viele andere auch an den unzähligen Infekten, an Darm-, Lungen-, Kindbett- und Haut-»Fiebern«. Eine weitere Erklärung für die Absonderung der Leprösen könnte ihre äußere Erscheinung gewesen sein: Man hielt sich fern von ihnen, weil sie Ekel und Entsetzen einflößten. In Form des Knoten-Aussatzes führt Lepra zur Verdickung von Nase und Lippen, das Gesicht nimmt ein tierhaftes Aussehen an (Facies leontina); in einem weiteren Stadium kommt es zu Verstümmelungen von Nase, Ohren, Fingerspitzen oder Gliedmaßen mit fahlen, farblosen, mitunter schwärenden Wunden. So war der Lepröse also unsauber, häßlich, wahrhaft abstoßend. Kaum noch menschenähnlich zu nennen, war er zum fremden Wesen geworden, und man floh ihn. Er flößte Angst ein. Er erregte Anstoß und gehörte entfernt.

Dieses Verhalten entstammt nicht unserer medizinischen Logik; es entsprang einzig einem für jene Epoche typischen Massenwahn, wie man ihn sonst nirgendwo antrifft. In Indien beispielsweise werden die Aussätzigen auf der Straße in keiner Weise diskriminiert, sondern erregen im Gegenteil

Mitleid und können mit der Hilfsbereitschaft anderer Menschen rechnen.

Von physischer Entstellung eines Mitmenschen bis zu seiner moralischen Ächtung ist es nur ein kleiner Schritt; schließlich kennt Gott nur Güte und Gerechtigkeit: Wer aussätzig war, wurde auf diese Weise offenbar für seine Sünden bestraft. Die Kirchenmänner führten also nur den Willen Gottes aus, wenn sie die Kranken mit Acht und Bann belegten.

Lepröse waren keine bedauernswerten Menschen mehr, sondern in ihrer Verkörperung des Bösen eine Art Teufel auf Erden. Was man ihnen am meisten zur Last legte, war ihr Hang zur Wollust. Wegen ihrer Lüsternheit wurden sie von Gott gezüchtigt. Man mußte sie isolieren, denn sie sollten keine ehrbaren Christen in Versuchung führen. Und da man glaubte, die Krankheit könne durch den Geschlechtsakt übertragen werden, brachte man Lepra und Geschlechtskrankheiten bis ins 18. Jahrhundert hinein durcheinander. Rassismus wie jede andere Form sozialer Diskriminierung haben sich gerne des Arguments der Lüsternheit als Anklage bedient, wie die Unzahl der unter diesem Vorwand gelynchten schwarzen Sklaven beweist.

Die »intakte« Gesellschaft in ihrer Mehrheit war verantwortlich dafür, daß die Leprakranken das Los aller Randgruppen traf, daß sie ins Abseits gedrängt wurden. Lepröse mußten als Sündenböcke für jedwedes Unheil herhalten: Ein paar suspekte Todesfälle in einem Dorf, eine Viehseuche, wiederholte Witterungsunbilden genügten, um Wasser auf die Mühlen derjenigen zu gießen, die die Aussätzigen der Verschwörung, der Vergiftung, der Hexerei bezichtigten. Ihre Häuser wurden gestürmt, sie selbst massakriert, ein Schicksal, das sie häufig mit den Juden teilten. Anfang des 14. Jahrhunderts kam es in Südfrankreich zur Ausrottung der Insassen gleich mehrerer Leprosorien, und der König beglückwünschte die Schöffen noch dazu, die »Aufwiegler« exekutiert und damit ihrer gerechten Strafe zugeführt zu haben. Versucht man eine Erklärung für die den Leprösen aufgezwungenen Lebensumstände zu finden, so stößt man immer wieder auf das gleiche Motiv: Angst. Noch nie in ihrer Geschichte hatte sich die Menschheit über einen so langen Zeitraum hinweg und derart leichtfertig und grausam einer so großen Gemeinschaft gegenüber schuldig gemacht.

Die Verfemung der Lepra erscheint uns um so unverständlicher, als die Gesellschaft nach dem Verschwinden der Krankheit im 16. Jahrhundert eine andere Gruppe von »Unberührbaren« erfand, die den Platz der Leprösen einnahmen.

Während Leprakranke schon im mittelalterlichen Frankreich »Chrétiens«[*] – wovon sich das Wort »Kretin« ableitet – genannt wurden, tauchten gegen Ende des 16. Jahrhunderts weitere Bezeichnungen auf, wie »Cagot« in den Pyrenäen oder »Caqueux« in der Bretagne. Sie wurden zu Synonymen für Lepröse, und man bezeichnete Leprosorien auch als »Caquineries«.

Bei dem Versuch, allen Cagots gemeinsame körperliche Merkmale zu finden, stößt man in alten Quellen auf eine große Vielfalt von Symptomen. Wir wissen heute zweifelsfrei, daß es sich nicht um Lepra handelte, auch wenn einige Ärzte der Renaissancezeit ihnen entsprechende Charakteristika zugewiesen haben, wie beispielsweise das mit der Wange verwachsene Ohrläppchen. In Wirklichkeit liegt hier einfach ein genetisches Merkmal vor: Bei nahezu allen mongoliden Rassen, hingegen nur bei einer kleinen Minderheit von Weißen, ist das Ohrläppchen angewachsen – ein Fall von Polymorphismus, wie er beim Menschen so häufig vorkommt.

Von den bei Cagots beobachteten Deformierungen lassen sich manche – wie Veränderungen im Knochenbau, krumme Beine, kleiner Wuchs – wohl auf Rachitis zurückführen; außerdem scheint Zwergwuchs bei gewissen, in einigen Pyrenäentälern beheimateten Familien eine Sippe von Cagots hervorgebracht zu haben. Auch die Caqueux der Bretagne, soviel wissen wir heute, verbindet kein gemeinsames Krankheitsschicksal; viele von ihnen waren ganz normal und hatten normal gestaltete Kinder.

Von der Annahme ausgehend, alle diese »Abartigen« ließen sich auf ein und denselben ethnischen Ursprung zurückführen, kamen ältere und neuere Autoren zu den unwahrscheinlichsten und phantasievollsten Folgerungen: Die einen halten sie für Abkömmlinge der Goten – und daher soll auch ihr Name rühren, nämlich von »Canes gothi«, gotische Hunde –, der Araber oder der Juden, andere sehen in ihnen

[*] eigentlich: »Christen«

Nachkommen der ketzerischen Arianer oder der Albigenser, für wiederum andere sind sie Zigeuner, und einige vereinfachen das Problem, indem sie ihnen schlichtweg lepröse Eltern zuschreiben – nach einer anderen Version ging die Bezeichnung »Cagots« auf das spanische »agote«, aussätzig, zurück.

Aufgrund ihrer geographischen Streuung im Süden und Westen Frankreichs und in Anbetracht der Inkohärenz ihrer Porträts will es uns nicht gelingen, unter diesen Gruppen von Menschen auch nur die geringste Gemeinsamkeit zu erkennen; gemeinsam war ihnen lediglich ihr Los bis zum Ende des 18. Jahrhunderts, mußten sie doch denselben Ausschluß aus der Gesellschaft erdulden wie die Leprösen des Mittelalters: Auch sie hatten sich durch besondere Kleidung von weitem zu erkennen zu geben, durften zahlreiche Städte nicht betreten, nicht barfuß laufen oder an öffentlichen Brunnen trinken; auch sie wurden gezwungen, isoliert in speziellen Weilern zu leben; in der Kirche waren besondere, häufig niedrigere Eingangstüren und spezielle Taufbecken für sie vorgesehen; in der Bretagne ließ man sie nur in einem sich zum Seitenschiff hin öffnenden Anbau der Messe beiwohnen. Sie hatten auch eigene Weihwasserkessel, deren Säule häufig eine Fratze aufwies; ihre Toten wurden nicht auf christlichen Friedhöfen bestattet; wie die Leprösen verdächtigte man sie der Unzucht und widernatürlicher Sitten.

Vertreter weltlicher und geistlicher Behörden protestierten in der vorrevolutionären Zeit wiederholt gegen diese Diskriminierung; Intendanten* wie Polizisten ahndeten die schlechte Behandlung von Cagots durch Strafmaßnahmen; allein, der Volksglaube war stärker als jede Vernunft, und als ein Bischof einmal die sterblichen Überreste eines heimlich in einem Acker begrabenen Cagots in »christliche Erde« überführen lassen wollte, kam es zu einem Aufruhr.

Es wäre abwegig, die Cagots heute mit einem einheitlichen pathologischen Etikett versehen zu wollen: Wahrscheinlich löste jede Art von Deformierung ohne ursächliche Erklärung bei den Zeitgenossen die gleiche Reaktion aus, und es spiegelt sich hier nur wieder das zeitlose soziologische Phänomen einer alles »Anormale« zurückweisenden Kollektivi-

* hohe Verwaltungsbeamte bis zur Französischen Revolution

tät, gerichtet gegen jeden, der das Unglück hat, von dem durch die Mehrheit verkörperten und als »normal« betrachteten Typus abzuweichen.

3. Das Ende der Lepra in Europa

Diese moralischen Betrachtungen haben uns durchaus nicht von unserem Thema – der Geschichte der Seuchen – abgebracht; vielmehr erinnern sie wieder einmal daran, wie schwierig es ist, Krankheiten vergangener Jahrhunderte eindeutig zu bestimmen, und wie wenig sich Begriffe wie »Gesundheit« und »Krankheit« von ihrem kulturellen Kontext lösen lassen. Es wäre nützlich, den Stellenwert der Lepra beim Prozeß der biologischen und demographischen Entwicklung der Menschheit zu kennen. Zu diesem Zweck müßte man die Zahl der Kranken und Toten schätzen können – eine unlösbare Aufgabe. Es gab große und kleine Leprosorien, in unmittelbarer Nachbarschaft von Städten oder auf dem Lande gelegen, und in alten Quellen werden häufig Ländereien, deren Erträge einem Leprosorium zuflossen oder die von Aussätzigen bewirtschaftet wurden, »Leprosorien« genannt. So sind die entsprechenden Zahlenangaben wohl meist übertrieben. Und dann muß in diesen Anstalten, die ebenso einige wenige wie auch mehrere hundert Insassen zählen konnten, die Anzahl von Nicht-Leprösen erheblich gewesen sein: Wer immer eine Hauterkrankung mit ausgedehnter Schuppenbildung oder mit Pigmentierungsstörungen aufwies, deren Ursache nicht zweifelsfrei geklärt werden konnte, über den wurde alsbald gerichtet; man erklärte den Bedauernswerten einfach für leprös. Wenn man andererseits bedenkt, daß nicht alle Leprakranken interniert waren, daß etliche von ihnen also in Freiheit oder in Dorfgemeinschaften lebten, so wird verständlich, warum sich weder Krankheits- noch Sterberaten wirklich zuverlässig einschätzen lassen. Aller Wahrscheinlichkeit nach aber hatte die Lepra nicht die weitreichenden demographischen Konsequenzen, die ihr der Volksmund gerne andichtete.

Man weiß, daß die Krankheit vom 12. bis zum Ende des 14. Jahrhunderts in ganz Europa verbreitet war. Aber während dieser dreihundert Jahre hat sie sich nie so unberechenbar wie die anderen bereits besprochenen Infektionskrankheiten verhalten. Kein Chronist berichtet von einer Lepraepidemie.

Nachweisbar nahm die Zahl der Leprakranken vom 15. Jahrhundert an ab, allmählich leerten sich die Leprosorien. Die »unveräußerlichen« Güter, die man ihnen zu ihrer Existenzsicherung vermacht hatte, wurden zweckentfremdet; Bischöfe, Pfarrer und Klöster eigneten sie sich an, und erst im 17. Jahrhundert schuf Ludwig XIV. hier eine Regelung und ließ die Leprosorien und deren Vermögen liquidieren.

Die Lepra verschwand beinahe vollständig aus Europa. Mit einer gewissen Häufigkeit gab es sie noch in Norwegen, und ein Norweger, Gerhard Henrik Armauer Hansen, war es auch, der den Lepraerreger, das dem Koch-Bazillus verwandte Mycobacterium leprae, im Jahre 1873 entdeckte. Das war ganz zu Beginn der Pasteurschen Entdeckerperiode und noch bevor Robert Koch 1883 den Tuberkelbazillus, eine andere, artähnliche Mykobakterie – siehe die folgenden Seiten – isolierte.

Bis heute hat man eigentlich keine rechte Erklärung für den Rückgang der Lepra in Europa. Als möglicher Grund wurden die verbesserten hygienischen Verhältnisse angeführt, eine Erklärung, die aber nicht recht befriedigt, denn für einen Wandel bei der persönlichen Reinlichkeit oder der Sauberkeit von Kleidung, Häusern und Straßen in der Zeit zwischen dem 12. und dem 16. Jahrhundert gibt es keinerlei Anhaltspunkte. Eine Epidemie flaut, wie man weiß, dann ab, wenn durch eine große Anzahl immunisierter Individuen der ansteckbare Personenkreis zu klein wird. Aber auch das kann nicht für die Lepra gelten, die ja nur einen geringen Prozentsatz der gesamten europäischen Bevölkerung befiel.

Andere Vermutungen schreiben das Verschwinden der Lepra den Auswirkungen von Pest und Cholera zu, die angeblich alle zwangsisolierten Leprösen getötet hätten. Zweifellos zahlten viele Gemeinschaften, Klöster oder Leprosorien der Pest einen schweren Tribut, aber nicht alle Aussätzigen waren interniert, und es muß potentielle Lepraüberträger gegeben haben, die den Schwarzen Tod überlebten. Abgesehen davon konnte eine Isolierung einen Schutz gegenüber der Pest bedeutet haben.

Tatsache ist, daß wir das Ende der Lepra in unseren Breiten nicht schlüssig erklären können. Auch die Hypothese von einer Art »Verdrängungskonkurrenz« zwischen Lepra und Tuberkulose zieht nicht recht, denn es trifft zwar zu, daß die Tuberkulose, nachdem die Lepra ihr Platz gemacht hatte, quantitativ eine nicht unbedeutende Rolle zu spielen begann, aber chronologische Folge muß nicht Kausalität bedeuten. Richtig ist auch, daß der Hansen- wie der Koch-Bazillus der Familie der Mykobakterien angehören und verwandte Antigencharakteristika aufweisen. Man hat daher zwischen beiden Erregern eine ähnliche Analogie herzustellen versucht, wie sie für Yersinia pestis und Yersinia pseudo-tuberculosis besteht: Der eine Bazillus immunisiert gegen den anderen. Nur ergibt sich hierbei leider der für den Menschen traurige Unterschied, daß der Koch-Bazillus selbst Urheber schwerer Krankheiten ist, während der Yersinia pseudo-tuberculosis nicht immer zur Erkrankung führt.

Uns ist weder die ökologische oder ethnologische »Konkurrenz« zwischen diesen beiden Keimen genau bekannt, noch haben wir einen Beweis dafür, daß sie bei ihrer Einwirkung auf den Menschen wechselseitig immunisieren. Der Rückzug des Gespanns Pest und Lepra und das Vordringen von Tuberkulose und Syphilis ist historisch belegt. Dennoch sind diese Doppelerscheinungen nicht zwangsläufig miteinander gekoppelt, weder an eine gemeinsame Ursache noch untereinander.

4. Tuberkulose

Tuberkulose, und insbesondere die häufigste, bekannteste und am besten erforschte Form, die Lungentuberkulose oder Phthisis, unterscheidet sich erheblich von der Lepra, auch wenn die krankheitsverursachenden Bazillen, wie gesagt, derselben Familie angehören.

Die beiden Krankheiten traten in ganz verschiedenen Epochen auf. Für uns in Europa ist die Lepra eine vor allem dem Mittelalter verhaftete Krankheit. Außerdem unterscheiden sich Lepra und Tuberkulose hinsichtlich ihres Verbreitungsgebiets: Während Lepra heute praktisch nur noch endemisch in den Tropen vorkommt, wird Tuberkulose von vielen fälschlich für eine typische Krankheit in Ländern gemäßigter Breiten gehalten, die sich durch die Verelendung der Massen und deren Verstädterung im Gefolge der industriellen Revolution ausbreitete. Wir werden noch sehen, wie diese Auffassung sich im Kulturempfinden der Menschen des 19. Jahrhunderts manifestierte und in welcher Form die »Schwindsucht« in der Denkweise der Romantik ihren Ausdruck fand.

Noch bevor wir auf die Geschichte der Tuberkulose zu sprechen kommen, soll erwähnt werden, was das herkömmliche Bild von dieser Krankheit alles an irrigen Vorstellungen enthält. Aus den wie auch immer spärlichen Zeugnissen der Frühgeschichte und der Paläopathologie – insbesondere an Mumien beobachtete, vermutlich tuberkulöse Schädigungen der Wirbelknochen – geht hervor, daß es sich bei der Tuberkulose um eine sehr alte Krankheit handeln muß. Daran ist eigentlich nichts Erstaunliches, denn viele wildlebende Tiere, mehr aber noch Haustiere wie Rinder sind für den Koch-Bazillus empfänglich, und wenn nicht gerade für den humanen Typus, so doch zumindest für eng verwandte Formen, die auf den Menschen übergreifen können. Schon die Vorfahren des Menschen müssen seit Anbeginn mit solchen Tuberkelbakterien in Berührung gekommen sein, bis sich dann durch einige »glückliche« Mutationen – für den Bazillus, nicht für den Menschen – eine eigene, dem menschlichen Organismus angepaßte Bakterienstammesreihe herausbildete, die dann den Menschen nicht mehr loslassen sollte.

Tuberkulose wird direkt übertragen. Sie bedarf, um sich massiv verbreiten zu können, nur einer ausreichend großen Anzahl empfänglicher Individuen, denn die Infektion geschieht leicht.

Während der Altsteinzeit lebten die Menschen nur in kleinen, mehr oder weniger isolierten Gruppen zusammen; das gleiche galt für die Tiere in freier Wildbahn. Damit waren die Voraussetzungen für eine weite Verbreitung der Krankheit nicht erfüllt.

Das änderte sich alles in der Jungsteinzeit, als man Haustiere zu halten begann, die auf engem Raum, zu kleineren oder größeren Herden zusammengefaßt lebten. Die Tuberkulose konnte sich nun um so rascher entwickeln, als die

Tiere jetzt unter der Obhut des Menschen standen, der für Nahrung, die Abwehr von Freßfeinden und den Schutz der Jungen und Schwachen sorgte, was die natürliche Auslese abschwächte, so daß die kranken Tiere länger leben und dadurch andere länger anstecken konnten. Auch der Mensch bildete fortan größere Gruppen als seine Wildbeutervorfahren; er wurde auf engerem Raum, in Siedlungen und Familien – oder familienähnlichen Verbänden – seßhaft, schuf also günstige Bedingungen für eine endemische oder gar epidemische Tuberkulose.

Übrigens gab bereits Hippokrates eine sehr genaue Beschreibung der Phthisis (vom griechischen »Dahinsiechen«) mit ihrem charakteristischen Bild: fortschreitende Gewichtsabnahme, Mattigkeit, Husten, Blut im Auswurf (Hämoptysis); Galen ergänzte diese Beschreibung noch. Andere Formen der Tuberkulose mit Befall der Lymphdrüsen oder der Knochen finden wir erwähnt, doch einen Zusammenhang mit ein und demselben Erreger – der erst im letzten Jahrhundert entdeckt wurde – sah man noch nicht. Die Tuberkulose der Lymphknoten, die Skrofulose, scheint dabei eine besondere Rolle gespielt zu haben: Diese Drüsenkrankheit befällt vornehmlich Kinder und Jugendliche, und sie wies die Eigenart auf, daß sie durch Handauflegen des Königs geheilt werden konnte – so sagen zumindest die Chronisten jener Zeit. Darüber hinaus machen ehemals Skrofulöse nur selten eine Lungenschwindsucht durch, sondern sind fast immer auf Dauer dagegen gefeit. Diese Erkenntnis sollte sich allerdings erst viel später durchsetzen.

Erst 1546 reihte der geniale italienische Arzt und Humanist Geralmo Fracastoro (1478–1553) die bis dahin für erblich gehaltene Phthisis in die Reihe ansteckender Krankheiten ein. Nach Fracastoro war man nicht veranlagungsmäßig tuberkulös, sondern wurde es durch direkten oder indirekten Kontakt mit einem Tuberkulösen.

Fracastoro hielt Mikropartikel für Überträger dieser Krankheit – schon die arabischen Ärzte des 13. und 14. Jahrhunderts, etwa Ibn Khatima, hatten eine solche Möglichkeit erwähnt. Eine Ansteckung, so meinte er, könne entweder direkt erfolgen oder auf dem Umweg über Kleidungsstücke oder persönliche Gegenstände des Kranken, die mit der seminaria contagionis* infiziert sind. Fracastoro geht soweit zu schreiben: »Dieser infektiöse Urstoff greift von der ursprünglich infizierten Stelle auf feste Körper über, wo er lange Zeit verbleiben und sich erhalten kann, ohne Veränderungen zu erfahren.« Und hinsichtlich der Phthisis führt er aus: »Die Zählebigkeit und Beständigkeit der Moleküle dieser Keime sind wahrhaft überraschend. So kann durch das von einem Schwindsüchtigen getragene Gewand das Leiden noch nach zwei Jahren übertragen werden, und ein gleiches läßt sich von der Kammer, von der Bettstatt, vom Boden, auf dem der Schwindsüchtige verschied, sagen. Wir müssen folglich davon ausgehen, daß es Ansteckungskeime gibt und daß diese Keime eine außerordentliche Affinität für die Lungensubstanz zeigen, sehen sie doch in eben dieser ihre Entsprechung und befallen keinen anderen Teil des Körpers.«

Welche Vorahnung des italienischen Gelehrten, vier Jahrhunderte vor Louis Pasteur! Fracastoro erweitert übrigens seine Ansteckungstheorie auf die Syphilis, über die wir später sprechen werden.

Neben den anderen großen Seuchen blieb die Tuberkulose im Mittelalter jedenfalls eher im Hintergrund, zweitrangig; vielleicht, weil sie oft nicht erkannt wurde und langsamer zum Tode führte. Im 16. und 17. Jahrhundert rückte sie mehr in den Vordergrund des öffentlichen Interesses, da mittlerweile auch einige erlauchte Persönlichkeiten betroffen waren, etwa Angehörige der herrschenden Familie derer de Valois, von denen die Tuberkulose nicht wenige dahinraffte. Aber auch das einfache Volk blieb nicht verschont.

Als Krankheit mit großer Breitenwirkung trat die Tuberkulose dann vor allem im 18. und 19. Jahrhundert hervor, also mit Beginn und Fortschreiten der industriellen Revolution. Wenn sie heute als »Industriekrankheit, die durch prophylaktische Impf- und Therapiemaßnahmen als besiegt gelten kann«, qualifiziert wird, dann trifft das allenfalls auf Europa und andere hochentwickelte Länder mit effizienter Gesundheitsfürsorge zu, nicht aber auf die Dritte Welt: In etlichen Gebieten Südamerikas, Schwarzafrikas und Südostasiens ist die Tuberkulose noch weit verbreitet und fordert, nicht nur in der Form der Lungentuberkulose, zahlreiche Opfer.

* wörtlich: »Saat der Ansteckung«

Im letzten Jahrhundert wurde übrigens Tuberkulose praktisch nur mit Phthisis gleichgesetzt, dabei kamen wie eh und je auch andere tuberkulöse Erkrankungen mit Befall der Lymphdrüsen, der Knochen, Nieren oder Gelenke vor, die ebenso zum Tode führten wie die Lungentuberkulose. Die große Zeit der Phthisis aber war das 19. Jahrhundert, als sie an erster Stelle der »romantischen Fieber« rangierte, weil sie besonders häufig junge Menschen traf, die sie mit zunehmender Entkräftung nach einigen Monaten oder wenigen Jahren unerbittlich ins Grab führte. Sie befiel also Menschen in einem Alter, in dem man sich normalerweise entfaltet, im Begriff steht, ins Leben hinauszugehen: ein erschütternder Verlauf mit tragischem Ausgang, denn für den Kranken ist die Zeit der großen Liebe auch die Zeit, da er sterben muß. Zarte Hoffnungen, zerbrochene Lebensträume. Zahlreiche Werke der Literatur des 19. Jahrhunderts – wie der Roman ›Die Kameliendame‹ – schildern das bewegende Schicksal derer, die zu kurz in dieser Welt weilten. Berühmtheiten, junge gefeierte Persönlichkeiten wurden von der heimtückischen Krankheit befallen und hauchten langsam ihr Leben aus, und bis zuletzt gaben sie, um so mehr als sie ihr Ende nahen fühlten, leidenschaftlich, ja frenetisch das Beste. Eines der bekanntesten Beispiele hierfür ist Frédéric Chopin, dem George Sand eine ausschließliche und ergreifende Liebe entgegenbrachte. Ihr Buch ›Ein Winter auf Mallorca‹ ist die Reminiszenz dieser Zeit. Damals glaubte man, das Leiden könne durch Seeklima geheilt werden. George Sand begleitete ihren schon vom Tode gezeichneten Geliebten auf seine »letzten Ferien unter der Sonne«. Madame de Beaumont, die sinnenfreudige Freundin Chateaubriands, starb mit fünfundzwanzig Jahren an der Phthisis; Madame Charles, von Lamartine in seiner Elvira verewigt, ereilte 1817, kaum dreißig Jahre alt, das gleiche Schicksal. Und ein ebenso frühes Ende gab es für Clothilde de Vaux, die Vertraute von Auguste Comte – sie starb mit Dreißig –, für die Schwestern Brontë und für viele andere.

Auch zwei der bedeutendsten Ärzte des vergangenen Jahrhunderts, die sich der Erforschung der Tuberkulose verschrieben hatten, Byle und Laennec – er erfand das Stethoskop –, fielen ihr zum Opfer. Mit den Arbeiten vor allem Laennecs, der aufgrund seiner mit bemerkenswertem Erfolg eingeführten Auskultation* eine Beschreibung der möglichen tuberkulösen Läsionen** und ihres klinischen Bildes gab, begann indessen eine neue Phase in der Geschichte dieser Krankheit. Der gebürtige Bretone Laennec versuchte ebenfalls eine Behandlung mit Seeluft und zögerte nicht, sein Schlafzimmer mit frischem, noch feuchtem Seetang auszustreuen. Vergeblich.

Obwohl der Erreger der Tuberkulose noch nicht entdeckt war, folgte 1865 ein weiterer bedeutender Schritt, als dem Militärarzt des Val-de-Grâce Vuillemin der Nachweis der Übertragbarkeit gelang: Er demonstrierte, daß die Krankheit durch die Injektion des von Läsionen entnommenen Sekrets von Tier zu Tier weitergegeben werden kann.

1883 entdeckte der deutsche Bakteriologe Robert Koch dann den Erregerbazillus, der seitdem seinen Namen trägt. Der Forscher bewies eindeutig die Verwandtschaft zwischen den verschiedenen klinischen Formen der Tuberkulose, ein Durchbruch in der Therapie gelang ihm allerdings nicht. Erst um die Jahrhundertwende führte Forlanini die Lungenkollapstherapie ein, bei der das erkrankte Organ durch das Einfüllen von Luft zwischen das innere und äußere Brustfellblatt ruhiggestellt wird. Sofern dieses »Pneumothorax« genannte Verfahren angewandt werden darf – bei nicht zu vielen Verwachsungen zwischen den Brustfellblättern – und gut vertragen wird – kein Bluterguß und keine tuberkulöse Überinfektion im Brustkorb durch den Durchbruch einer äußeren Lungenkaverne und so weiter –, bringt dieses neue Verfahren oftmals Heilung. Aber erst mit der allgemeinen Einführung von Tuberkulose-Impfungen und der Entdeckung der Antibiotika – das erste war das 1945 von Waksman zur klinischen Reife entwickelte Streptomycin – wurde der einstige Schrecken ganzer Generationen zu einer zumindest bei uns seltenen und generell heilbaren Krankheit.

Wenn wir hier etwas ausführlicher auf die Rolle der Lungentuberkulose zur Zeit der Romantik eingegangen sind, so deshalb, weil sie die Kulturlandschaft jener Zeit mitprägte und sich in einer Vielfalt von literarischen und anderen künstlerischen Werken niederschlug. Allerdings traf die Tu-

* das Abhören von Lungengeräuschen und Herztönen
** durch Krankheit hervorgerufene Verletzungen eines Organs

berkulose des 19. Jahrhunderts nicht nur Reiche, Musiker und Poeten. Die Krankheit war unter der Stadtbevölkerung weit verbreitet, sprunghaft angewachsen durch die im Gefolge der industriellen Revolution einsetzende Landflucht.

Gewaltige Mengen erstklassiger Wolle wurden nun zur Belieferung der englischen Textilindustrie – damals führend in der Welt – benötigt. Getreidekulturen und überhaupt der Anbau von Nährpflanzen – welche man fortan zu niedrigeren Preisen importierte – mußten der weit lohnenderen Viehzucht weichen, die mit sehr viel weniger Arbeitskräften auskam; ein paar Schäfer mit ihren Hunden genügten. So zog die arbeitslos gewordene Landbevölkerung in die Städte, deren Einwohnerzahl während des ganzen 18., vor allem aber im 19. Jahrhundert in geradezu schwindelerregender Weise hochschnellte. Gab es Anfang des 19. Jahrhunderts in England nur eine einzige Stadt – London – mit mehr als einhunderttausend Einwohnern, so waren es auf der Schwelle zum 20. Jahrhundert dreiunddreißig! Leeds, die wollverarbeitende Industriestadt par excellence, wuchs von dreiundfünfzigtausend Einwohnern im Jahr 1801 auf einhundertdreiundzwanzigtausend (1831) und dann vierhundertdreißigtausend (1900) an. Auch Birmingham zählte im gleichen Zeitraum zunächst dreiundsiebzigtausend, bald aber zweihunderttausend und schließlich siebenhundertsechzigtausend Seelen. Immer mehr sich polypartig ausdehnende Vorstädte, praktisch nur aus Elendsvierteln bestehend, entstanden an den Peripherien. Zehn, fünfzehn Personen hausten in einem einzigen Raum ohne Wasser, ohne Licht und Luft, in Schmutz und Promiskuität, kurz: im Elend; überall herrschten Inzest, Alkoholismus, Kriminalität. Gleich mehrere Familienmitglieder mußten arbeiten, damit man überhaupt überleben konnte; Kinder von sechs Jahren harrten fünfzehn Stunden lang an der Maschine aus, manchmal starben sie am Arbeitsplatz. Daß in diesem dramatischen Szenarium des Lumpenproletariats im viktorianischen England ein geradezu idealer Nährboden für Tuberkulose entstehen mußte, liegt auf der Hand. Und dennoch: Die großen Seuchen, von denen die Literatur jener Zeit zeugt, hatten im allgemeinen bereits vor der Blütezeit der Industrialisierung eingesetzt. Sie erschienen gleichsam als Vorboten, zumindest aber als Warnzeichen, die ein bedenkliches Maß an Bevölkerungsdichte und Unhygiene signalisierten. 1780 soll die Sterblichkeit in England dreimal so hoch gewesen sein wie siebzig Jahre später, eine Beobachtung, die auch für weitere europäische Länder zutrifft, allerdings mit einer merkwürdigen zeitlichen Verschiebung. Jedenfalls ist, zumindest in Europa, der enge Zusammenhang zwischen Industrialisierung und Massenverelendung, zwischen Verstädterung und Schwindsucht, vor allem der Lungentuberkulose, unverkennbar.

Hatte sich die Seuche nach einer mehr oder weniger heftigen Initialphase erst einmal beruhigt, so blieb sie in endemischer Form chronisch weiterbestehen. Niemals kam es bei der Tuberkulose zu solchen Explosionsepidemien wie bei Pest, Cholera oder Pocken. Wenn der für die Ansteckung empfängliche Personenkreis erst einmal ausgeschieden war, verfügte die restliche Bevölkerung, und das war die Mehrheit, anscheinend über eine erworbene, dauerhafte Immunität, die sie auch an ihre Nachkommenschaft weitergab. Erst nach der Entstehung epidemischer Herde in den Städten wurde die Krankheit auf das Land verschleppt, wo sie jedoch eher im Hintergrund blieb. Auch dieses Verbreitungsmuster traf interessanterweise auf alle Länder zu.

In ihrer ersten Angriffsphase befiel die Krankheit vor allem die junge weibliche Stadtbevölkerung; das andere Geschlecht blieb freilich nicht ganz verschont. Nach diesem »epidemischen« Stadium, das Jahre oder auch Jahrzehnte anhalten konnte, klangen Erkrankungs- und Sterberate ab. Nunmehr traf sie vor allem Männer, das Durchschnittsalter stieg, sie griff auf die ländlichen Gebiete über, wurde endemisch und war in dieser Form praktisch keinen Veränderungen mehr unterworfen; zumindest galt das bis in jüngere Zeit hinein. Die Tuberkulose war für alle europäischen Länder ein schlimmes Übel. Infolge ihres geruhsameren Verlaufs löste sie weit weniger Panik aus als die brutalere Cholera, und dennoch forderte sie wahrscheinlich mehr Opfer.

Das Ausmaß der demographischen Konsequenzen hatten weder Ärzte noch Behörden recht begriffen; während diese Instanzen 1892 eher widerstrebend und vornehmlich unter dem Eindruck der Pestverheerungen eine Liste der meldepflichtigen Krankheiten erstellten – sie erstreckt sich unter anderem auf Pest, Cholera und Pocken –, wurde die Meldepflicht für Tuberkulose in Frankreich beispielsweise erst 1964 eingeführt, zu einer Zeit also, da eine Erfassung dieser Daten für die Allgemeinheit kaum mehr interessant war.

Die Isolierung von offen Tuberkulösen in Sanatorien sowie therapeutische Erfolge führten dann zur Eindämmung der Krankheit, wirksam unterstützt durch erprobte soziale Maßnahmen: Verbesserung der Wohnverhältnisse, der Hygiene, der Ernährung; Einführung der obligatorischen Impfung in zahlreichen Ländern; Bekämpfung der Rindertuberkulose durch rigorose veterinärmedizinische Auflagen.

Der Wert all dieser Vorsorgemaßnahmen hängt natürlich von ihrer strikten Anwendung ab. Während des letzten Krieges stieg die Zahl der Phthisisfälle wieder eindeutig an, vor allem in den durch die Kampfhandlungen am meisten mitgenommenen Gebieten. Mit der allgemeinen Impfung und dem kleiner werdenden infektiösen Personenkreis sind schwere Primärinfektionen heute ziemlich selten geworden, während gleichzeitig medizinische und chirurgische Therapiemaßnahmen die Sterblichkeit noch weiter senken halfen. Gegen Ende des 20. Jahrhunderts kennen die Industrienationen praktisch keine Knochen- und Gelenktuberkulose mehr und auch keine Gehirnhauttuberkulose; Lymphknotenentzündungen sind die Ausnahme, und wenn als einziges inneres Organ nur noch die Lunge befallen wird, so ist die Mortalität in diesen Fällen weitaus geringer als bei Lungenkrebs.

In den meisten Entwicklungsländern sieht es hingegen anders aus. Sie machen gerade die erste Invasionsphase der Krankheit durch. Der langsame Prozeß der Resistenzbildung steht diesen Völkern noch bevor. In ihren Gebieten lebt die große Mehrheit der zehn Millionen Menschen, die an offener Tuberkulose leiden und von denen die Krankheit jedes Jahr drei Millionen tötet. Noch lange werden hier Kinder an tuberkulöser Meningitis sterben müssen. Schlechte hygienische Bedingungen und Unterernährung bilden die Hauptfeinde einer Sanierung, die mit der Tuberkulose aufräumen will. Sodann müßte die Impfung allgemein eingeführt werden. Aber noch ist der entsprechende Einsatz an finanziellen Mitteln und engagierten Menschen nicht überall möglich.

Da Menschen und Informationen heute nahezu ungehindert von einem Ende der Welt zum anderen gelangen und bis in den Weltraum vordringen können, vergißt man leicht, daß die Erdbevölkerung sich praktisch vierzig Jahrtausende lang in zwei großen, durch die Weltmeere getrennten Gruppen entwickelte, die nicht das geringste voneinander wußten.

Vor fünfzigtausend oder vierzigtausend Jahren setzte eine Wanderung asiatischer Völker über die heutige Beringstraße ein, die damals eine etwa eintausend Kilometer breite Landbrücke bildete, denn während der Würm-Eiszeit, der letzten Eiszeit des oberen Pleistozäns vor siebzigtausend bis elftausend Jahren, hatte die Bindung ungeheurer Mengen irdischen Wassers in Form von heute wieder abgeschmolzenem Polareis zu einem Absinken des Meeresspiegels um zwei- bis dreihundert Meter geführt.

In dieser Epoche ausgedehnter Vergletscherungen und zurückgewichener Ozeane konnte man zu Fuß vom Kap der Guten Hoffnung nach Feuerland und zu den Philippinen wandern. Menschen aus dem Fernen Osten besiedelten im Laufe der Zeit Nord- und Südamerika.

Dann setzte ihre Eigenentwicklung ein; sie »vergaßen« ihre Vorfahren, wobei sie eine gewisse Anzahl neutraler oder unnützer Gene verloren; sie vermehrten sich viele Jahrtausende lang, und wir können heute kaum noch ermessen, welche tiefgreifenden Veränderungen sich 1492 aus der Entdeckung der »Neuen Welt« durch Menschen der »Alten Welt« ergaben, welchen biologischen und kulturellen Schock dieses Aufeinandertreffen auslöste.

Die historische Invasion durch die Europäer war nicht allein auf Menschen beschränkt, denn als Weiße und später auch Schwarze diese immensen Gebiete besetzten, brachten sie sowohl einen Teil ihrer Fauna und Flora mit, die in einigen Fällen die einheimischen Spezies vollkommen verdrängten, wie auch ihre tierischen und pflanzlichen Parasiten, Bakterien und Viren. Bei so radikalen äußeren Einwirkungen konnten verhängnisvolle Konsequenzen vor allem gesundheitlicher Art nicht ausbleiben – auf einem Kontinent, der seit langem zu seinem eigenen ökologischen Gleichgewicht zwischen Mensch und Natur gefunden hatte. Auch war es sehr unwahrscheinlich, daß diese Vermischung, was ihre Auswirkungen anbelangte, auf die Dauer nur in einer Richtung verlaufen sollte. Auf diesen Kontakt zwischen zwei bis dahin voneinander getrennten ökologischen Nischen wollen wir hier kurz eingehen.

1. Krankheiten begünstigten die Konquista

Es wird oft darauf hingewiesen, daß es den wenigen hundert Konquistadoren leicht gemacht wurde, die großen, straff organisierten Reiche der Inkas und Azteken zu erobern, weil sie über Geschütze, Pferde und Schießpulver und damit über überragende taktische Vorteile verfügten. Von dieser materiellen Ausstattung abgesehen, führten die Eindringlinge aber auch, ohne es zu wissen, Krankheitskeime mit sich, welche aus ihren Eroberungszügen völlig unbeabsichtigt den gewaltigsten Völkermord machten, den die Menschheit bis dahin erlebt hatte.

Wir wissen nicht viel über den Gesundheitszustand der indoamerikanischen Völker am Ende des 15. Jahrhunderts, sondern eigentlich nur, daß dort wohlhabende, wenn auch mitunter von inneren Kriegen zerrissene Staatswesen bestanden.

Einige Jahrzehnte später behaupteten dann die alten Leute, man habe bis zur Ankunft der Spanier schwere Krankheiten überhaupt nicht gekannt. Es gibt indessen Gründe, an dieser Behauptung zu zweifeln: Die auf riesigen Flächen weit verstreut lebende Bevölkerung war klein; dennoch dürften Hungersnöte nicht außergewöhnlich gewesen sein, denn Neu-Kastilien und Neu-Spanien verfügten über relativ wenig Ackerland, der geringe Viehbestand nahm nur langsam zu; da es keine Lasttiere gab und das Rad noch nicht erfunden war, kamen Nahrungsmitteltransporte trotz einer sehr zentralisierten Organisation eher stockend voran. Die Lebenserwartung betrug vermutlich, wie auch in Europa der damaligen Zeit, etwa dreißig Jahre; Hauptnahrungsmittel war Mais. In etlichen Studien wird die Einwohnerzahl der beiden amerikanischen Kontinente 1492 auf ungefähr einhundert Millionen Menschen veranschlagt, von denen jeweils dreißig Millionen in Mexiko und in Peru gelebt haben sollen; andere Autoren setzen diese Zahl kleiner an.

Das erste der uns bekannten Dramen begann mit einer Pockeninvasion. Die Seuche brach 1518 in Hispaniola aus und tötete eine große Anzahl der Eingeborenen. Mit einer 1520 zur Unterstützung von Hernán Cortez gelandeten Verstärkungstruppe, bei der sich ein erkrankter Negersklave des Kapitäns Pánfilo de Narváez befand, gelangten die Pocken auch nach Mexiko. Der Herrscher der Azteken, Moctezuma, der Tenochtitlán von der spanischen Garnison befreit hatte, konnte seinen Erfolg nicht nutzen und die Eroberer verfolgen, weil seine Truppen durch die Epidemie zu sehr dezimiert waren. Daß die Weißen von der Krankheit verschont blieben, löste bei den Ureinwohnern einen erheblichen psychologischen Schock aus, schien es doch zu beweisen, daß der Gott der Christen deren Sieg wollte und sich den eigenen Göttern überlegen zeigte. Die Bekehrer hatten daher leichtes Spiel. Die Entmutigung der Azteken schwächte ihre Kampfkraft; man denke nur daran, welche psychologischen Auswirkungen eine solche Panik damals haben mußte: Angst wurde auch in Europa bis ins 19. Jahrhundert hinein noch für eine mögliche Krankheits- oder Todesursache gehalten.

Die Eindringlinge ihrerseits sahen die vielen Todesopfer bei den Azteken als gottgewollte Strafe gegenüber denjenigen an, die sich weigerten, die christliche Religion anzuerkennen.

Von Mexiko aus gelangten die Pocken nach Guatemala und erreichten 1525, also lange vor dem Eintreffen Pizarros, das Inkareich, wo der Inkaherrscher Huayna Capac gerade eine Expedition im Gebiet von Quito anführte. Er erlag einer »Eruption, die den ganzen Körper mit widerlichen Blattern bedeckte«. Sein Lieblingssohn, Erbprinz Nina Cuyuchic, erlitt das gleiche Geschick und mit ihm auch viele seiner Feldherren. Dann erreichte die Epidemie den Süden Perus und richtete dort furchtbare Verheerungen an. In Cuzco erlagen binnen weniger Wochen die beiden vom Inkaherrscher eingesetzten Statthalter, sein Onkel Apoc Yllaquita und sein Bruder Auqui Topa Ynga, seine Schwester Mama Coca und weitere Angehörige des Hofes der Seuche. So war Pizarro der Boden bereitet.

Zwischen 1530 und 1531 tauchten die Masern in Peru und

Mexiko auf, und sie wirkten sich nicht weniger schrecklich aus.

Von einer weiteren Epidemie, und zwar im Jahre 1546, nimmt McNeill an, daß es Typhus war.

1558/1559 hielt dann auch die in Europa grassierende Grippe in Amerika ihren Einzug. Darüber hinaus erwiesen sich zahlreiche Krankheiten mit Breitenwirkung, die bei uns relativ gutartig verlaufen, wie etwa Masern, Mumps und Diphtherie, für die Eingeborenen als wahrhaft mörderisch.

Heutige Demographen und Geschichtsforscher schätzen die Einwohnerzahl Mexikos im Jahre 1568 auf nur noch drei Millionen, das ist ein Zehntel der Landesbevölkerung in der Zeit vor der Eroberung; und im Jahre 1620 sollen sogar nur noch sechshunderttausend Menschen in Mexiko gelebt haben. Die Seuchenkatastrophe war also weitaus folgenschwerer als die, die Eurasien im vierzehnten Jahrhundert erlebt hatte. Wir erwähnten bereits den sozialen und kulturellen Verfall im Gefolge der Pest, und so kann man sich leicht vorstellen, wie dieses Massensterben ganze Zivilisationen auslöschte, denn Junge wie Alte, die schon im Hinblick auf besonders aggressive neue, fremde Kulturzwänge die eigene Tradition hätten bewahren und weitergeben müssen, waren tot.

In seinem langen Bericht über die von Weißen an Indianern begangenen Greuel erwähnt Bartomolé de Las Casas auch einige Seuchen. Aber er war weder Demograph, noch konnte er die sanitäre Situation eines fremden Volkes nach den Gesichtspunkten eines Hygienikers unserer Tage beurteilen; so bagatellisierte er die Rolle von Krankheiten als Ursache der Entvölkerung. Vielmehr schrieb er die Dezimierung dem Zorn Gottes einerseits und der – von ihm im übrigen couragiert attackierten – Grausamkeit der Spanier andererseits zu.

Dieser Hinweis schmälert nicht die Schuld der neuen Herren, die die Sklaverei etablierten und die Indios schlecht behandelten: Diese waren den Zwangsarbeiten, zu denen man sie heranzog, gesundheitlich überhaupt nicht gewachsen. Die Geschichtsschreibung und besonders Heredia verliehen dem Wort »Konquistador« einen emphatischen, ja lobenden Beiwert, den die ersten Kolonisatoren nicht verdienten. Diese Männer waren, ganz gleich welcher sozialen Klasse sie entstammten, in erster Linie vom Goldrausch getriebene Desperados, die in diesen verheißungsvollen Ländern ihr Glück machen wollten, und neben freiwilligen Teilnehmern an den Expeditionen gab es auf dem Land und in Häfen auch Zwangsrekrutierte oder gar aus dem Gefängnis entwichene Sträflinge.

All das erklärt auch die Haltung der Spanier den »Wilden« gegenüber, diskutierten sie damals doch allen Ernstes die Frage, ob diese überhaupt als Menschen zu betrachten seien. Erst eine päpstliche Bulle brachte Klarheit: Die Indios wurden zu Menschen erklärt, durften als solche auch bekehrt und getauft werden und hatten das Recht, Land zu besitzen.

Der Bevölkerungsschwund war jedenfalls vor allem krankheitsbedingt, und schon bald dezimierten die Seuchen die Arbeitskräfte derart, daß es sich als unerläßlich erwies, widerstandsfähigere Negersklaven zu importieren. Der von den Europäern an den amerikanischen Ureinwohnern begangene Völkermord geschah gewiß in Unkenntnis der ihm zugrundeliegenden physiologischen Bedingungen. Im Rachen, in den Bronchien oder im Verdauungstrakt der Weißen schlummerten Keime, die auf Grund der langen Koexistenz bei den Trägern selbst nicht mehr zur Erkrankung führten. Auch wenn Ansteckungskrankheiten ausbrachen, war dies für die Eroberer weniger gefährlich, da sich stets einige immune oder widerstandsfähigere Individuen unter ihnen befanden. Bei den Eingeborenen hingegen hatten diese Infekte katastrophale Folgen. Der Sieg weniger hundert Spanier über Millionen von Indoamerikanern läßt sich also nicht nur mit taktischer, kultureller und technischer Überlegenheit erklären, sondern muß auch und vor allem im Hinblick auf die Auswirkungen der Krankheiten gesehen werden, die es den Europäern leicht machten, in den gesamten Kontinent einzudringen, Städte zu erobern und sich das Land anzueignen.

Der Mangel an Menschen blieb nicht ohne wirtschaftliche Folgen; 1584 schrieb Fray Diego de Angelo an den spanischen König: »Die Schwierigkeit rührt von Ländereien her, die durch den Tod von Indianern verwaist sind, denn da, wo es vorher eintausend waren, finden sich nur mehr einhundert, und man sollte davon ausgehen, daß viele dieser herrenlosen Ländereien Ihrer Majestät zufallen müssen.«

Und 1681 schrieb der Vizekönig von La Plata in einem für die spanische Krone bestimmten Memorandum: »Dieses Königreich mit all seinen ausgedehnten Provinzen weist über eine Entfernung von sechshundertdreißig Meilen, von Payta nach Potosi und nach Santa Cruz de la Sierra, ein solches Maß an Verwüstung in Städten und Dörfern und einen solchen Mangel an Einwohnern auf, daß es scheint, als sei es ständig Kriegen und schweren Seuchen ausgesetzt gewesen.«

Sechzig Jahre später schrieb ein Nachfolger noch: »In Nord- wie Südamerika sind in zahlreichen Orten die Ureinwohner völlig verschwunden, es bleibt nicht einmal eine Spur von ihnen, wie unter anderem auf den Inseln Kuba, Hispaniola und Jamaica und in den Tälern von Runahuana, Huarco und Chilca (in der Nähe von Lima), dabei zählte jeder dieser Orte einstmals dreitausend Familienoberhäupter. Die Provinz Santa, die alleine ein ganzes Königreich sein könnte, hat wie so viele andere praktisch keine Bewohner mehr.«

In den ersten Jahren des 18. Jahrhunderts zeigte die Bevölkerungskurve eine steigende Tendenz, aber schon nach einer erneuten Epidemie im Jahre 1720 knickte sie wieder ein und ging auf eine Million zweihunderttausend Einwohner zurück. Auch bei einer 1796 auf Veranlassung des Vizekönigs durchgeführten Volkszählung kam man in Peru nur auf eine Million achthunderttausend Einwohner. In vier Jahrzehnten scheint es zu ungefähr zwölf Epidemien gekommen zu sein, von denen uns die meisten bekannt sind. Da der Kontakt zwischen Einheimischen und Konquistadoren vornehmlich in den zuerst eroberten, fruchtbaren Küstengebieten erfolgte, war die Sterbeziffer dort auch am höchsten, wobei die Verseuchung von Zone zu Zone sehr verschieden sein konnte. Die isoliert im Hochgebirge oder in den Urwäldern gelegenen Dörfer hingegen waren besser geschützt.

Auf den gleich zu Beginn der Eroberungen heimgesuchten Westindischen Inseln starben binnen kurzer Zeit ganze Völker aus, etwa die Karaiben und die Arawak, indessen blieben auf dem Kontinent die Gebirgszüge der mittelamerikanischen Landbrücke verschont, und so weisen die dortigen Nationen vierhundert Jahre später eine völlig unterschiedliche Zusammensetzung ihrer Bewohner auf: Neben Ländern mit praktisch reinrassigen Indios existieren solche mit überwiegend Weißen und wiederum andere mit einer in ihrer

Mehrzahl schwarzen Mischlingsbevölkerung. In Südamerika erwiesen sich die im Altiplano der Anden weit verstreut lebenden Völker resistenter als die in der Ebene. Von diesen Refugien ging auch die allmähliche Regenerierung der einheimischen Bevölkerung aus, und dort erhielten sich einige Indiosprachen wie Ketschua, Nahuatl und Aimara. Die unausbleiblichen Rassenvermischungen zwischen Ureinwohnern und Neuankömmlingen waren in der Andenzone weniger ausgeprägt als anderswo, weil für Europäer dort schwierigere Lebensbedingungen herrschten.

Die Liste der von Europäern nach Amerika eingeschleppten Krankheiten wäre unvollständig ohne Malaria und Gelbfieber, wenn sie auch auf dem Neuen Kontinent nicht mit derselben Brutalität Fuß faßten wie andere Infekte, weil sie durch spezielle Mückenarten übertragen werden und zunächst »Stellvertreter« – »vikariierende Arten« – dafür gefunden werden mußten, die die Übertragung des Virus besorgten oder, bei der Malaria, den Entwicklungszyklus des Parasiten gewährleisten konnten.[*]

Der Weg, den die Malaria nahm, ist nicht ganz klar, wir werden noch darauf zurückkommen; das Gelbfieber jedenfalls stammt aller Wahrscheinlichkeit nach aus Amerika selbst, zumal Europäer, die bereits vor dem 15. Jahrhundert häufig die westafrikanische Küste bereisten, nie von einer solchen Krankheit berichtet haben. Allerdings wütete das Gelbfieber unter Kolumbus' Mannschaft – 1495 –, angeblich erkrankte er selbst an ihm. Aber vielleicht handelte es sich bei dieser Seuche in der ersten Niederlassung des Genuesers auf amerikanischem Boden auch einfach nur um eine epidemische Gelbsucht, denn bei beiden Krankheiten kommt es zu einer Gelbfärbung der Haut. Aus Afrika wird Gelbfieber erst 1520 vom Golf von Benin gemeldet, wohin es von Amerika aus durch den Sklavenhandel gelangt sein kann. Cagolludo beschrieb 1648 dann die erste schwere Epidemie; sie brach in Yucatán aus. In Afrika tauchte es epidemisch zum ersten Mal 1778 im englischen Expeditionskorps vor der Faktorei Saint-Louis im Senegal auf.

Jedenfalls könnten zahlreiche wilde Tiere des brasiliani-

---

[*] Zum Verbreitungszyklus dieser Krankheiten siehe im einzelnen das Kapitel VI.

schen und kolumbianischen Dschungels exzellente Erregerwirte abgeben, während in Afrika vor allem Affen diese
Funktion übernehmen. Und den unzähligen Abarten der
afrikanischen Aedes-Mücke haben die amerikanischen Ur-
wälder mindestens genauso viele Exemplare der Haemago-
gus-Mücke gegenüberzustellen. In Städten wird die Krankheit immer von der Aedes (Stegomyia) aegypti übertragen,
die wahrscheinlich afrikanischen Ursprungs ist, aber ebenso
in der Alten wie in der Neuen Welt vorkommt; sie könnte
einst importiert worden sein und als neuer Zwischenwirt
ausgehend von einer banalen, bis dahin endemischen Zoonose[*] für den Menschen verheerende Epidemien verursacht haben. Trotz dieser historischen und biologischen Argumente
verfechten nach wie vor einige Wissenschaftler die Theorie,
der Ursprung des Gelbfiebers liege in Afrika.

Da der Sklavenhandel ständig neue Arbeitskräfte für die
Zuckerrohrplantagen nachschob und die Afrikaner gut an
das tropische Klima und die dort vorherrschenden Krankheiten angepaßt waren, wurden die Indios allmählich durch
Schwarze ersetzt, so daß sie die weiße Bevölkerung in mehreren Gebieten und auf etlichen Inseln zahlenmäßig bald
übertrafen. Selbst wenn die Weißen überhaupt nichts unter-
nahmen, um ihren »Negerbestand« zu vergrößern, nicht einmal, um ihn zu schonen – unzulängliche Unterkünfte,
schlechte Ernährung, überwiegend männliche Arbeitskräfte,
hohe Kindersterblichkeit –, so blieben sie doch bevölke-
rungsstatistisch hinter ihren Sklaven zurück, da diese mit
den Lebensbedingungen besser zurechtkamen.

Der Völkermord erfaßte bei den Eroberungszügen der ersten einhundertfünfzig Jahre nicht nur Mexiko, Peru und die
karibischen Inseln, sondern fegte noch lange Zeit über weite
Gebiete hinweg. In Nordamerika führte die Besiedlung
Neufrankreichs durch die Franzosen Anfang des 17. Jahrhunderts zu schrecklichen Epidemien bei den Indianern,
und die Pilgerväter der Mayflower fanden teilweise geradezu
entvölkerte Regionen vor. Zwei Jahrhunderte lang hatte der
Vorstoß der Weißen nach Westen, nach Kanada, nach Neu-
England und Louisiana stets auch die Ansteckung sämtlicher
Indianerstämme im Gefolge; keiner entkam ihr. Und natür-

[*] Krankheit, die von Tieren auf Menschen übertragen wird

lich wurden Sieg oder Niederlage bei Stammesfehden unter
den Indianern selbst ebenso von Seuchen mitbestimmt wie
bei den Kriegen zwischen europäischen Nationen. So war es
1837 den Sioux ein leichtes, mit den Mandans fertigzuwerden, da eine Pockenepidemie diese in kurzer Zeit von einigen Tausend auf nicht einmal hundert dezimiert hatte. Auch
heute noch bilden sie eine Gruppe von nur einigen hundert
Menschen; sie leben im Reservat von Nord-Dakota.

2. Das nachkoloniale Amerika

Die von den anglo- und lateinamerikanischen Ländern Ende
des 18. und Anfang des 19. Jahrhunderts erstrittene Unabhängigkeit wirkte sich kaum auf das Krankheitsspektrum
der Neuen Welt aus, denn bis in die heutige Zeit hinein riß
der Zuwanderungsstrom aus dem Alten Kontinent nicht ab.
Es gibt unzählige Beispiele für die verhängnisvolle Wechselwirkung dieser Begegnungen.

Im letzten Jahrhundert lebten in Feuerland drei große
Volksstämme: die Onas der Ebenen des Ostens, Jäger von
großer Gestalt, die kleinwüchsigen Yamanas und schließlich
die Alakalufs, die auf Fischfang gingen und in den Fjorden
und Flußbetten des Südens das sammelten, was das Meer
ihnen lieferte. Charles Darwin schätzte, als er dieses Gebiet
1832/1833 bei seiner Weltreise auf der ›Beagle‹ unter Kapitän
Fitz-Roy bereiste, daß die dreitausend bis viertausend Alakalufs über ungefähr vierhundert Kanus verfügten. Ganz
dem damaligen Zeitgeist gemäß urteilte er übrigens ohne
sonderliche Feinfühligkeit über sie: »Nie werde ich mein
Erstaunen vergessen, als ich zum ersten Mal eine Horde
Feuerländer auf einem leeren, öden Strand sah. Wer je einen
Wilden in dessen Geburtsland erlebte, geniert sich nicht zu
behaupten, daß in seinen Adern das Blut eines niederen We-
sens kreist. Ein Wilder, der Gefallen daran findet, seine
Feinde zu martern, der Blutopfer bringt, ohne Gewissens-
bisse den Kindermord praktiziert, der seine Frauen wie Sklaven behandelt, dem jede Art von Anstand fremd ist und der
einem unvorstellbar stumpfen Aberglauben anhängt ...«

An anderer Stelle vermerkt der Forscher dagegen über
Neuseeland und Australien: »Die Fortschritte auf der südli-

chen Halbkugel sind möglich geworden durch die philanthropische Einstellung der englischen Nation. Kein Engländer kann diese entlegenen Kolonien aufsuchen, ohne lebhaften Stolz zu empfinden und eine tiefe innere Befriedigung. Die englische Fahne hissen, wo immer es sei, bedeutet, diesem Ort Wohlstand, Reichtum und Kultur zu bringen ...«

Das traf zweifellos auf die Einwanderer, nicht aber auf die Ureinwohner zu, was Darwin übrigens ganz vorbehaltlos anerkannte: »Wohin der Europäer auch seine Schritte lenkt, scheint der Tod den Eingeborenen im Nacken zu sitzen. Als Beispiele seien Nord- und Südamerika, Polynesien, das Kap der Guten Hoffnung und Australien genannt. Auf jede Begegnung zwischen Einheimischen und Europäern folgten unausweichlich Fieber, Dysenterien und noch etliche andere Krankheiten, welche eine große Anzahl von Menschen töteten.« Dieses Beobachtungsschema stimmte mit der Auffassung des berühmten Naturforschers überein, evolutionärer Fortschritt beruhe auf einer natürlichen Auslese, die die Schwächsten zugunsten der Stärksten eliminiert. Heute weiß man, daß das Schema in dieser Form falsch ist.

Kehren wir jedoch zu den von Darwin 1832/1833 beobachteten Feuerländern zurück, die er auf drei- oder viertausend Köpfe schätzte. Kontakte mit Robbenfängern dezimierten sie 1880 um die Hälfte. 1960 zählten sie noch fünfhundert, und vielleicht sind heute etwa fünfzig übriggeblieben. In kurzer Zeit werden sie völlig ausgerottet sein, wenn das nicht ohnehin schon geschehen ist. Bei den Onas bahnt sich die gleiche Katastrophe an: Bezifferte man sie 1880 auf viertausend, 1887 auf zweitausend, so gab es 1909 gerade noch zweihundertsiebzig von ihnen. Sie scheinen periodischen Grippewellen zum Opfer gefallen zu sein, die stets mit dem Auftauchen von Europäern zusammenfielen. Die Yamanas wurden noch schneller ausgerottet. Man schätzte ihre Anzahl 1880 auf dreitausend. 1884 entsandte Argentinien drei – übrigens schwach besetzte – Kriegsschiffe, um offiziell von dem Land Besitz zu ergreifen, auf das auch Chile Anspruch erhob. Als das Geschwader nach nur dreiwöchigem Aufenthalt wieder ausgelaufen war, brach eine Masernepidemie aus, der die Hälfte der Bevölkerung erlag. Von den Überlebenden starben im nächsten Jahr wiederum die Hälfte; 1913 zählte sie noch ungefähr einhundert und 1928 nur mehr dreiundsiebzig Personen. J. A. Vellard glaubt, noch einige Yamanas in einer kleinen isolierten Bucht des Beaglekanals gesehen zu haben.

Die gleiche Anfälligkeit zeigten, wenn nicht gar in größerem Maße, die Indianer tropischer Zonen. Wir wollen dazu einige Beispiele, alle von J. A. Vellard übernommen, anführen. Anfang des Jahrhunderts wohnten etwa sechstausend Kayapo-Indios zwischen den Flüssen Araguaia und Xingu in den Campos, dem trockenen Savannengebiet im Norden Brasiliens. 1903 ließen sich dort einige Dominikaner aus Toulouse nieder. 1916 zählte die eingeborene Bevölkerung nach mehreren Grippe- und Masernepidemien nur noch fünfhundert Seelen. 1929 waren es siebenundzwanzig; heute gibt es keine Überlebenden.

In den Regionen nördlich des Mato Grosso lebten 1920 zehn- bis zwölftausend Nhambicuaras. Einige ihrer Stämme, darunter die Sabanes, waren völlig isoliert, bis 1929 Vertreter des brasilianischen Indianerschutzdienstes auf der Bildfläche erschienen. Eine erste Epidemie dezimierte die Indios. Zwei Jahre später errichtete eine andere Gruppe von ungefähr dreihundert Sabanes ihr Lager unweit des Schutzpostens in Campos Novos, um Lebensmittel abzuholen, die die Brasilianer ihnen zugesagt hatten. Schlechtes Wetter und wohl auch eine gewisse Nachlässigkeit ließen den Konvoi mit dreimonatiger Verspätung eintreffen, und darauf brach eine massive epidemische Lungenentzündung mit tödlichen Lungenödemen aus, die fast alle Erkrankten schnell dahinraffte. Die wenigen Überlebenden flüchteten und verbreiteten die Krankheit dadurch in der ganzen Sippe, die in kurzer Zeit nahezu vollständig ausgerottet war. Von einst mehreren Tausend Sabanes gab es 1939 noch einundzwanzig. Benachbarte Stämme sollten ganz ähnliche Dramen durchmachen. Von den Nhambicuara-Stämmen existiert heute kein einziger mehr. Die Eingeborenen nannten den Ort des Geschehens »Campos des Niesens oder der Erkältung«.

Ureinwohner, die solche Krankheiten überlebten, haben sich oft mit Europäern und in einigen Fällen auch mit Negern vermischt. Da sie dadurch den ihnen fehlenden genetischen Schutz erwarben, nimmt die Bevölkerung inzwischen wieder zu, allerdings handelt es sich dabei fast ausschließlich um »metamorphische Populationen«, bei denen eingeborenes, europäisches und auch afrikanisches Erbgut miteinander vermengt sind.

Für die wenigen »Reinrassigen« ist dieses traurige Kapitel aber noch immer nicht abgeschlossen, trotz einiger sporadischer Maßnahmen, um die für sie gefährlichen Kontakte einzuschränken. Der Untergang der meisten Indio-Stämme ist nicht aufzuhalten; ihr Überleben scheint nur noch im Schutz der Hochanden oder im allertiefsten Regenwald möglich zu sein. Und selbst solche in Rückzugsgebieten lebende Gruppen sind der Gefahr regelrechter Massenmorde ausgesetzt. Brasilianische Ärzte haben uns bestätigt, daß in einem Krankenhaus im Nordosten des Landes die Bettwäsche Pockenkranker gestohlen und, in kleine Stücke zerschnitten, in Eingeborenendörfern verstreut worden war. Die prompt erfolgte Ansteckung merzte diese kleinen Gemeinschaften, die ein noch ziemlich fruchtbares Land bestellten, schnell aus – eine billige Landnahme ...

Wann immer Seuchen bei Weißen neu auftraten, breiteten sie sich nicht viel später auch bei allen anderen Rassen aus; als in Europa die Tuberkulose grassierte, befiel sie auch in Nord- und Südamerika zunächst die Weißen, deren Los aber die schwarze und dann die indianische Bevölkerung schon bald darauf teilen mußten. Der höchste Ansteckungsgrad wurde zwischen 1900 und 1910 beobachtet. Im Jahre 1909 hatten, einer Untersuchung Hrdlickas zufolge, von einhundertsiebentausend Indianern eintausendachtunddreißig Lungentuberkulose, eintausendfünfhundertundneunzig Lymphdrüsentuberkulose und zweihundertacht Knochentuberkulose. Ein Drittel der indianischen Schulkinder litt an eitrigen Drüsenentzündungen. Der Rückzug der Krankheit verlief dann bei ihnen wie bei den Weißen: Binnen fünfzig Jahren fiel die Sterblichkeit, bezogen auf einhunderttausend Personen, von neuntausend und zweihundertsiebzig; an Skrofulose litt nur noch ein Prozent der Schüler.

Gegen Ende des 20. Jahrhunderts sind die Indianer Nordamerikas größtenteils Mischlinge geworden. Ihre Anfälligkeit europäischen Krankheiten gegenüber nähert sich den Werten der europäischstämmigen Bevölkerung; die Indios Mittel- und Südamerikas dagegen sind ständig neuen Krankheiten ausgesetzt, die sie unvorbereitet treffen. Für die Eingeborenen des Amazonasgebietes ist die Ausbeutung durch

Goldschürfer, Edelsteinsucher und Kautschuksammler weniger fatal als Grippe, Masern oder Tuberkulose, wobei der Alkohol noch zusätzlich eine unheilvolle Rolle spielt. Der Völkermord geht weiter.

3. Die »Geschenke« der Neuen Welt

Die mit der Entdeckung Amerikas verknüpften weltweiten Umwälzungen, das grundlegend veränderte Gleichgewicht und Konkurrenzverhalten unter den Lebewesen führte nicht einseitig zu einer von Osten nach Westen gerichteten Bewegung, vielmehr gingen die Ströme der Beeinflussung in beiden Richtungen über den Atlantik, auch wenn sich die meisten Turbulenzen in Amerika bildeten.

Aus dem Pflanzenreich wollen wir nur drei der unzähligen Arten nennen, die Europa und Afrika seit jener Zeit bereichern: Mais, Kartoffeln und Maniok – Nährpflanzen, die weit nahrhafter sind als alle, die der alte Kontinent bis dahin kannte, vielleicht mit Ausnahme von Reis und Getreide. Da Europa damals über viel größere Anbauflächen verfügte, verbesserte sich im Lauf der Jahrhunderte seine Ernährungsbasis erheblich, was sich auch demographisch günstig auswirkte.

Aus dem Tierreich wollen wir nur eine importierte Spezies anführen: Die Syphilis-Spirochäte oder Treponema pallidum. Die »Lustseuche« ist die einzige Geschlechtskrankheit, auf die wir in diesem Buch eingehen, denn sie trat eine Zeitlang so epidemisch und virulent auf, daß sie die Menschheit in besonderem Maße beunruhigte.

Unter Ärzten und Historikern stritt man sich lange darüber, ob die Syphilis in Eurasien bis zur Entdeckung Amerikas unbekannt war. Angeblich beschreiben medizinische Chroniken des alten China Symptome, die auf die Syphilis zutreffen könnten, aber wir sahen ja schon im Kapitel über die Pest, wie schwierig es ist, die chinesische Terminologie in unser heutiges Sprachbild zu übertragen, was eine genaue medizinisch-systematische Diagnose praktisch unmöglich macht.

Daß es in der pathologischen Vergangenheit Eurasiens Treponematosen gab, ist sicher: Die endemisch noch im

Mittleren Osten und in Afrika vorkommende Frambösie, eine Hautkrankheit, scheint eine sehr alte Krankheit zu sein; ihre morphologische und immunologische Verwandtschaft mit der Syphilis steht fest; die von beiden hervorgerufenen Schädigungen und die Übertragungsweisen unterscheiden sich indessen, es werden auch nicht die gleichen Organe in Mitleidenschaft gezogen. Historiker neigen dazu, in der Frambösie eine abgeschwächte Form der Syphilis zu sehen, eine Meinung, die jedoch klinisch unhaltbar ist.

Das Problem kompliziert sich dadurch, daß serologische Untersuchungen verschiedener Stammesgruppen der indo-amerikanischen Bevölkerung kein übereinstimmendes Bild ergaben: Die immunitäre Reaktion bewies, daß einige von ihnen früher einmal mit Frambösie, Syphilis oder Pinta – einer weiteren Spirochätose – in Berührung gekommen waren; andere Stämme dagegen scheinen genauso frei von solchen Krankheiten zu sein wie die meisten Bewohner Europas auch. Und diese Frage wirft gleich eine weitere, noch wichtigere auf: Als die ersten Asiaten, wahrscheinlich Mongolen und Vorfahren der Ainus, vierzigtausend Jahre v.Chr. die Beringstraße überquerten und allmählich den amerikanischen Doppelkontinent besiedelten, trugen sie Spuren einer pathologischen Vergangenheit in sich, die von der »Krankheitsgeschichte« der Eurasier nicht sehr verschieden gewesen sein muß. Einundvierzigtausendfünfhundert Jahre später aber übertrugen die Europäer auf die Indianer Amerikas Krankheiten, welche sich für sie als geradezu mörderisch erwiesen, während die Indianer die Europäer nur mit der Syphilis infizierten. Das beweist, daß das Virus von Pocken, Masern, Grippe, Mumps sowie der Löffler-Bazillus der Diphtherie, die Rickettsie des Fleckfiebers und noch viele andere Parasiten sich, wie wir eingangs sagten, zeitlich parallel zum Homo sapiens entwickelten und so einen ständigen Selektionsdruck auf ihn ausübten.

Sehr wahrscheinlich waren die Immigranten der Beringstraße teilweise einmal genauso resistent gegen diese Krankheiten wie die Völker, denen sie entstammten, verloren diesen Schutz aber allmählich, da neue Aggressionen ausblieben.

Bisher haben sich nur wenige Historiker, Ärzte und Anthropologen mit dieser Frage befaßt, obwohl sie doch so eng mit der Geschichte der Menschheit und ihrer Verbreitung auf der Erde verbunden ist. Aber möglicherweise verfallen wir, wenn wir die Entdeckung Amerikas und die damit einhergehenden sexuellen Kontakte für die Invasion Europas durch die Syphilis verantwortlich machen, nur in den Fehler, einfach nach einer bequemen Erklärung zu suchen, indem wir zwei zeitgleiche Tatsachen miteinander koppeln, zwischen denen möglicherweise gar kein kausaler Zusammenhang besteht? Jedenfalls ist erwiesen, daß die Syphilis sich im 16. Jahrhundert auf sexuellem Wege in ganz Europa verbreitete und daß sie damals ein so schweres Krankheitsbild zeigte wie später nie mehr wieder. Dazu muß gesagt werden, daß aus jener Zeit epidemiologische, anatomische, pathologische und biologische Unterlagen, die die Krankheit belegen könnten, fehlen. Wir wissen nicht, ob syphilitische Schädigungen der inneren Organe oder der Nerven mit möglicher Todesfolge im 16. oder aber im 19. Jahrhundert, zu dem Zeitpunkt also, da sie sich klinisch abgrenzen ließen, häufiger waren. Und vergessen wir auch nicht, daß eine Ansteckung beim Geschlechtsverkehr einen Verstoß gegen die katholischen Gebote der Keuschheit vor und der Treue während der Ehe bewies; keine Abhandlung über die Syphilis ist deshalb, selbst im 19. und 20. Jahrhundert, ganz frei von moralischen Nebentönen, die einer streng medizinischen Betrachtung aber zwangsläufig im Wege stehen.

In diesem Sinne müssen auch die scheinbar seriösesten historischen Quellen interpretiert werden. So hieß es in Frankreich im 17. Jahrhundert, die Valois[*] des 16. Jahrhunderts seien degeneriert, sittenlos und samt und sonders syphilitisch gewesen: Behauptungen, die darauf angelegt waren, den Fortschritt herauszustellen, den die dann stark und tugendhaft regierende Dynastie der Bourbonen bedeuten sollte. Nun, wir wissen, daß viele Angehörige des Hauses Valois an Tuberkulose litten, daß Franz I. an einem regelmäßig wiederkehrenden Abszeß des Damms, wahrscheinlich die Spätfolge eines ehemaligen Trippers, starb, aber diese Krankheitsbilder unterscheiden sich kaum von denen der übrigen französischen Bevölkerung zu jener Zeit oder, ein Jahrhundert später, von der der Bourbonen und ihrer Untertanen.

[*] im 14. und 15. Jahrhundert regierendes französisches Herrschergeschlecht

Vermutlich war die Syphilis wirklich ein Danaergeschenk Amerikas an die Alte Welt; sie wirkte sich auf das Leben der Völker insgesamt gesehen jedoch nicht so katastrophal aus wie die durch Europäer und Afrikaner nach Amerika eingeschleppten Infektionskrankheiten.

Beim Gelbfieber verläuft die Übertragung komplizierter als bei der Syphilis, da das Virus einen Zwischenwirt benötigt. Es gibt keinen Beweis dafür, daß die Krankheit in Europa vor 1492 bekannt war, aber für die europäischen Epidemien zeichnet Amerika nicht unbedingt verantwortlich. Genausogut könnten europäische Seefahrer die Seuche aus Afrika mitgebracht, sie nach Amerika und von dort wiederum nach Eurasien verschleppt haben. Eines scheint jedenfalls gewiß: daß nämlich vom 17. Jahrhundert an alle amerikanischen Häfen periodisch von manchmal mörderischen Epidemien heimgesucht wurden. Es kam vor, daß ganze Besatzungen schon während der Überfahrt starben. Die so häufig beschriebenen »Geisterschiffe«, die mit unbedienten Segeln, an Deck die vom Möwenkot weiß gesprenkelten Leichen, herrenlos übers Meer trieben, waren eine Beute der Pest oder des Gelbfiebers geworden. Das Leber und Nieren besonders stark in Mitleidenschaft ziehende Gelbfieber mit seinem charakteristischen vomito negro, schwarzem Erbrechen, war es auch, das alle Feindseligkeiten und Kriege, die sich Spanier, Franzosen, Engländer, Holländer, Portugiesen und zuletzt »die Amerikaner« lieferten, begleitete. Kein Konflikt, von den Seeräuber- und Piratenüberfällen des 16. Jahrhunderts über die Unabhängigkeitskriege gegen die Kolonisatoren im 18. und 19. Jahrhundert bis hin zum hispano-amerikanischen Krieg von 1899, sollte von den wütenden Attacken des Gelbfiebers ausgenommen bleiben.

Man kann generell sagen, daß es auch kaum einen afrikanischen oder europäischen Hafen gab, der nicht irgendwann einmal vom Gelbfieber getroffen wurde. Die Napoleonischen Truppen, in Kastilien gerade noch dem Fleckfieber entkommen, sahen sich wenige Monate später im Süden Spaniens und auf den Balearen damit konfrontiert. Die letzte schwere europäische Gelbfieberepidemie flammte im westlichen Mittelmeer in Barcelona, Marseille und 1821 in Toulon auf.

Wie sich das Gelbfieber ausbreitet, erwähnten wir bereits

weiter oben: Erregerwirte sind zahlreiche Urwaldtiere, Säugetiere wie Vögel; ein ständiger Zyklus, der nur dann problematisch wird, wenn der Mensch zufällig in diese Infektkette des Dschungels, an der er normalerweise nicht teilhat, hineingerät. Er schleppt das Virus in die Stadt, wo eine die Nähe des Menschen suchende Mücke, Aedes aegypti, dann zum Auslöser von Epidemien wird. Darum gelangten die in den Hafenstädten so explosiv und verhängnisvoll verlaufenden Epidemien auch niemals ins Innere von Ländern, weil dort die Mücke nicht vorkommt.

4. Der große Krankheitsüberträger

Vierzigtausend Jahre lang war Amerika gegenüber dem Rest der Welt so etwas wie ein riesiges Isolat, eine jener »Enklaven des Universums«, von denen Chaunu spricht. Bei ihrer Wanderung über die Beringstraße ahnten die Einwanderer nicht, daß sie sich für unendlich lange Zeit vom Rest der Welt abschneiden würden. Aber ihre begrenzte Zahl und die gewaltige Ausdehnung der Territorien, die sie besetzen sollten, sorgten für die Entstehung weiterer Isolate: die Kontakte zwischen Cheyenne, Olmeken und Mochica blieben so limitiert, daß voneinander völlig verschiedene Kulturen und Sprachen entstanden. Diese linguistische Explosion, aus der in Zehntausenden von Jahren Hunderte, jeweils auf nur wenige Dutzend Familien beschränkte Sprachen hervorgingen, die keinerlei Gemeinsamkeiten zeigten, beweist, wie rigoros isoliert voneinander die Menschen dort lebten. In der Geschichte eines Volkes ist eine solche Isolierung zwar immer nur eine vorübergehende Periode, aber sie kann Jahrtausende währen. Die Indianer des Amazonas schlagen, was die Dauer ihrer Absonderung anbelangt, übrigens alle Rekorde. Derart abgeschieden in einem Tal, auf einer Insel oder in Urwaldgebieten lebende Gemeinschaften sperrten dabei allerdings auch ihren Genbestand gleichsam mit ein, weil sie ihn, sich immer nur in derselben kleinen Gruppe fortpflanzend, auf unabsehbare Zeit reproduzierten. Gelegentlich gingen einige Gene verloren, ein Verlust, den spontane Mutationen nicht ausgleichen konnten, so daß die genetische Einheitlichkeit der Bevölkerung noch ausgeprägter wurde.

Auf diese Weise können Immuneigenschaften, die in der früheren ökologischen Nische durchgemachten Infektionen zu verdanken sind, abhanden kommen.* Genetische Untersuchungen mehrerer Pyrenäen-, Sahara- und Andenstämme lieferten dazu einige bezeichnende Beispiele. Das Ende der Isolierung solcher Sippen führt dazu, daß sich ihre Mitglieder mit Individuen aus anderen Gruppen kreuzen; und dadurch werden, wie die Vielzahl von Blut- und Gewebsgruppen zeigt, »neue« Gene in den Bestand eingeführt, die mit den vorher existierenden Genen in Wettstreit treten; schädliche rezessive Mutationen werden zugunsten dominierender Mutationen überdeckt: Seit man auch außerhalb der Dorfgrenzen heiratete, nahmen beispielsweise die Fälle von angeborenen Hüftluxationen in der bretonischen Bevölkerung ab. Resistenz und Anpassungsfähigkeit gegenüber Umweltaggressionen sind in gemischten Bevölkerungen fast immer größer als in solchen mit genetisch homogenen Vorfahren.

Diese allmählichen, kaum wahrnehmbaren Veränderungen stehen im Gegensatz zu der Vehemenz, mit der eine völlig unvorbereitete Bevölkerung plötzlich von Krankheiten überfallen werden kann, die sie bis dahin nicht kannte: Eine regelrechte Invasion infektiöser Keime führt zu den erwähnten Katastrophen. Man hat zwei Masernepidemien miteinander vergleichen können, die im Abstand von einigen Jahrzehnten auf zwei ganz verschiedenen Inselgruppen auftauchten:

1846 erkrankten auf den Faröern von siebentausend Einwohnern sechstausend an Masern, aber nur zweihundert von ihnen starben; zwar hatte die Inselgruppe seit langem keine solche Epidemie mehr erlebt, was die hohe Erkrankungsrate erklärt, früher aber mußte diese skandinavische Bevölkerungsgruppe, wie auch das übrige Europa große Masernepidemien hinnehmen. Die geringe Sterberate beweist gleichzeitig, daß sie in ihrem Genbestand noch etwas bewahrt haben muß, das es ihr erlaubte, mit körpereigener Abwehr auf diese Virusattacke zu »antworten«.

Als dagegen die Masern 1875 zum ersten Mal auf den Fidschi-Inseln auftauchten, hinterließen sie mehr als vierzigtausend Tote, ungefähr ein Viertel der Bevölkerung. Leider

* Näheres hierzu in Kapitel X.

ist der Vergleich mit den üblichen Schwächen dieser Art von Studien behaftet, denn wir kennen die damalige genaue Bevölkerungsstärke der Fidschianer nicht; außerdem leiden die Menschen dort an endemischen Darm- und Lungeninfekten, was sie infektiösen Hautkrankheiten gegenüber noch empfänglicher macht.

Seit der Entdeckung Amerikas 1492 ist zuviel Zeit vergangen, als daß wir uns in der Krankheitsgeschichte dieses Kontinents bis ins letzte Detail auskennen könnten; hingegen sind wir sehr gut unterrichtet über das noch nicht so lange zurückliegende Abenteuer der Besiedlung Australiens vom Ende des 18. Jahrhunderts an. Auch dort machte sich eine europäische Bevölkerung nach und nach an die Eroberung immenser Territorien; allerdings waren die englischen Sträflinge nicht vom Enthusiasmus der Pioniere Neu-Kastiliens, Neu-Englands oder Neu-Frankreichs getrieben.

Erinnern wir uns kurz der Krankheitshistorie des fünften Kontinents: Von 1789 an kam es unter den Ureinwohnern durch mehrere Pockenepidemien zu einem Massensterben; kurz darauf löschten die Masern ganze Bevölkerungsgruppen aus. Jede neue Flottenankunft bedeutete auch neue Infektionen, denn die Gesundheitskontrollen wurden in England sehr lasch gehandhabt, und an Bord herrschten unbeschreibliche hygienische Zustände, weil die Passagiere auf engstem Raum zusammengepfercht waren; immerhin dauerte eine solche Reise damals mehrere Monate. Und die örtlichen Behörden konnten schließlich den einlaufenden Schiffen Seiner Majestät nicht gut eine Quarantäne auferlegen! Die Einwanderer zerstreuten sich über riesige Landflächen und bildeten dabei zunächst zahlreiche isolierte Gruppen; sobald sich aber größere Menschenansammlungen formierten, brachen Seuchen aus; das galt für die Küstenstädte ebenso wie für die Goldsuchercamps, wo Typhus wie Fleckfieber dramatische Epidemiewellen auslösten. Dann hielt die Tuberkulose ihren Einzug; nicht nur, weil sie in England grassierte, sondern auch, weil Australien für sein gutes Klima bekannt war, so daß viele Schwindsüchtige dort Heilung suchten. Damit erhöhte sich die Zahl der Kranken und die Möglichkeit der Ansteckung. In den Sträflingslagern und Bergwerken gingen außer der Tuberkulose auch bald Silikoserkrankungen (Staublunge) um.

Noch bevor die Behörden eingriffen, verbesserte sich jedoch die Lage. Zum einen wurde die zunächst vornehmlich männliche Bevölkerung Australiens in ihrer demographischen Struktur ausgewogener, und dann kam es ab Mitte des Jahrhunderts zu einer organisatorischen Neuordnung der Provinzen, deren Bevölkerung gleichzeitig zunahm. Der Bau eines Eisenbahnnetzes mag die Ausbreitung von Krankheiten anfänglich noch gefördert haben, andererseits begünstigte er den Personen- und Güteraustausch und trug zu einer Hebung des Lebensstandards und zu besseren Wohnverhältnissen bei. Die Entstehung effizienter Behörden und Gesundheitsämter ist eng verbunden mit der verkehrsmäßigen Erschließung des Kontinents durch das Eisenbahnnetz.

Der Gesundheitszustand der australischen Bevölkerung Anfang des 20. Jahrhunderts war dadurch besser als der vieler europäischer Nationen. Kurz nach dem zweiten Weltkrieg sollte das Land dann mit Cholera und Malaria seine letzten Epidemien durchmachen, die es natürlich sehr viel schneller in den Griff bekam als die Masern einhundertfünfzig Jahre zuvor.

Die Kontakte zwischen Afrika und Europa reichen in historische Zeit, ja sogar in die Vorgeschichte zurück. Die Kolonisierung der Neuzeit hat eigentlich keine neuen Türen geöffnet. Wir wissen aber, daß nach Ankunft der Kolonisatoren zahlreiche Infektionskrankheiten auf dem Schwarzen Kontinent umliefen. Die Verbindungen mit der Außenwelt über den Seeverkehr und der Handel zwischen Schwarzafrika und den Teilen des Landes mit weißer Bevölkerung waren jedoch –sieht man einmal von so abgekapselten Gruppen wie den Pygmäen ab – konstant; krankheitsbedingte Bevölkerungsverluste waren sehr viel weniger ausgeprägt als in Amerika oder in Australien. Die wirkliche große Seuche, die Europa nach Afrika brachte, war die Tuberkulose. Die Entvölkerung weiter Gebiete Schwarzafrikas geht jedoch wesentlich auf den Sklavenhandel zurück, der dieses riesige Land mehrere Jahrhunderte hindurch eines Teils seiner aktivsten Bevölkerung beraubte.

Mit der Zunahme des Pazifikhandels im 19. Jahrhundert kamen die Krankheiten Eurasiens auch auf alle Archipele, so daß wirklich isolierte Gebiete auf der Erde heutzutage selten sind. Seit Urzeiten zeichnet Menschen aller Hautfarben ein

Wandertrieb aus, der zur Begegnung von Individuen und zu entweder vorteilhaften oder schädlichen biologischen, sexuellen und bakteriellen Kontakten sowie zu einem meist positiven kulturellen Austausch führte. Der Mensch überquerte Landbrücken, erfand das Segel, benutzte den Wind, später den Dampf als Antriebsmittel; mit seinen Straßen und Eisenbahnen überwand er Wälder, Wüsten und Gebirge, und überall haben Neuankömmlinge andere Menschen mit ihren eigenen Krankheiten angesteckt, die Maoris Neuseelands wie die Eskimos Grönlands. Arabische Seefahrer suchten die Malaiische Inselwelt auf; byzantinische Kaufleute fuhren nach China; Spanier und Portugiesen nach Amerika und in den Fernen Osten. Seit der Renaissance war der weiße Mann der große Überträger von Seuchen, in seinem Gefolge der schwarze Sklave. Aber auch er infizierte sich umgekehrt und brachte in die gemäßigten Klimazonen dort völlig unbekannte Krankheiten zurück.

Immerhin gelang es ihm, diesen Leiden durch soziale und administrative Maßnahmen, durch Vorsorge und Behandlung zu begegnen; Maßnahmen, an denen er, oft schon in seinem ureigensten Interesse, dann auch andere teilhaben ließ.

V. Ausgestorbene Krankheiten und Krankheiten der Zukunft

1. Voraussetzungen für die Entstehung von Krankheiten

Eine Krankheit kann sich nur dann in epidemischer Form ausbreiten, wenn drei Voraussetzungen erfüllt sind: Zunächst ist eine ausreichend große Zahl ansteckbarer Menschen erforderlich; weiterhin muß ein Krankheitserreger – Bakterie, Virus oder Protozoon – vorhanden sein, der eines »Wirts« – Mensch, Tier oder Erdboden – bedarf, und schließlich muß der Erreger in den Fällen, in denen die Übertragung nicht direkt von Mensch zu Mensch erfolgt, einen »Komplizen« finden, der ihn transportiert – ein bestimmtes Nahrungsmittel oder ein stechendes Insekt beispielsweise. Ändert sich in diesem Gefüge nur ein einziger Faktor, so wandelt sich die Erscheinungsform der Epidemie mehr oder weniger deutlich. Die Voraussetzungen für das Zustandekommen einer Krankheit können eines Tages sogar völlig fortfallen: Den Menschen plagen heute nicht mehr dieselben Infektionen wie noch seine Vorväter. Die Möglichkeit, daß eine Krankheit endgültig erlischt, erwähnten wir bereits im Zusammenhang mit der »Pest« von Athen, der sogenannten »Pest des Thukydides«: War es Typhus? Oder eine inzwischen ausgestorbene Krankheit? Jedenfalls sind wir heute nicht mehr in der Lage, diese Epidemie eindeutig zu identifizieren.

Die Menschheit, nach Kräften bemüht, die großen Seuchen auszumerzen, versucht, das Übel gleich an der Wurzel zu packen. Das bedeutet, die drei Voraussetzungen zu schaffen, die den Ausbruch von Epidemien von vornherein verhindern:

Erstens: Die Entwicklung von Impfstoffen und die damit geschaffene Möglichkeit, auf die Abwehrkräfte potentieller Krankheitsopfer direkt einzuwirken, ist der bahnbrechende Erfolg der vergangenen beiden Jahrhunderte, ein Meisterwerk moderner Medizin. Die erste Pockenschutzimpfung bedeutete zunächst nur einen empirischen Sieg; die biologische Erklärung für ihre Wirksamkeit wurde erst einhundert

Jahre später »nachgeliefert«; das mindert Jenners Verdienst aber in keiner Weise. Heute verfügen wir über Impfstoffe gegen eine ganze Reihe ansteckender Krankheiten: Pocken, Typhus, Fleckfieber, Pest, Gelbfieber, Tuberkulose, Diphtherie, Keuchhusten, Cholera, Röteln, Kinderlähmung – »Polio« –, Tollwut und so weiter; letzte Errungenschaft auf diesem Gebiet ist ein Impfstoff gegen die Hepatitis des Typs B, und die Liste ist damit noch nicht erschöpft.

Zur Verhinderung einer Epidemie muß bekanntlich nicht einmal die gesamte Bevölkerung geimpft werden: Bei den Pocken genügt es beispielsweise, wenn vierzig Prozent der Bevölkerung geschützt sind, um die Ausbreitung der Krankheit einzudämmen. Erreicht dieser Anteil sechzig Prozent, so hat die Krankheit keine Verbreitungschance, da die Bevölkerungsdichte für eine massive direkte Ansteckung dann nicht mehr ausreicht.

Diese Prozentzahlen bedeuten allerdings nur eine theoretische Lösung des Problems, denn nicht alle Menschen werden durch die Impfung immunisiert; vielmehr müssen mindestens achtzig oder neunzig Prozent geimpft sein, damit bei sechzig Prozent von ihnen dann auch Immunität erzielt wird. Überdies sind Impfstoffe teuer; sie müssen unter bestimmten Temperaturbedingungen gelagert werden; oft wird eine Massenimpfung nur in aller Eile und unter dem Eindruck einer unmittelbaren Gefahr beschlossen; und die Entwicklungsländer sehen sich häufig weder personell noch finanziell in der Lage, solche Rettungsaktionen unverzüglich zu starten.

Noch besitzen wir nicht gegen alle Krankheiten Impfstoffe, zum Beispiel treten wir bei der Vorbeugung einer so banalen Krankheit wie der durch Gonokokken hervorgerufenen Harnröhrenentzündung auf der Stelle, und auch im Kampf gegen Protozoen sind wir nach wie vor wehrlos. Der Malariaerreger Plasmodium falciparum besitzt allerdings auch eine Struktur, die im menschlichen Organismus sehr viel komplexere Reaktionen auslöst als der Löfflerbazillus der Diphtherie. In bezug auf Malaria und Bilharziose scheinen wir unserem Ziel schon nähergerückt zu sein; wann wir es endgültig erreicht haben werden, bleibt abzuwarten. Die Ergebnisse der bisherigen Synthetisierungen deuten darauf hin, daß ein Malaria-Impfstoff vielleicht in naher Zukunft zur Verfügung stehen wird. Damit wäre endlich die bis zum heutigen Tag am meisten verbreitete und häufig tödliche Krankheit unter Kontrolle gebracht.

Die Dauer der von einem Impfstoff verliehenen Immunität ist aus bislang ungeklärten Gründen je nach Produkt und vor allem je nach Impfling verschieden. Als in den fünfziger Jahren eine Polio-Epidemie in den Vereinigten Staaten und in Nordeuropa Zehntausende von Toten und Siechen hinterließ, entwickelte man gegen die Krankheit zwei Impfstoffe, einen mit dem abgeschwächten Lebendimpfstoff, der als Schluckimpfung verabreicht wird, und einen anderen mit einem injizierbaren Totimpfstoff, und beide erwiesen sich in den Industrienationen als sehr wirksam. Mittlerweile wissen wir aber, daß in den Entwicklungsländern mit endemischen Polioherden die Effizienz beider Impfstoffe sehr unterschiedlich ist, doch der Grund hierfür liegt noch im Verborgenen.

Ähnliche Beobachtungen machte man vor nicht allzu langer Zeit auch in Südindien, wo einige gegen Tbc geimpfte Gruppen offenbar sehr viel schwächere Immunreaktionen zeigten als in Nachbargebieten. Auch hierfür gibt es bisher keine Erklärung: Da in diesen Gebieten die Lepra nistet, glaubt man einen Zusammenhang zu erkennen; wir sprachen ja bereits über die Verwandtschaft zwischen beiden Krankheiten, welche die biologischen Mechanismen, wie sie für gesunde Menschen normal sind, teilweise außer Kraft setzt. Solche Konstellationen können übrigens medizinische Errungenschaften, die wir schon als gesichert wähnen, jederzeit wieder in Frage stellen.

Zweite Voraussetzung für die Entstehung einer Epidemie ist nicht nur die Anwesenheit eines aktiven Keims im menschlichen Organismus, sondern auch die von ihm bewirkte Ingangsetzung der unliebsamen Reaktionen, die wir »Krankheit« nennen. Es handelt sich also um eine doppelte Vorbedingung, denn Mensch und Tier beherbergen auf der Haut, in den Atmungs-, Verdauungs- und Harnwegen unzählige Mikroorganismen als harmlose oder sogar unerläßliche »Gäste«; die Bakterien des Verdauungstrakts zum Beispiel bewirken lebensnotwendige chemische Umwandlungen und Assimilierungen, die ohne sie unmöglich wären; man nennt sie daher nicht »Parasiten«, sondern »Kommensalen«.

128

Mensch, Bakterie und Virus leben einvernehmlich in einem »Gleichgewicht«, das auf geringste Schwankungen hochempfindlich reagiert. Ein Tourist beispielsweise, der eine Grenze überschreitet, wird mit anderen Nahrungsgewohnheiten konfrontiert: In Köln etwa enthält Brot nicht die gleichen Keime wie in Paris, und die dadurch angeregte Veränderung der Darmflora kann zu fälschlich als »Intoxikation« oder »Vergiftung« bezeichneten Verdauungsstörungen führen, die indessen nur so lange andauern, bis sich durch das Zusammenwirken der Kommensalen im Verdauungstrakt ein neues Gleichgewicht eingestellt hat.

Das Problem dieser »Lebensgemeinschaft« ist jedoch nicht rein qualitativer Art; ob ein Bazillus im menschlichen Grimmdarm vom Wirtsorganismus und den dort bereits »etablierten« Artgenossen toleriert wird oder nicht, hängt auch von der Anzahl der Eindringlinge ab. Jeder von uns beherbergt Kolibakterien und Staphylokokken in seinen Därmen, wenn sich aber im Trinkwasser einer Stadt – auch einer »Thermalstadt« – zu viele Kolibakterien befinden, löst das eine Epidemie aus; wenn in der Schule oder am Strand verkauftes Eis zu viele Staphylokokken enthält, wird eine ganze Gemeinschaft in Mitleidenschaft gezogen. Die Aufnahme der »Neuankömmlinge« hängt ab vom immunitären Zustand und der kommensalen Flora des Organismus; das ist ganz ähnlich wie in unseren Großstädten, wo das soziale Gleichgewicht dann als gefährdet gilt, wenn die Anzahl der Zuziehenden eine gewisse »Toleranzschwelle« überschreitet – die übrigens als solche veränderlich ist.

In anderen Fällen wird ein Keim, der bis dahin in einem wohlausgewogenen Gleichgewicht mit seinem menschlichen Wirt lebte, unvermittelt und ohne erfindlichen Grund eine Krankheit hervorrufen; vielleicht durch eine Mutation. Vor einigen Jahren hatte ein bis dahin völlig unbekanntes Bakterium plötzlich schwere Gesundheitsstörungen bei den Teilnehmern eines Treffens des Kriegsveteranenvereins American Legion verursacht, was dem Leiden den Namen »Legionärskrankheit« eintrug. Diese für uns ganz neue Spezies hat gleich mehrere Unterarten ausgebildet, und die Fälle von »Legionellosen« nehmen zu. Vielleicht gab es diese Krankheit aber bereits, ohne daß sie zuvor identifiziert worden wäre.

Ein dem Menschen unter Umständen gefährlicher Keim besitzt, wie alle anderen Lebewesen auch, seine bevorzugte ökologische Nische, in der er die Temperatur- und Nahrungsbedingungen vorfindet, die er zum Leben und zur Fortpflanzung benötigt. Diese ideale Nische ist eine Pflanze oder ein Tier; wir sahen, daß Yersinia pestis in den Flöhen von Wühlnagetieren lebt; andere Keime brauchen Vögel als Wirte und wiederum andere Fische. In der Natur ist jede Form von Leben immer nur das Ergebnis einer immensen Gemeinschaft – zum Beispiel Nahrungskette –, bei der jede Art auf oder von einer anderen schmarotzt.

Glücklicherweise wird von den unendlich vielen Keimen, die Haustiere oder wildlebende Arten befallen, dem Menschen nur eine kleine Minderheit gefährlich; Rinder- oder Hühnerpest bedeuten für uns zum Beispiel keine Bedrohung. Und wenn der Keim gewisse unabdingbare ökologische Bedingungen nicht vorfindet, dann verändert er sich und kann unschädlich werden, oder aber er geht ein. Damit läßt sich wahrscheinlich das Erlöschen einiger Krankheiten erklären. So wütete in England im 16. Jahrhundert eine als »englischer Schweiß« bekannte Epidemie, die sich durch Fieber und heftige Schweißausbrüche äußerte und innerhalb weniger Tage zum Tode führte. Dieses Schweißfieber griff auch auf den Kontinent über, wo es wegen der hirsekorngroßen Schweißtropfen, die über den ganzen Körper perlten, »Frieselfieber« oder »Miliarfieber« hieß. In Frankreich gab es kleinere, örtlich aber eng begrenzte epidemische Spitzen noch bis in das 19. Jahrhundert hinein. Heute kennt man diese Krankheit nicht mehr.

Symptome und klinischer Verlauf des Miliarfiebers ähnelten denen einer Grippe. Und eine Grippe war es auch – in diesem Fall die sogenannte »spanische Grippe« –, die gegen Ende des Ersten Weltkriegs mehr als zehn Millionen Todesopfer forderte, meist aufgrund von Rippenfell- und Lungenkomplikationen. Zur gleichen Zeit brach in Europa die erstmals durch Constantin von Economo beschriebene Enzephalitis lethargica, Gehirnentzündung, aus; sie verbreitete sich bald darauf über die ganze Welt und verschwand nach zwei Jahren wieder. Überlebende dieser Epidemie wiesen aber später Symptome eines mit der Parkinsonschen Krankheit verwandten Nervenleidens auf. Die ständige Wechselbeziehung zwischen den Arten scheint auch zu dem bis dahin unbekannten, erstmals in Uganda beobachteten »O-nyong-nyong-Fieber« geführt zu haben, verursacht durch ein normalerweise im Affen lebendes Virus. Die Krankheit war gutartig und, da die Menschen schnell immun wurden, auch nur von kurzer Dauer.

Zu den ausgestorbenen Seuchen dürfen wir künftig die Pocken rechnen. Es mag erstaunen, daß wir dieser Krankheit hier so wenig Aufmerksamkeit widmen, einer Krankheit, die einst solche Verheerungen anrichtete. Wir nannten sie bereits als Urheber großer, teils auch im Verbund mit anderen Seuchen auftretender Epidemien. Nach der Entdeckung Amerikas und der Erforschung Afrikas durch die Weißen hat wohl kaum ein Volk auf der ganzen Welt nicht gleich mehrmals unter den Pocken gelitten. Die Sterblichkeit war, bis zur Einführung der Pockenschutzimpfung, immer sehr hoch. Da ihre epidemischen Stöße nicht aufeinander zu folgen pflegten, hinterließ sie wahrscheinlich, über Jahrtausende gerechnet, mindestens ebenso viele Tote wie die Pest, nämlich Hunderte von Millionen.

Ist sie nun, seit einigen Jahren schon, ganz und gar ausgestorben? Alles deutet darauf hin, denn die Massenimpfungen engten die ökologische Nische des Erregers beispiellos ein, um sie schließlich völlig zuzumauern. Das Pockenvirus besitzt kein Tier als Wirt, lebt also ausschließlich im Menschen, und der hat es durch die generell erzielte Immunität seiner Fortpflanzungs- und Übertragungsmöglichkeiten beraubt. Der letzte Pockenfall wurde 1977 in Somalia beobachtet, und die Weltgesundheitsorganisation verspricht demjenigen, der den nächsten authentischen Fall meldet, eine beachtliche Prämie.

Damit ist die Pockenschutzimpfung überflüssig geworden, eine um so erfreulichere Nachricht, als es gerade bei ihr häufiger zu Impfschäden kam; heute braucht sich nurmehr das Personal der dreiundzwanzig Laboratorien, die die Impfstoffe herstellen, impfen zu lassen; das Virus selbst wird, zumindest theoretisch, auch nur noch in zwei eigens dafür zugelassenen Laboratorien gezüchtet und kultiviert.

Wenn die Verantwortlichen in den staatlichen Gesundheitsdiensten sich den Pocken gegenüber in gewisser Weise gelassen geben, so bedeutet das keine Sorglosigkeit. Auch die Biologen behalten das Problem im Auge, denn es gibt zahlreiche dem Pockenvirus verwandte Erregerarten. So wurden mehrere Sorten des für den Menschen gottlob ungefährlichen Orthopox-Virus isoliert, und wir besitzen serologische Beweise dafür, daß zahlreiche Afrikaner, ohne es zu wissen, von einem Monkeypox-Virus befallen waren, dem Erreger einer Pockenkrankheit des Affen, die uns Menschen jedenfalls keine Beschwerden bereitet. Wir wissen bisher wenig über die Mobilität dieser Viren, über ihre bevorzugten ökologischen Standorte und auch nicht über ihre Verwandtschaft untereinander.

Zweihundert Jahre brauchte der Mensch, um die so gefürchteten Pocken in den Griff zu bekommen; Viren, die nur im Menschen leben, sind aber leider die Ausnahme, und so ist verständlich, daß nach wie vor größte Wachsamkeit geboten ist.

Zweitens: Der Ausbruch vieler Krankheiten ist noch von einer dritten Voraussetzung abhängig: Der Keim muß in den menschlichen Organismus gelangen können. Auch als man von Bakterien noch nichts wußte und die Auffassungen über Ansteckung und Verbreitung einer Krankheit geteilt waren, gab es bereits eine Reihe wirksamer, auf empirischen Beobachtungen fußender Maßnahmen zur Vermeidung von Ansteckungen. So wurde durch die Quarantäne von Pestkranken ein Kontakt zwischen Gesunden und Kranken unterbunden; der Bau von Wasserleitungen verhinderte, daß Trinkwasser mit Abwässern in Verbindung geriet, und trug, wie auch die Auflage, Neubauten mit Spültoiletten zu versehen, mit dazu bei, Typhus und Cholera einzudämmen. Mit dem Abbruch von Elendsquartieren in den Großstädten ging die Zahl der auf zu engem Raum zusammenlebenden Menschen zurück und damit auch gleichzeitig die tuberkulosebedingte Sterblichkeit.

Noch unzählige Beispiele ließen sich hier anführen. Durch Sauberkeit in den Häusern, häufigeres Wäschewaschen und neue Insektizide sind wir heute in der Lage, eine ganze Reihe von Überträgern wirksam zu bekämpfen: Flöhe, Wanzen, Läuse, Zecken, im Endeffekt also Pest, Fleckfieber, Cholera und Rückfallfieber. Zahlreiche Keime benötigen zu ihrer Verbreitung Überträger, und auch wenn ein noch kaum identifizierter oder schwer zu isolierender Keim praktisch unangreifbar ist, so können wir uns wenigstens an seinen Überträger halten, allerdings ist auch der nicht immer bekannt oder ohne weiteres zu fassen. Auf diesem Gebiet der öffentlichen Gesundheitspflege bleibt jedenfalls, auch nach den großartigen Erfolgen der letzten fünfzig Jahre, noch viel zu tun.

Wenn im ewigen Wechsel des Werdens und Vergehens in unserer Welt einige Krankheiten heute ausgestorben sind, dann müßte auch die Hypothese gelten dürfen, daß andere, neue entstehen können, vorausgesetzt, die erwähnten drei Bedingungen sind erfüllt. Angenommen, der Mensch und die Qualität seiner Impfstoffe wären Konstanten: Dann blieben immer noch die Krankheitskeime und ihre Überträger als mögliche Variablen. Ein Virus braucht nur ein Segment seiner DNS oder RNS zu verändern oder ein Bakterium die Zusammensetzung seiner Zellmembran, und schon wird sich der menschliche Organismus ihnen gegenüber ganz anders verhalten, eine neue, vielleicht krankhafte Reaktion zeigen. Genau das ist wahrscheinlich auch bei der Vielzahl von Grippeviren der Fall, die häufig mutieren: Die Virusstruktur der nächsten Grippe ist daher noch nicht bekannt.

Es wäre ferner denkbar, daß ein Virus oder eine Bakterie, die bisher ganz harmlos in irgendeinem Tier lebten, mit einem Male auf den Menschen überwechseln, und das könnte der Beginn einer für uns völlig neuen Krankheit sein, wie vielleicht jenes bösartige Leiden, das sich durch heftige Lungen-, Darm- und Hautblutungen sowie hohes Fieber zu erkennen gibt und binnen weniger Tage zum Tode führt. Die »Marburger Affenkrankheit« – nach der Stadt benannt, wo sie in einem Laboratorium zuerst auftauchte und mehrere Opfer forderte – gehört ebenso dazu wie das Lassa-Fieber (Nigeria), das Ebola-Fieber (vom Kongo-Fluß) und das Rifttal-Fieber (Ostafrika) sowie die Fieber, die gleichzeitig von der Krim, aus Zaire und aus Pakistan gemeldet wurden. Bei all diesen Infekten handelte es sich – zumindest am Anfang – um Tierkrankheiten, die nur zufällig auf den ebenfalls dafür empfänglichen Menschen übergegriffen haben. Vermutlich leben die Erreger in Zecken und Flöhen von Nagern und Affen und werden durch Mücken übertragen, die den Keim aufnehmen, wenn sie ein

Tier stechen. Dann aber kann eine Übertragung direkt von Mensch zu Mensch erfolgen, so daß einmal Erkrankte streng isoliert werden müssen.

Die Behandlung solcher Krankheiten ist nicht einfach. Todesopfer haben sie bisher nur in lokal begrenzten Gebieten gefordert, bei Übertragung von Mensch zu Mensch wäre jedoch eine massive Verbreitung ohne weiteres denkbar; sie bedürfte weder des Flohs noch der Mücke als Überträger, setzte also auch kein feucht-tropisches Klima mehr voraus.

Neben Viren, die dem Menschen vielleicht eines Tages gefährlich werden können, gibt es bereits heute einige, deren schädigenden Einfluß wir nicht oder noch nicht erkennen. Röteln wurden zum Beispiel jahrhundertelang als Kinderkrankheit verharmlost; erst seit wenigen Jahrzehnten ist bekannt, daß das Virus in den ersten drei Schwangerschaftsmonaten zu Mißbildungen des Embryos führt. Dabei kann der Hautausschlag bei Röteln so unauffällig sein, daß die werdende Mutter keinerlei Symptome verspürt. Eine Toxoplasmose wird ebenfalls häufig nicht erkannt. Befallen uns Yersinia pseudo-tuberculosis, ohne daß wir es ahnen, so können sie uns, wir erwähnten es schon, gegen die Pest immunisieren.

Wir wissen nicht, welche Keime überhaupt – mit teils günstigen und teils nachteiligen Konsequenzen – ständig in unseren Organismus eindringen, und auch die langfristigen Auswirkungen scheinbar gutartiger Krankheiten sind bisher wenig erforscht. So heilt in den meisten Fällen eine Virushepatitis ohne Spätfolgen aus. Dennoch, so weiß man heute, erliegen einige der an ihr Erkrankten dann Jahre oder auch Jahrzehnte später einer Leberzirrhose oder dem Leberkrebs. Daher wurde in mehreren Ländern Afrikas, wie im Senegal, wo sie endemisch nistet, und auch für besonders gefährdete Berufsgruppen – in der Chirurgie oder in Hämatologielaboratorien Beschäftigte – eine umfassende Impfaktion gegen die Virus-B-Hepatitis gestartet.

Noch andere Krebsarten sind infektiösen Ursprungs: Das Epstein-Barr-Virus beispielsweise, zum ersten Mal in Ostafrika entdeckt, kann einen bösartigen Tumor, das von Denis B. Burkitt 1957 beschriebene Burkitt-Lymphom, hervorrufen. Diese vor allem in Schwarzafrika – und in etwas geringerem Ausmaß auch in Indonesien – grassierende

Krankheit geht mit der Wucherung bestimmter Zellen des Knochenmarks am Ober- und Unterkiefer einher und führt zu monströsen Knochendeformationen. Sie befällt vorwiegend Kinder zwischen vier und acht Jahren und macht die Hälfte kindlicher Krebserkrankungen in diesem Gebiet überhaupt aus. Rechtzeitig diagnostiziert, kann das Burkitt-Lymphom mit chemotherapeutischen Mitteln bekämpft werden; unbehandelt führt die Krankheit zum Tode.

Einige, in bestimmten Gebieten Chinas besonders häufige Karzinome, wie Speiseröhrenkrebs oder Leberkrebs, werden möglicherweise von einem Hefepilz hervorgerufen, der in der Nahrung schmarotzt, oder aber, nach den charakteristischen immunologischen Reaktionen bei einigen Krankheiten zu urteilen, vielleicht sogar von einem Virus.

Und ein Virus ist auch der Urheber von Aids – Acquired Immuno-Deficiency Syndrome, Erworbenes Immunmangelsyndrom –, jener praktisch immer tödlichen Krankheit, bei der die körpereigene Abwehr zusammenbricht und deren Verlauf durch die Entwicklung von Folgekrankheiten wie dem Kaposi-Sarkom noch beschleunigt wird. Aids ist die jüngste Epidemie in der Geschichte der Menschheit, eine Seuche, mit der wir uns hier etwas eingehender befassen wollen, hat sie uns doch vor eine völlig neue Situation gestellt und in weiten Bevölkerungskreisen zu erheblicher Unruhe geführt.

2. Zum Beispiel Aids: Eine neue Seuche auf dem Vormarsch

Am 5. Juni 1981 berichtete der ›Morbidity and Mortality Weekly Report‹ (MMWR), das Mitteilungsblatt der Centers for Desease Control (CDC) in Atlanta, ihm seien innerhalb eines Monats fünf an einer sehr seltenen Lungenentzündung, der Pneumocystosis, erkrankte Patienten gemeldet worden. Bei allen fünf handelte es sich um junge Homosexuelle, und alle fünf lebten in Los Angeles. Diese Infektion wird von einer banalen, eigentlich nicht – oder nur sehr wenig – pathogenen Mikrobe, Pneumocystis carinii, hervorgerufen, die praktisch überall auf der Welt vorkommt. Der für Gesunde ganz harmlose Keim wird Menschen mit geschwächter Immunabwehr, wie Krebs- und Leukämiekranken, indessen gefährlich. Bei gründlicher Untersuchung dieser fünf Patienten stellte sich dann heraus, daß sie noch weitere Infekte aufwiesen, die ebenfalls von sonst eher unbedeutenden Keimen ausgelöst worden waren, beispielsweise durch mikroskopisch kleine Pilze der Art Candida bewirkte Candidosen der Haut oder des Mundes oder auch Cytomegalovirus-Infektionen, ein Virus der Herpes-Gruppe, die bei Menschen mit gestörter Immunabwehr zu einer Schwellung und Verhärtung der Lymphknoten führen.

In den darauffolgenden Monaten meldeten die CDC immer neue Fälle, und bei allen – oder jedenfalls fast allen – Betroffenen handelte es sich um Homosexuelle. Bald schon diagnostizierte man bei einem der Erkrankten, auch er diesem Personenkreis zugehörig, außerdem noch einen Krebs der Haut und der Schleimhäute, das Kaposi-Sarkom. Dieser äußerst seltene, sich nur schleichend entwickelnde Tumor war zwar schon seit langem bekannt, er befiel aber vornehmlich ältere Menschen jüdischer oder mediterraner Abstammung. Allerdings hatte man in den dreißiger Jahren eine schnell zum Tode führende Krebsart gleichen Typs, bei der aber weit mehr Körperregionen betroffen waren (Schleimhaut-, Organ- und Lymphknotenbefall), in Afrika entdeckt, zu deren Opfern vor allem Kinder gehörten. Und um eben diese afrikanische Variante handelte es sich bei dem erkrankten Amerikaner. In Europa war bereits 1975 beobachtet worden, daß das Kaposi-Sarkom abwehrgeschwächte Patienten befällt, zumeist allerdings Transplantatempfänger, deren Abwehr durch eine immunsuppressive Therapie künstlich geschwächt worden war, um die Abstoßung des fremden Gewebes zu verhindern.

Im August 1981 hatte sich die Lage verschlimmert; auch aus anderen, von Los Angeles weit entfernten Städten (besonders New York) wurden Kaposi- oder Pneumocystose-Fälle gemeldet. Immerhin war man in der Erforschung der epidemiologischen Zusammenhänge ein Stück vorangekommen: Bei den meisten Erkrankten handelte es sich um junge Homosexuelle, manchmal um intravenös spritzende Drogenabhängige oder auch um Hämophile, sogenannte Bluter, denen regelmäßig Blut oder Blutprodukte, wie Faktor-VIII-Konzentrate, übertragen worden waren, um die bei diesen

Patienten fehlende Gerinnungsfähigkeit des Blutes wiederherzustellen.

Bei allen Betroffenen war es unterschiedslos zum Zusammenbruch der Immunabwehr gekommen, was zwei Konsequenzen mit sich brachte: nämlich den durchweg tödlichen Ausgang der Krankheit und ihr klinisch sehr komplexes Erscheinungsbild, denn hier hatten sich Keime pathogen entwickelt, die normalerweise auf der Haut oder den Schleimhäuten der natürlichen Körperhöhlen leben, die natürliche Schranke unseres Abwehrsystems aber nicht zu durchbrechen vermögen. Die entsprechenden Erkrankungen konnten also nicht auf einen bestimmten gemeinsamen Auslöser, sondern nur auf eine ganze Reihe von opportunistischen, also sonst harmlosen Erregern zurückgeführt werden, die nun gewissermaßen von der Durchlässigkeit des »Abwehrwalls« profitierten, in den menschlichen Organismus eindrangen und dort irreversible Schäden anrichteten. Folglich mußte denn auch die Suche nach der eigentlichen Ursache direkt an der Basis dieser »kurzgeschlossenen« Immunabwehr erfolgen.

In den Jahren 1982 und 1983 nahm die Zahl der Aids-Fälle unaufhörlich weiter zu; die Krankheit war mittlerweile in den gesamten USA aufgetaucht, wo viele der Betroffenen zum Personenkreis der aus Haiti zugewanderten Schwarzen gehören, und 1982 erreichte sie auch Großbritannien, die Bundesrepublik Deutschland, Dänemark, Belgien, Schweden, Frankreich, die Schweiz, sodann Österreich, Italien, Spanien, die Niederlande, Norwegen und Finnland. Auch aus den Ostblockländern einschließlich der UdSSR wurden zu dieser Zeit Fälle gemeldet. In Westeuropa waren Einwanderer aus Haiti, Zaire und anderen Ländern Zentralafrikas in größerer Zahl betroffen als Weiße; 1983 zählte man in Paris und Brüssel dreiundfünfzig aus Afrika kommende Kranke, und von den einheimischen Patienten hatten die meisten einen mehr oder weniger ausgedehnten Aufenthalt in Gebieten südlich der Sahara hinter sich.

Von Ende 1982 an schien dann klar: Aids ist eine durch Sexualkontakte oder durch Blut übertragbare Krankheit – durch nicht steriles, von Drogenabhängigen gemeinsam benutztes Spritzenbesteck, wiederholte Blutübertragungen und so weiter –, hervorgerufen durch einen vermutlich dem

Hepatitis-B, dem Epstein-Barr- oder auch dem Herpes-Virus verwandten Erreger; sie alle vermögen opportunistische Infektionen zu begünstigen.

Zwei amerikanische Wissenschaftler, Max Essex vom National Institute of Health und Robert Gallo vom National Cancer Institute of Bethesda, dachten an ein für eine bestimmte Form von Leukämie, die Lymphocyten-T-Leukämie, verantwortliches Virus, »Human T-cell Leukemia Virus« oder »HTLV«-Virus genannt. – Genaugenommen gibt es gleich eine ganze HTLV-Familie; man hat sie auch von 1 bis 3 numeriert. – Dieses HTLV-Virus wurde in Afrika, in der Karibik, in Mittel- und Südamerika, in den USA, wo die schwarze Bevölkerung besonders häufig betroffen ist, und selbst in Japan gefunden. Viren dieser Gruppe kommen auch bei gewissen afrikanischen Affenarten – besonders der grünen Meerkatze – vor; entsprechende Antikörper wiesen jedoch nur fünfundzwanzig Prozent der Erkrankten auf.

Den tatsächlichen Aids-Erreger isolierten in Wirklichkeit aber erst einige Monate später Professor Luc Montagnier und sein Team am Pariser Institut Pasteur. Dieses »LAV (Lymphadenopathie-Assoziiertes Virus)« benannte Virus wurde nach erheblichen Diskussionen dann als das einzig ursächliche anerkannt. Professor Gallo isolierte nicht lange darauf, im Mai 1984, das gleiche Virus und nannte es »HTLV 3«, was, da zwischen dem LAV und der HTLV-Familie gar kein Zusammenhang besteht, nicht eben logisch anmutet.

Nachdem Professor Gallo schließlich anerkannt hatte, daß ihm die Mitarbeiter des Institut Pasteur zeitlich voraus gewesen waren, bekam das Virus nunmehr seinen endgültigen Namen: HIV, Humanes Immundefizit-Virus. Auch seine Wirkungsweise ist inzwischen genau bekannt: Es greift gezielt eine bestimmte Art von »T 4« genannten Lymphozyten des Thymus an, denen, sobald ein fremdes Antigen – Virus, Bakterie, Pilz oder ähnliches – in den Organismus einzudringen versucht, eine grundlegende Rolle bei der Einleitung des Abwehrprozesses zukommt, sie steuern vor allem die Aktivierung und Vermehrung vieler an der Abwehrreaktion beteiligten Zellen. Indem das HIV-Virus nun den »Chef der Kommandozentrale« vernichtet, lähmt es das gesamte Abwehrsystem.

Das muß allerdings nicht sofort geschehen, und ein HIV-Träger – der entsprechende Nachweis erfolgt durch die in seinem Serum befindlichen HIV-Antikörper – braucht über Jahre hinweg nicht die geringsten klinischen Anzeichen zu zeigen. Das Virus gehört nämlich zur Gruppe der sogenannten »Retroviren«. Diese bestehen aus einer Eiweißhülle, welche einen kleinen, ihre ganze genetische Information bergenden RNS-Faden umhüllt und schützt. Dieser RNS-Faden wird mit Hilfe eines »reverse Transkriptase« genannten Enzyms gewissermaßen »zurückgeschrieben«, in einen DNS-Faden nämlich, der sich dann irgendwo auf einem Chromosom der T-4-Zelle ansiedelt. Dort bleibt er eine Zeitlang in »Wartestellung« – das Virus ist scheinbar verschwunden. In Wirklichkeit aber ist seine genetische Information in die Zelle integriert worden und bleibt dort auch, denn bei jeder Zellteilung wird sie, wie alle anderen sie umgebenden DNS-Ketten, die die Chromosomen bilden, geteilt und an alle Tochterzellen weitergegeben, die dadurch potentiell infektiös bleiben. Irgendwann dann, und ohne daß man wüßte warum, kehrt dieser DNS-Strang in Form einer Virus-RNS – derselben, die ihn einst hervorgebracht hatte – wieder in das Zellplasma zurück, vermehrt sich dort vieltausendfach, läßt seine Wirtszelle explodieren und steckt andere T-4-Zellen an. Damit wird das Immunsystem schon an seiner »Basis« außer Gefecht gesetzt, und so können sich nunmehr opportunistische Infektionen entwickeln – die Krankheit geht in das klinische Stadium über. Zu dieser dramatischen Konsequenz wird es unserer Vermutung nach aber nur bei zehn von hundert infizierten Personen – also jenen, bei denen das Virus latent auf den Chromosomen vorhanden ist und Antikörper im Serum nachweisbar sind – kommen.

Anhand all dieser Daten sind wir inzwischen auch in der Lage, den möglichen Weg dieser Seuche nachzuzeichnen: Wahrscheinlich aus Zentralafrika stammend, war das Virus, so vermutet man, ein zunächst kaum oder gar nicht pathogenes Affenvirus, bevor es durch eine Mutation irgendwann auf den Menschen überwechseln konnte. Der Schwarze Kontinent ist heute effektiv am stärksten betroffen; in Zaire und Ruanda und, wie es scheint, überhaupt in ganz Zentralafrika – Kongo, Uganda, Sambia mit Verbreitung bis hinüber nach Angola –, dürften Millionen von Menschen HIV-positiv – potentielle Überträger oder zukünftige Kranke – sein. Virusträger gibt es in diesen Ländern ebenso viele – wenn nicht gar mehr – wie in den Hochrisikogruppen – Homosexuelle, intravenös spritzende Drogenabhängige – von San Francisco oder Manhattan. Die Aids-Infektionsrate in den afrikanischen Großstädten wird auf derzeit zehn Prozent oder mehr geschätzt, eine Quote, die bei Prostituierten fünfzig bis neunzig Prozent erreichen kann. – Wie man inzwischen weiß, erfolgt die Übertragung sowohl homo- wie auch heterosexuell. – Durch die haitianischen »Vettern« von Afrika zunächst in die Karibik gebracht, gelangte sie von dort durch sich in amerikanischen Großstädten prostituierende Homosexuelle in die USA und griff dann auf Europa über. Außer Risikogruppenzugehörigen wie Drogenabhängigen und Homosexuellen sind durch bisexuelle Partner inzwischen auch Frauen betroffen, so daß in Europa wie in den USA Aids – wie Syphilis oder Gonorrhöe – nunmehr generell als sexuell übertragbare Krankheit gilt. Künftig wird der Kreis Gefährdeter sich auf alle Völker und Bevölkerungsgruppen erstrecken.

Ganz zweifellos haben die heutige Mobilität der Menschen und die Schnelligkeit unserer Verkehrsmittel eine wichtige Rolle bei der Verbreitung der Krankheit gespielt. In Ermangelung eines Impfstoffs oder effizienter Behandlungsmöglichkeiten – auf beiden Gebieten kann die Forschung aber täglich Fortschritte verzeichnen – nimmt die Zahl der Erkrankten weltweit unaufhaltsam zu. Verzeichnete man Ende 1981 noch kaum einige Dutzend Aids-Fälle, so waren es 1982 schon einige Hundert, in den darauffolgenden Jahren einige Tausend, und bis zum Ende dieses Jahrzehnts befürchtet man Zehntausende oder gar Hunderttausende von Erkrankten. Derzeit sind in Amerika mehrere Millionen Menschen positiv. Vor einem solchen Hintergrund wird verständlich, daß sich in den westlichen Ländern zunehmend Unruhe und Besorgnis verbreiten, eine Psychose, zu der die allzeit sensationshungrigen Medien noch ein übriges tun. Angesichts dieser völlig neuen Krankheit haben die Menschen einmal mehr die Dämonen der Vergangenheit heraufbeschworen, haben sie zu nachgerade mittelalterlichen Verhaltensweisen zurückgefunden.

Nicht anders als einst sah man, zwischen 1982 und 1983,

in der Krankheit die nur gerechte Geißel Gottes, welche die den politischen Unruhen von 1968 gefolgte sexuelle Freizügigkeit in den Industrienationen ahndete. Wie einst schien es nur rechtens, daß von der Norm abweichende Verhaltensweisen bestraft würden: Aids als Heimsuchung der Homosexuellen – so wie die Inquisition die Sodomisten verfolgt hatte. Waren im 14. und 15. Jahrhundert Fremdlinge und Juden massakriert worden, beschuldigt, die Pest verbreitet zu haben, so macht man im 20. Jahrhundert die Schwarzen für Aids verantwortlich, da durch sie die Krankheit aus Afrika über Haiti nach Amerika gelangt war. Hatte man einst Leprosorien geschaffen, so mehren sich heute die Stimmen, die nach speziellen Einrichtungen rufen, in denen HIV-Positive zu isolieren seien, auf daß sie die Krankheit nicht weiterverbreiten – und in denen sie ebensowenig behandelt würden wie damals die Leprakranken, denn eine Therapie gegen das Virus gibt es schließlich noch nicht. Und so wie im 11. Jahrhundert auf einigen Konzilien die Ehe zwischen einem Leprakranken und einer gesunden Frau für nichtig erklärt worden war, so weigerte sich vor nicht langer Zeit ein New Yorker Priester, einen Aids-Kranken und eine gesunde, in diese Ehe einwilligende Frau zu trauen. Immerhin wurde der Pfarrer von seinem zuständigen Bischof zur Rechenschaft gezogen.

Als einst die Pest grassierte, sperrte man nicht nur die mit Sicherheit Erkrankten in ihren Häusern oder in eigens geschaffenen Pestlazaretten ein, sondern alle Verdächtigen gleich mit dazu; heute denken nicht wenige Arbeitgeber daran, für HIV-Positive – und mutmaßliche Überträger – die Türen ihrer Unternehmen zu versperren.

Beispiele dieser Art gibt es nur zu viele: Vor dem unbekannten Risiko sind Panikreaktionen, sind die archaischen und irrationalen Verhaltensweisen des Menschen dieselben geblieben, und daran haben auch alle Wunderwerke der Technik, die seine äußeren Lebensbedingungen verbesserten, nichts zu ändern vermocht. Was also hält die Zukunft für uns bereit? Werden wir uns für die nächsten Jahre auf eine massive Verbreitung der Seuche einstellen müssen, die, wie in der Geschichte so häufig geschehen, überall und gleichzeitig zuschlägt? Daß wir auf eine derartige Katastrophe zusteuern, ist höchst unwahrscheinlich. Wir leben nicht mehr im Mittelalter, und unsere modernen Kommunikationsmittel gewährleisten eine schnelle Nachrichtenübermittlung. Breit angelegte Aufklärungskampagnen sollen die Bevölkerung vor Aids, vor ihren Gefahren und vor einer möglichen Ansteckung warnen. Zahlreiche Laboratorien sind inzwischen für einen Antikörpernachweis eingerichtet, was nicht heißt, daß die Betroffenen nun infektiös oder dazu verurteilt wären, früher oder später eine klinische Form von Aids durchzumachen; der positive Befund zeigt nur, daß ihr Organismus sich irgendwann mit dem Virus auseinandergesetzt hat. Gleichwohl müssen sie als potentiell gefährdet betrachtet und über ihren Zustand informiert werden. Dieser bedingt eine regelmäßige klinische Überwachung; ferner dürfen sie unter keinen Umständen als Blut-, Organ- oder Samenspender fungieren. Durch alle diese Maßnahmen müßte es, sofern sie korrekt durchgeführt werden, gelingen, die Krankheit unter Kontrolle zu halten und eine wirkliche Epidemielawine, wie man sie eine Weile befürchten mußte, zu verhüten. Darüber hinaus gehen die auf künftige Impfstoffe und Aids-Behandlungen zielenden Forschungsarbeiten immer weiter, und man darf hoffen, daß wir in absehbarer Zeit über ein ganzes Arsenal von Therapeutika verfügen, um der neuen Bedrohung zu begegnen.

Diese positive Einschätzung ist allerdings insofern etwas theoretisch, als sie die Lage von Ländern reflektiert, die so entwickelt sind, daß sie sich eine ausreichende medizinische Infrastruktur leisten können. Behandlung und Impfung werden, wenn es sie erst gibt, alles andere als billig sein; das gilt auch für den vielfach schon durchgeführten Antikörpertest, der bei Blutspendern in den meisten Ländern sogar vorgeschrieben ist. All das verschlingt viel Geld, und allein in den USA schätzt man die jährlichen Kosten der Anti-HIV-Tests von Blut und daraus gewonnenen Produkten – Blutkörperchenkonzentrat, Albumin, Immunoglobin und so weiter – auf mehr als sechzig Millionen Dollar. Dabei sind derartige Untersuchungen natürlich nur in dem Maße wirksam, wie sie keine HIV-Träger durch die Maschen schlüpfen lassen, mit anderen Worten, also auf breitester Ebene durchgeführt werden. Leider gehören aber gerade die am meisten gefährdeten Länder – Zentralafrika, Karibik – zu den ärmsten Ländern der Welt. Ihr »Gesundheitsbudget« ist im Vergleich zum Bedarf verschwindend klein. Häufig reicht es vermutlich nicht einmal zur Durchführung von Antikörpertests.

In Anbetracht der Dringlichkeit und der Schwere des Problems ist eine Koordinierung der Mittel auf internationaler Ebene und eine entsprechende Soforthilfe für die bedürftigsten Länder eilends geboten. Die Weltgesundheitsorganisation nimmt sich dieser Frage bereits an. Und für wohlhabendere Länder geht es hier nicht um eine bloße Solidaritätsbekundung, vielmehr liegt eine solche Unterstützung auch im wohlverstandenen Interesse ihrer eigenen Sicherheit, denn bei dem heutigen Reiseverkehr kennen Viren effektiv keine Grenzen mehr, so daß wir uns auch nicht länger hinter den alten Quarantänemaßnahmen verschanzen können, die sich bis zum 20. Jahrhundert ja durchaus bewährt hatten – jetzt würden sie uns kaum noch etwas nützen. Wichtig ist hingegen, sich der Gefahr bewußt zu sein, die von einer wirklich massiven Aids-Explosion in Afrika oder anderswo für unsere Spezies ausginge; sie würde niemanden verschonen.

Auch auf epidemiologischem Gebiet müssen wir uns – wie in so vielen anderen Bereichen – auf die Gegebenheiten unserer modernen Welt einstellen. Im Kampf um unsere Gesundheit ist, das macht das Beispiel Aids nur allzu deutlich, kein Sieg endgültig. Wie dürfen nicht nachlassen in unserer Wachsamkeit. Die übervölkerten Ballungsräume unserer Zeit bieten einen geradezu idealen Nährboden, und der unablässige Güter- und Personenverkehr vervielfacht die Risiken, ganz zu schweigen vom noch immer zunehmenden Sex-Tourismus, der heute mitnichten nur auf den Jet-Set begrenzt ist, sondern sich infolge der organisierten Charterreisen, wenn man so sagen darf, »demokratisiert«. Wir müssen uns darüber im klaren sein, daß unter der Tropensonne etwas anderes als ein Tapetenwechsel auf uns warten kann, daß jedes nicht kontrollierbare exotische »Abenteuer« Gefahr bergen mag ...

Und morgen? Wird die Menschheit, wenn sie Aids erst im Griff hat, ruhig schlafen können? Dies zu hoffen wäre ein absoluter Trugschluß.

Vielleicht sind bestimmte Krankheiten, die bisher nicht für ansteckend gehalten wurden, in Wirklichkeit infektiösen Ursprungs, vielleicht werden Endemien, da wir nicht wissen, wie wir sie einordnen sollen, eines Tages epidemisch.

Die Wissenschaften und insbesondere die Medizin machten in den letzten fünfzig Jahren so überwältigende Fortschritte, daß wir das Gefühl gewannen, die uns umgebende Natur vollkommen zu beherrschen. Welch großer Irrtum. Der Mensch ist noch ebenso verletzlich wie ehedem, und unablässig muß er seine Anpassungsfähigkeit, seine Verteidigungsbereitschaft gegenüber einem häufig aggressiven Milieu reaktivieren, muß immer neue Waffen gegen immer neue Feinde ersinnen.

VI. Über Luft, Wasser und Örtlichkeiten

Es gibt Seuchen, so sahen wir in den vorhergehenden Kapiteln, die nach einem ersten, heftigen Ausbruch das einmal von ihnen befallene Land nicht mehr verlassen, sondern sich dort festsetzen und endemisch werden. Erkrankungen und Sterblichkeit halten sich in engen Grenzen, bis solche Krankheiten eines Tages in Form von mehr oder weniger heftigen Epidemien erneut aufflammen. Die Übergänge von Epidemien zu Endemien sind, sobald man den Faktor Zeit in die Krankheitsgeschichte der Menschheit mit einbezieht, ziemlich fließend. Andere »einheimische« Krankheiten dagegen halten sich sehr lange in bestimmten Gebieten und zeigen sich unter Umständen periodisch in heftigen Ausbrüchen. Ihre Entwicklung verläuft also gewissermaßen entgegengesetzt: Nach der latenten, endemischen Phase gehen sie in bösartige Epidemien über. Eine solche Schematisierung mag vielleicht etwas künstlich anmuten, sie entspricht jedoch eindeutig der Realität.

Schon sehr früh fand der Mensch heraus, daß Siedlungsgebiete sich keineswegs gleichen, und so wählte er sie nach Gesichtspunkten wie Fruchtbarkeit oder Wildreichtum aus oder auch danach, ob sie einfach »angenehm« oder leicht zu verteidigen waren; Orte also, an denen er sich körperlich wohlfühlen konnte – eine Grundvoraussetzung für die Gesunderhaltung. Später dann, als man über einen größeren Erfahrungsschatz und höheren Wissensstand verfügte, stellte man fest, daß jede Gegend ganz charakteristische Krankheitsbilder aufwies.

Das war auch der Grund, weshalb Hippokrates eine seiner Schriften mit dem Titel ›Über Luft, Wasser und Örtlichkeiten‹ versah, denn, so meinte er, zwischen der Luft, die man atmet, dem Wasser, das man trinkt, der Gegend, in der man lebt und den dort vorkommenden Krankheiten besteht ein unmittelbarer Zusammenhang. Diese Beobachtungen haben bis heute nichts von ihrer Gültigkeit verloren. Vor einer Krankheit sind nicht alle Menschen gleich, jede Umsiedlung bedeutet ein Risiko, und Schwarze, die kalte Länder aufsuchen, neigen leichter zu Lungeninfektionen als Einheimische, während Weiße in den Tropen eher an »Fiebern« erkranken als die Eingeborenen. Außerdem herrschen auch nicht dieselben Krankheiten in allen Ländern: Hippokrates' »geomedizinische« Betrachtungen gaben jahrhundertelang den Anstoß zu unzähligen Abhandlungen, die durch Entdecker, Kaufleute, Historiker, Soziologen, Mediziner, Botschafter, Missionare und überhaupt »Reisende« noch ergänzt wurden.

Ohne auf diese umfangreiche Literatur einzugehen, wollen wir uns hier nur mit einer Krankheit befassen, die in einigen Gebieten der Erde seit jeher gewütet hat und die die Geschicke vieler Völker bis zum heutigen Tag mitbestimmt.

Von allen Seuchen, die die Menschheit befielen, hat keine so dauerhafte und tiefe Spuren hinterlassen wie die Malaria. Sie forderte im Laufe der Jahrhunderte wahrscheinlich mehr Opfer als alle großen Pest-, Cholera- und Pockenepidemien zusammen. Als eine Art stetiger Plage hingenommen, löste sie jedoch weniger Bestürzung aus – man hatte sich gewissermaßen mit ihr abgefunden.

1. Die Malaria vor Laveran

Es ist ein Irrtum zu glauben, die Malaria sei ausschließlich eine Tropenkrankheit, deren Keim und dessen Überträgermücke einer gewissen Temperatur und Sonneneinstrahlung bedürfen, dazu ließen sich viele Gegenbeispiele anführen. Es wäre daher müßig, sich von den Eiszeiten und großen klimatischen Entwicklungsphasen leiten zu lassen, um herauszufinden, wann ungefähr diese Krankheit sich auszubreiten begann. Malaria ist aller Wahrscheinlichkeit nach sehr alt; sie befällt, in ähnlicher Form wie sie den Menschen heimsucht, auch viele Vögel und Säugetiere; verwandte Erreger schmarotzen gar in Reptilien, Amphibien und Fischen; sie sind praktisch in allen Wirbeltieren anzutreffen.

Aus alten Fossilienfunden wissen wir, daß in der Altsteinzeit nicht nur Menschen lebten, es gab auch schon Mücken. Daraus läßt sich nicht automatisch folgern, daß auch die Malaria damals schon bekannt gewesen sei; es gibt keine Versteinerungen des Plasmodium, des Malaria-Erregers, weil dieser in der freien Natur – ohne Mücke, Mensch oder bestimmte Tierarten – nicht lebensfähig ist. Trotzdem ist bekannt, daß das schmarotzende Plasmodium und seine Überträgermücke schon lange vor dem Menschen existierten, der dem bereits bestehenden Krankheitszyklus dann ein neues, vorteilhaftes Milieu bot.

Beim Studium praktisch aller alten Quellen, in den Aufzeichnungen der Sumerer, der Ägypter, der Inder und Chinesen, stoßen wir auf dieses »Wechselfieber«, dem übrigens auch Homer nicht entging. Hippokrates verfaßte die erste medizinische Schrift über diese Krankheit. Sie grassierte besonders im Sommer und im Herbst, vorzugsweise in feuchten Gebieten, ging mit schwerem Schüttelfrost einher, dem hohes Fieber folgte, das sich, unterbrochen von fieberfreien Tagen, in regelmäßigen Anfällen alle drei – Malaria tertiana – oder alle vier – Malaria quartana – Tage wiederholte. Alle schon länger Erkrankten wiesen außerdem eine geschwollene, schmerzende Milz auf.

Dieses klinische Bild entspricht ziemlich genau heutigen Beschreibungen der Malariasymptome; dennoch könnte es sich auch auf andere Krankheiten bezogen haben, denn die Milz vergrößert sich bei zahlreichen Infekten, zum Beispiel auch bei Typhus, und neben der Malaria gibt es noch eine ganze Reihe anderer in Schüben auftretender Fieberkrankheiten. Wenn wir also im alten Schrifttum von solchen »Fiebern« lesen, so bedarf es eigentlich noch ergänzender Erkenntnisse, um eindeutig auf Malaria schließen zu können.

Milzvergrößerungen wurden damals besonders häufig bei Menschen aus Sumpfgebieten festgestellt; dies zeigt, daß man schon zu jener Zeit Krankheitssymptome präzise beobachtete; andererseits aber wissen wir nicht genau, welcher Infektion die offenbar sehr gefürchteten Semi-Tertiana-Fieber entsprachen. Malaria wütete, soviel steht fest, schon in der grauen Vorzeit in subtropischen und selbst in gemäßigten Zonen, im Abendland, im Nahen Osten und im Mittelmeerraum. Eine sorgfältige Auswertung alter Manuskripte führte schon Littré vor einhundertfünfzig Jahren zu dem wohl richtigen Schluß, daß Alexander der Große 323 v. Chr. in Babylon an einem perniziösen Malaria-Anfall gestorben ist.

Von den wenigen außergewöhnlichen klinischen Beispielen einmal abgesehen – der Fall Alexanders hat die Geschichte mitbestimmt –, sind wir, um die sozialen und historischen Auswirkungen der Malaria zu untersuchen, auf zeitlich weniger weit zurückliegende Informationen vor allem aus dem Mittelmeerraum angewiesen, denn auf dieses Gebiet bezieht sich eine besonders große Anzahl von Texten. Schon das antike Griechenland und das ganze zum griechischen Einflußbereich gehörende Territorium litten unter der Malaria, wenn auch noch weniger schlimm als in späteren Epochen.

Die Hafenstädte und die in Flußmündungen, an der Küste und auf den Inseln Griechenlands und Kleinasiens gelegenen Ortschaften hätten nicht so lange bestehen und sich zu so blühenden Gemeinwesen entwickeln können, wären sie schon damals so verseucht gewesen wie tausend Jahre später – weder Paulus' Geburtsort Tarsus in der Ebene von Adena (Kleinasien) noch Paestum (Poseidonia) in Groß-Griechenland (Süditalien). – Übrigens können weder Sanheribs Niederlage vor Jerusalem 701 v.Chr. noch die Aufhebung der Belagerung von Syrakus durch die Athener 414 v.Chr. mit Sicherheit der Malaria zugeschrieben werden. –

Man sah im »Sumpffieber« auch die mögliche Ursache für den Niedergang Etruriens angesichts der wachsenden Übermacht Roms. In Wirklichkeit war der tyrrhenische Küstenstreifen, die spätere Maremma von Siena, damals wenig verseucht, wie auch die Küste zwischen Ostia und Antium (Anzio); die Etrusker lebten teils in den Hafenstädten, die ihren Handelsverkehr sicherten, teils in den oberen, im historischen Gebiet ihres Territoriums gelegenen Städten, nicht anders als die Bewohner Latiums auch. Es ist also unwahrscheinlich, daß identische Klima- und Wohnverhältnisse die Latiner begünstigt, die Etrusker aber benachteiligt haben sollten.

Bei der Interpretation der Vergangenheit ist man leicht versucht, komplexen Tatbeständen scheinbar schlüssige Ursachen zuzuordnen. Es liefe auf eine grobe Vereinfachung der Geschichte hinaus, wollte man die Hauptursache für die Mißgeschicke der Völker ausschließlich in ihren Krankheiten suchen.

In allen Schriften über die Kämpfe des antiken Griechenland, des antiken Rom, die Grundfesten unseres abendländischen Humanismus also, über die Perserkriege, die Punischen Kriege, die Eroberung Galliens, über die den Übergang Roms von der Republik zum Kaiserreich begleitenden Bürgerkriege, über die Kämpfe mit germanischen und parthischen Barbaren schmücken die Chronisten, je nachdem, welchem Lager sie zuzurechnen sind, Sieg oder Niederlage von Freund oder Feind mit schicksalsentscheidenden »Fiebern« aus. Wie wiesen bereits auf die wenig präzise Berichterstattung über Epidemien in alten Quellen hin, so daß wir nun nicht in den Fehler verfallen wollen, hinter allem eine Malariawelle zu vermuten.

Ärzte wie Celsus und Galen beschrieben zu Beginn unserer Zeitrechnung das Wechselfieber in vielen Einzelheiten, und auch Vitruv riet den Architekten schon, Häuser lieber in den höher gelegenen Stadtteilen als in den feuchten Niederungen zu bauen, um so in den Genuß gesünderer Luft zu kommen. Dennoch wissen wir dadurch kaum mehr über das quantitative Ausmaß des Leidens, über seine flächenmäßige Ausdehnung oder die Anzahl der Erkrankten.

Vom 2. und 3. Jahrhundert an wurde das Abendland von vielen Umwälzungen erfaßt. Der Mittelmeerhandel weitete sich aus, Kaufleute reisten inzwischen bis zu den Britischen Inseln hin, schifften sich nach Persien und nach Indien ein; die Bedrohungen an den Landesgrenzen und in Küstennähe wuchsen; Schiffbau und Hausbau sowie die Vergrößerung der Anbauflächen aufgrund des gestiegenen Nahrungsmittelbedarfs der Städte zogen eine massive Abholzung der Wälder nach sich; doch die mediterrane Vegetation regeneriert sich nur langsam, und so war die Erosion ehemals baumbestandener Hänge bald nicht mehr aufzuhalten.

Zudem führten politische Unruhen zu einem Aufweichen staatlicher und städtischer Strukturen, die bis dahin für ausgebaggerte Häfen und regulierte Wasserläufe gesorgt hatten. Nun aber, in nur einem Jahrhundert, füllte sich die Küstenebene mit Anschwemmungen auf, das Wasser konnte nicht mehr ablaufen, einst schöne Grünflächen verwandelten sich in faulige Sümpfe.

Zwischen dem 4. und 10. Jahrhundert veränderten viele Mittelmeerlandschaften ihren Charakter. Die Häfen am Südufer Kleinasiens, die vielen schönen griechischen und römischen Städte mit den Tempeln, mit Foren und Theatern verloren ihre Einwohner. Seleukia Pieria, der Vorhafen Antiochias, wurde unpassierbar, weil man seine monumentale Anlage zur Flußregulierung nicht mehr instand hielt.

Ravenna, eine Zeitlang Hauptstadt, büßte seinen nunmehr versandeten Hafen ein und verwandelte sich in eine Brutstätte von Krankheiten, in der später ein Dante sterben sollte; Aquileia wurde zugunsten des gesünderen, da mitten im Meer gelegenen Venedig aufgegeben; der alte griechische Hafen von La Napoule war nur noch eine »cannes«, »Rohr«, genannte Schilfniederung – seit der Zeit häuften sich in der Provence und in der Gegend um Narbonne mit »Canne« gebildete Ortsnamen –, und Maguelonne, eines der ersten Bistümer Frankreichs, mußte sich vom Lido nach Montpellier zurückziehen. In den Kirchen der Urchristen Korsikas finden sich Beweise dafür, daß die Glaubensgemeinschaften damals die Niederungen im Osten der Insel evakuieren mußten. Und auch die Mitidja, Kornkammer Roms in Afrika, wurde aufgegeben.

Im Landesinnern stürzten nicht instandgehaltene Aquädukte ein und ließen damit neue Sümpfe entstehen. Die in klassischer Zeit für ihre Pferde- und Elefantenzucht berühmte Orontes-Ebene in Vorderasien blieb sich selbst überlassen, da die das Ansariye-Gebirge herabstürzenden Wassermassen nicht mehr kanalisiert wurden; sie galt sogar im 20. Jahrhundert noch als ungesunde Zone.

Die Entstehung von Sumpfgebieten auf Kosten von Kulturland läßt sich eindeutig mit der zusammenbrechenden Organisation von Handel und Verwaltung erklären. Die neuen Goten- oder Vandalenreiche, das aufgeteilte oströmische Reich oder die Omaijaden, sie alle verfügten weder über das Steueraufkommen noch über die nötige Autorität, um wichtige Bauarbeiten in Angriff zu nehmen. Hier wird wieder einmal deutlich, wie eng der Gesundheitszustand einer Landesbevölkerung mit ihren soziopolitischen Verhältnissen verknüpft ist, ein Zusammenhang der auch unter modernsten Aspekten beim Kampf gegen die Malaria immer wieder sichtbar wird. Aber Sumpf bedeutet nicht zwangsläufig Malaria, jedenfalls nicht, solange Erreger und Überträger fehlen, und man weiß noch immer nicht, warum im Laufe weniger Jahrhunderte die Malaria in der westlichen Welt solche Ausmaße annahm und – sogar mit besonders hoher Sterblichkeit – über Länder herfiel, die bis dahin nie mit ihr in Berührung gekommen waren.

Natürlich ist der Niedergang des Römertums nicht nur auf die Malaria zurückzuführen. In den gleichen Jahrhunderten wütete auch die Pest, erschütterten schwere Erdbeben Kleinasien und Syrien, wurden Küstenniederungen zugunsten steil aufragender und damit einfacher zu befestigender Felsen aufgegeben, weil man sich gegen seeräubernde Vandalen, Sarazenen, Berber, sizilianische Normannen, Byzantiner und Kreuzritter zu wehren hatte. So besaß jede mittelmeerische Region ihre ganz eigene Geschichte, auf die die Malaria nur als einer von vielen Faktoren einwirkte.

Angeblich soll die Krankheit in ähnlich mörderischen Epidemiewellen aufgetreten sein wie die Pest, sollen beide Krankheiten im Hochmittelalter beinahe zeitgleich vorgekommen sein, wobei Malaria allein wieder zwischen dem 17. und 19. Jahrhundert anschwoll. Aber da vergleichende Unterlagen fehlen, können wir eine solche Hypothese nicht mit Entschiedenheit vertreten. Endemien sind von den Chronisten sehr viel weniger dokumentiert worden als Epidemien, das trifft bis in die jüngere Zeit zu, und über die Sterblichkeitsraten der Pest ist mehr bekannt als über die der Malaria, das gilt sowohl für die nach mehreren kräfteverzehrenden Krankheitsjahren eingetretenen Todesfälle bei Erwachsenen als auch für die erhebliche, aber nur unzureichend belegte Kindersterblichkeit.

Selbst wenn man ihre einzelnen Phasen genau fixieren könnte, hätten diese Werte nur für Europa Gültigkeit, denn über die Malaria in anderen Regionen des Alten Kontinents wissen wir praktisch nichts. Alles deutet darauf hin, daß Europa später als Asien und Afrika infiziert wurde; dies aber, wie es geschehen ist, allein mit dem im Vergleich zu den Tropen höheren Zivilisationsstand Europas zu begründen, würde von übermäßiger historischer Einseitigkeit zeugen; auch wirft die vergleichsweise gute Gesundheit der europäischen Bevölkerung ein Problem auf, mit dem wir uns noch beschäftigen werden.

Im Gegensatz zur Pest forderte die Malaria auf dem Lande mehr Opfer als in den Städten, die Häfen einmal ausgenommen. Es wäre aber müßig, im »Niedergang der Zivilisation auf dem Lande« und der Verringerung der Saatflächen den Grund für die Ausbreitung der Malaria in den Dörfern sehen oder, umgekehrt, die Landflucht mit der Malaria erklären zu wollen. Wer solche Erscheinungen über mehrere Jahrhunderte auf ganz Europa bezieht und ihnen eindeutige Kausalitäten unterstellt, begeht gewiß einen historischen Fehler.

Die Gegebenheiten waren von Land zu Land sehr verschieden. Wenn sich Mönche in Niederungen ansiedelten, feuchte Zonen sanierten und Wälder urbar machten, so leisteten sie damit einen Beitrag zum Kampf gegen die Malaria. Reichtum oder Armut auf dem Lande können nur unter gleichzeitiger Berücksichtigung der jeweils herrschenden politischen Verhältnisse richtig beurteilt und erklärt werden. Kriege haben immer zur epidemischen wie zur endemischen Verbreitung der Malaria beigetragen; unzählige Male wurden Schlachten durch diese Krankheit – den Tod eines Heerführers, die wilde Flucht einer Armee, die Aufgabe einer Belagerung oder eines Kampffeldes – entscheidend bestimmt.

In allen europäischen Ländern waren zum Teil weite Gebiete verseucht, am meisten aber litten Italien und seine Inseln unter dieser Geißel. Für die Bewohner der westlichen Welt war »Malaria« die italienische Krankheit schlechthin; aus dem Italienischen stammt auch ihr Name*, und italienische Wissenschaftler gaben der Malariaforschung und -bekämpfung bis in jüngste Zeit hinein entscheidende Impulse.

Im Mittelalter wurde die einst so fruchtbare römische Campagna zu dem Seuchenherd, der sie bis vor einem halben Jahrhundert bleiben sollte; auch hier könnte man die Ursachen gleichermaßen in der schlechten Pontifikalverwaltung, in den verwaisten Latifundien und in der Invasion durch das Plasmodium sehen. Mehrere Päpste waren um die Sanierung der Gebiete mit Hilfe von Holländern und Kluniazensermönchen bemüht, aber noch lange Zeit konnten die Pontinischen Sümpfe, statt wie zur Zeit Augustus' Getreide zu produzieren, nur Schafe unter immensen Mückenschwärmen ernähren.

Die großen Mittelmeerinseln Sardinien, Sizilien und Korsika boten einen trostlosen Anblick und blieben, zumindest an ihren Küsten, lange stark malariaverseucht.

Auch wenn gelegentlich anderes behauptet wurde, so bewirkten weder das Stadtmäzenatentum der Fürsten noch die

* »mala aria« heißt schlechte Luft

brillante geistige Führungsschicht der Renaissance einen Rückgang der Malaria.

Dabei wurde man sich gerade in dieser Epoche der Verbindungen zwischen der Krankheit und den Sümpfen bewußt, erkannte man definitiv den Zusammenhang mit stehenden Gewässern und der Feuchtigkeit. Doch während Adlige und Kardinäle nunmehr ihre Villen in den Albaner Bergen bauen ließen, mußten die Bauern weiterhin unten in den ungesunden Dünsten der Ebenen leben.

Die lange Zeit verfochtene These, die Malaria sei im 16. Jahrhundert nach Amerika eingeschleppt worden, können wir heute nicht mehr mit Sicherheit bestätigen, denn gewisse Affenarten der Neuen Welt scheinen schon lange vorher malariainfiziert gewesen zu sein. Aber selbst wenn es sich bei der Malaria Amerikas um eine »Wiederansteckung« gehandelt haben sollte, so verbreitete sich die Krankheit dort nur zögernd und erreichte Amazonien erst Mitte des 17. Jahrhunderts.

Um das erste wirksame Mittel, die Chinarinde, nach Europa einzuführen, schlossen Amerika, Spanien und Italien sich zusammen. Die Spanier hatten von der günstigen Wirkung der »Fieberrinde« durch die Inkas gehört, und angeblich soll die Gattin eines Vizekönigs, die Gräfin del Cinchón, durch sie genesen sein und höchstpersönlich die Jesuiten von ihrer Heilkraft überzeugt haben. Diese brachten die Rinde von ihren zahlreichen Reisen mit nach Europa, wo sie daher bald »Jesuitenpulver« genannt wurde. Der spanische Kardinal Juan de Lugo setzte sich 1632 besonders für die Anwendung der Chinarinde in einem römischen Krankenhaus ein. Aus der »Kardinalsrinde«, wie sie nun hieß und die ein römischer Apotheker feilbot, wurde in England beispielsweise das »Englische Wasser« eines Londoner Arztes, der es einige Jahrzehnte später mit Erfolg einem Prinzen am Hofe Ludwigs XIV. verschrieb.

Rasch eroberte die Chinarinde die ganze Welt; alle Länder, alle Reisenden, alle Ärzte verwandten sie. Aber ihr übermäßiger Gebrauch hatte letztlich wenig zu bedeuten, wurde mit diesem Trank doch weidlich nach Gutdünken verfahren; war er zu konzentriert, rief er Brechreiz hervor und wurde häufig wieder ausgespien; zu schwache Dosierungen hingegen blieben wirkungslos; es gab unendlich viele

Fälschungen, und durch den hohen Preis konnten gerade die Bauern, die des Mittels besonders bedurft hätten, von dieser Entdeckung überhaupt nicht profitieren. Mit der Chinarinde war man jedenfalls der Krankheit nicht mehr völlig hilflos ausgeliefert, vor allem seit der Cinchona-Baum in den Malaiischen Archipel und nach Indien verpflanzt und dort im Plantagenanbau kultiviert werden konnte.

Zwischen dem 17. und 19. Jahrhundert soll die Malariaverseuchung weltweit ihren höchsten Stand erreicht haben. Es gibt zwar keine genauen Zahlen darüber, wir dürfen aber nicht vergessen, daß wir über die Geschehnisse in diesen Jahrhunderten bereits viel besser unterrichtet sind und wissen, daß die Regierungen sich mittlerweile weit mehr um die Belange der öffentlichen Gesundheit kümmerten und schweren Krankheiten gegenüber wachsamer waren als früher.

Außer den zahlreichen, von ruhmessüchtigen Regierungen geführten Kriegen trugen noch zwei weitere Faktoren zur Ausbreitung der Krankheit bei. Da waren zunächst einmal die großen Bauvorhaben: Fürsten ließen Schlösser errichten und Verkehrsverbindungen verbessern, aber mögen ihre Beweggründe noch so löblich gewesen sein, alle diese Projekte hatten fatale gesundheitliche Konsequenzen. Bei den Erdarbeiten bildeten sich Wassertümpel in den Baugruben, begradigte Flüsse ließen tote Nebenarme zurück, alles Reservoire, die das Auftreten der Krankheit begünstigten.

Als das von Savoyen bedrohte Genf Burggräben anlegen ließ, zog die Malaria auch in diese Stadt ein, dabei war sie noch nie zuvor mit ihr in Berührung gekommen. Neben der Baustelle des Schlosses von Versailles mußte auch gleich ein Krankenhaus für die infizierten Arbeiter errichtet werden. Der Festungsbaumeister Vauban ließ die Küstenstädte befestigen, aber kaum hatte zum Beispiel die Stadt Brouage ihren Schutzwall bekommen, mußte sie wegen der Seuche auch schon verlassen werden. Unter den dreißigtausend Arbeitern des Aquädukts von Maintenon war die Sterblichkeit so hoch, daß die Arbeiten 1688 eingestellt und nie wieder aufgenommen wurden. Der in Bau befindliche Saint-Martin-Kanal in Paris, die unter Haussmann entstehenden großen Boulevards der Metropole, die überall entstandenen Baustellen des zukünftigen Eisenbahnnetzes – sie alle waren Schauplätze schlimmer Malariaepidemien.

Hatte die Obrigkeit aber glücklich einen Beschluß gefaßt, dann wurde er selten konsequent in die Tat umgesetzt: Ludwig XIII. ließ beispielsweise holländische Ingenieure samt ihren Familien nach Frankreich holen, um die Landes – die Tiefebene südlich von Bordeaux – trockenzulegen; mit der Aufhebung des Edikts von Nantes aber schickte man sie wieder nach Hause. Die Entschließung des Nationalkonvents, die Teiche der Dombes (nördlich von Lyon) und der Sologne (südlich von Orléans) trockenzulegen, stieß auf den erbitterten Widerstand der Bauern, deren einzige Einnahmequelle der Fischfang in diesen Gewässern bildete. Und ein Gesetz von 1807 räumte der Drainage von Sumpfgebieten zwar unbedingte Priorität ein, Napoleon hatte dann aber ganz andere Sorgen, so daß die Landes auf Napoleon III. und den glücklichen Ausgang einiger Finanzspekulationen warten mußten, bis aus ihnen ein ausgedehntes Waldgebiet werden konnte.

Daß es der Malaria gelang, sich so in gemäßigten Klimazonen einzunisten, war auch auf die immer häufiger in ferne Kontinente unternommenen Reisen zurückzuführen. Der Verkehr zwischen Europa und Amerika, die Kaperfahrten und der Sklavenhandel, der Warenaustausch mit Ländern der südlichen Hemisphäre und des Fernen Ostens, die Kriege, die sich England, Frankreich, Spanien und Holland auf allen Weltmeeren lieferten, die Entdeckung neuer Territorien, die Kolonialexpeditionen – alle diese Bewegungen von Transportmitteln und Menschen boten dem Erreger und seiner Überträgermücke nicht nur hinreichend Gelegenheit, sich neuen Klimazonen anzupassen, sondern auch die Möglichkeit, von dort aus in ihr Ursprungsland mit seinen vielen Kranken zurückzukehren, wodurch die Krankheit sich noch weiter verbreitete.

Mitte des 19. Jahrhunderts gab es in ganz Europa nur noch sehr wenige malariafreie Gebiete. Am meisten betroffen waren Italien, die Balkanländer und alle Mittelmeerregionen, in denen die Überträgermücke, die Anopheles, vorkam. Trotz ihres rauhen Klimas entgingen selbst die nördlichsten Länder der Krankheit nicht. So waren die entlegensten Seen im schwedischen Teil Lapplands und die Umgebung von Haparanda am Bottnischen Meerbusen zu Malariaherden geworden; einige Mückenarten sind kälteunempfindlich, besonders die in Holland und an den Ufern der Ostsee vorkommende Anopheles atraparvus.

Anderen Teilen der Erde erging es nicht besser; ganz Afrika, fast ganz Asien, der amerikanische Doppelkontinent mit Ausnahme seiner nördlichsten und südlichsten Gebiete waren infiziert, nur Australien blieb von diesem Schicksal verschont.

Auf der ganzen Welt waren es Hunderte von Millionen von Menschen, die abwechselnd von fieberbedingtem Schüttelfrost und erstickenden, heftigen Schweißausbrüchen, von der verzehrenden, den Fieberanfällen folgenden Mattigkeit, von den Schmerzen ihrer geschwollenen Milz gequält wurden. Jahr für Jahr starben Millionen an den unheilbaren Anfällen, wurden Millionen Kinder mit ausgemergelten Gesichtern und aufgetriebenen Bäuchen dahingerafft. Keine andere Krankheit war je für den Tod so vieler Menschen verantwortlich.

Das 19. Jahrhundert brachte ein wenig Hoffnung, zumindest in Europa, denn 1820 glückte J. Caventou und J. Pelletier die Isolierung des Chinins, des eigentlichen Wirkstoffs der Chinarinde, und so kam ein nunmehr billig herzustellendes Präparat allen zugute. Damit nahm ein prophylaktisch wirkendes und chemisch beständiges Medikament, das man bald exakt zu dosieren lernte, den Platz der traditionellen Chinarinde ein.

Nachdem Beauperthuy durch seine Arbeiten in Mittelamerika die tragende Funktion der Mücke bei der Verbreitung des Gelbfiebers aufgezeigt hatte, sah man auch einen Zusammenhang zwischen diesem Insekt und der Malaria, eine These, der sich schließlich alle Ärzte, wenngleich zunächst nur zögernd, anschlossen. Auch hierbei kam italienischen Wissenschaftlern eine herausragende Bedeutung zu.

Von 1870 an begann sich in gefährdeten Gebieten der Gebrauch von Moskitonetzen durchzusetzen, mit denen man schließlich selbst den traditionellen Tropenhelm versah.

Und endlich hörte Europa auch auf, eine von Baugruben durchlöcherte Riesenbaustelle zu sein. Straßen-, Kanal- und Eisenbahnnetz waren ziemlich entwickelt, die Agrarproduktion stieg, die Ernährung wurde besser, das Allgemeinwissen nahm zu, die Beachtung gewisser Hygieneregeln wurde selbstverständlicher. Zuletzt verbesserten sich die

Wohnverhältnisse, jedenfalls in den Städten, so daß die Malaria zum Ende des 19. Jahrhunderts in ganz Europa zurückwich, während sie sich zum Beispiel in Schwarzafrika, wo es einen vortrefflichen Überträger, die Anopheles gambiae, gibt, oder auch in der restlichen Welt auf dramatische Weise festsetzte oder sogar noch weiter verbreitete.

2. Die Malaria in unserer Zeit

Der Mensch hat versucht, die Schäden, die er jahrhundertelang durch die Malaria erlitt, in nur hundert Jahren zu beheben; wenigstens wollte er verhindern, daß sie sich wiederholen. Verglichen mit den bedauerlich lückenhaften Unterlagen früherer Epochen gibt es zur Malaria der neueren Zeit wissenschaftliche Abhandlungen in solcher Fülle, daß wir hier eine Auswahl treffen und vor allem auf eine gewisse Distanz zu der Polemik gehen müssen, die Kliniker, Parasitologen, Immunologen, Historiker, Ökonomen, Entomologen (Insektenforscher) und Veterinäre sich lieferten und noch immer liefern; zudem ist es nicht unser Bestreben, Lobeshymnen auf die Entdecker zu verfassen, sondern vielmehr, komplexe Tatsachen in klarer Form darzustellen.

Alles begann 1880, als der französische Militärarzt Charles Louis Alphonse Laveran in Constantine den Malariaparasiten, bald »Plasmodium« genannt, im Blut erkrankter Soldaten entdeckte. Laveran beschrieb nicht nur die verschiedenen Zyklen und den Fortpflanzungsmodus diese Protozoons, sondern erkannte auch den Zusammenhang zwischen einigen seiner Entwicklungsphasen und den Fieberanfällen der Kranken. Seine Entdeckung wurde nicht ohne Kontroversen anerkannt, immerhin waren damit frühere Entdeckungen sogenannter »Malariaerreger« rasch überholt. Nachdem Manson und Ross 1898 im Magen und in den Speicheldrüsen von Mücken der Art Culex ähnliche Organismen wie die durch Laveran beschriebenen fanden, welche die Vogelmalaria verursachen, gelang einem italienischen Team unter Grassi 1899 der Nachweis der Überträgerfunktion der weiblichen Anopheles-Mücken.

Damit waren die beiden wichtigsten Entdeckungen gemacht: Man kannte den Erreger, das Plasmodium, und den

Überträger, die Anopheles, deren Lebensweise man nun untersuchte. Und dabei bestätigten und substantiierten sich die empirischen Erfahrungen oder auch die Hypothesen voriger Generationen: Zwischen der Malaria und den Sumpfgebieten bestand effektiv ein Zusammenhang, und Beauperthuys folgerichtige Überlegungen zum Gelbfieber und der Mücke trafen auch für die Malaria zu. Je präziser aber die verschiedenen Abläufe erkannt zu sein schienen, desto mehr komplizierten sie sich in Form ausufernder Details. Man identifizierte mehrere Plasmodienarten: Plasmodium malariae, Erreger der Malaria quartana, Plasmodium vivax und ovale sowie Plasmodium falciparum, Urheber der Malaria tertiana; diese letzte Spezies ist für die unheilbaren, tödlichen Fieberanfälle verantwortlich. Als man in den dreißiger Jahren die progressive Paralyse, eine Spätform der Syphilis, mit der Impfmalaria zu bekämpfen begann, indem man also dem Kranken Malaria überimpfte, weil man sich von ihr als »Heilfieber« eine günstige Wirkung versprach, lernte man dabei viel über das Verhalten des Plasmodiums im menschlichen Blut.

Die Beobachtung, daß die hauptsächlich über Tiere herfallende Anopheles in verseuchten Gebieten das Plasmodium unter Umständen nicht auf den Menschen übertrug, warf weitere Fragen auf. So schaute man denn noch genauer durch die Lupen und die Mikroskope und stieß auf einige autonome Zwillingsarten oder sogar Subspezies: Anopheles maculipennis zum Beispiel, die die Krankheit im ganzen Mittelmeerraum verbreitete, verzweigte sich in Anopheles maculipennis maculipennis, Anopheles labranchiae – besonders gefährlich –, Anopheles sacharovi, Anopheles melanoon, Anopheles subalpinus, Anopheles messeae, Anopheles atroparvus und so weiter.

Diese Arten legen Säugetieren gegenüber ein ganz unterschiedliches Verhalten an den Tag und haben überdies nicht dieselben Lebensgewohnheiten: Die Anopheles labranchiae zieht Sardinien und Sizilien vor, die Anopheles sacharovi dagegen die Gestade des Tyrrhenischen Meeres. Manche von ihnen pflanzen sich Ende des Frühlings, andere im Sommer oder im Herbst fort, und während die einen mit leicht salzhaltigem Wasser zufrieden sind, bestehen andere auf Süßwasser. Einige ernähren sich nur von Tierblut – zoophile

Arten –, andere wählen ausschließlich Menschenblut – anthropophile Arten –, und dann gibt es die ganz genügsamen: Sie nehmen, was sich gerade bietet, Mensch wie Tier. Manche lieben die Hitze und wollen nur in ganz bestimmten Temperaturzonen leben, andere halten es durchaus auch in kälteren Ländern aus. Die einen schwirren gern in Wohnungen umher – endophile Spezies –, andere ziehen die freie Natur vor – exophile Spezies –; hinsichtlich der seuchenartigen Verbreitung sind die anthropophilen, endophilen Arten natürlich die gefährlichsten.

Alle diese Entdeckungen machte man freilich nicht auf einmal, vielmehr ergaben sie sich aus zahlreichen, Jahrzehnte dauernden Arbeiten, aus Untersuchungen von Malariakranken, um jeweils die ursächlichen Plasmodien zu identifizieren, und von Larven und Insekten, die an allen Infektionsherden der Welt gesammelt werden mußten, um zu Forschungsergebnissen zu kommen, die gewisse statistische Schlüsse erlaubten. Dabei sind diese Studien auch heute noch nicht abgeschlossen, denn Entstehung und Verbreitung der Malaria verändern sich mit den ökologischen Gegebenheiten.

Übrigens lassen diese Daten die geschichtliche Übersicht der vorigen Abschnitte in einem ganz neuen Licht erscheinen, denn aus dem, was heute über Lebensweise und -bedingungen der Anopheles bekannt ist, können Experten schließen, wo und zu welcher Zeit sie vorkam und welche Malariaform das eine oder das andere Land jeweils durchmachte. Wir wollen uns bei diesem Rückblick nicht in Mutmaßungen über Einzelerscheinungen verlieren; jedenfalls ist denkbar, daß schon minimale Änderungen beispielsweise im Salzgehalt eines Flusses oder auch einfach der ständige Konkurrenzkampf der kleinen Lebewesen untereinander die Krankheit in bis dahin verschonte Gebiete vordringen ließ. Man wird nie wissen, wieviele Tote es allein aufgrund dieses Verdrängungswettbewerbs der Insekten gab.

Inzwischen kann man aber schon besser erklären, warum in einer Malariazone nicht alle Menschen gleichermaßen betroffen sind. Es gibt aus Gründen, die in der genetisch bestimmten biochemischen Struktur gewisser Enzyme und Bluteiweißketten liegen, keine Gleichheit vor dieser Krankheit. So entdeckte man vor einigen Jahrzehnten, daß es mehrere Formen abnorm zusammengesetzter Hämoglobine gibt. Sie werden vererbt, wie wir in Kapitel X noch sehen werden. Eine Form, das Hämoglobin S, ist verantwortlich für eine Krankheit, die Drepanozytose oder Sichelzellenanämie. Sie befällt Millionen von Menschen der schwarzen oder der indischen Rasse. Menschen, deren rote Blutkörperchen ausschließlich das Hämoglobin S haben – sogenannte »Homozygoten« –, sterben oft sehr früh. Solche hingegen, die sowohl Hämoglobin S als auch Hämoglobin A produzieren – sogenannte »Heterozygoten« –, erreichen häufig das Erwachsenenalter. Sie können keine schwere Form einer Malaria falciparum durchmachen, und zwar weil deren Erreger das anormale Hämoglobin nicht sonderlich schätzen.

Alle sowohl über Hämoglobin S als auch über Hämoglobin A verfügenden Individuen befinden sich also gegenüber denen, die nur Hämoglobin A besitzen und sehr malariaanfällig sind, im Vorteil. Darum zum Beispiel fanden auch die Plantagenbesitzer der Karibik die Schwarzen soviel widerstandsfähiger als Weiße oder Indianer.

Es gibt noch weitere Anomalien, die ihren Trägern aus ähnlichen Gründen eine Resistenz gegen das Plasmodium verleihen: die Hämoglobinose C, die Thalassämie oder »Mittelmeeranämie« sowie der Glukose-6-Phosphat-dehydrogenase-Mangel, ein Enzymdefekt der roten Blutkörperchen.

Nach und nach entdeckte man im Blutserum oder in den roten Blutkörperchen Faktoren, die gewissermaßen als Antagonisten des Plasmodiums seiner Vermehrung oder seiner Existenz überhaupt abträglich sind.

Diese neuen Faktoren bringen Licht in die Vergangenheit. Die Malaria ist eine sehr alte Krankheit, und sie suchte Gebiete wie Griechenland oder das tropische Afrika so schonungslos heim, daß Menschen ohne derartige Anomalien, also die Mehrzahl der »normalen« Individuen, ihr zuerst zum Opfer gefallen sein müssen, während die »Anormalen« leichter mit der Krankheit fertig wurden. Daraus ergab sich eine proportionale Veränderung der einen wie der anderen Gruppe. Durch diese Auswahl, die die Krankheit unter den verschiedenen Bevölkerungsgruppen traf, erklären sich die gegenwärtige Streuung der biologischen Profile des Menschen und seine Vielgestaltigkeit, sein »genetischer Polymorphismus«.

Über eine solche »verquere« Selektion, wie sie die Malaria vornimmt, könnte man philosophieren: Sie greift lieber gesunde Menschen an als solche, die mit einem potentiell lebensgefährlichen Makel behaftet sind; je gesünder die Person, desto verwundbarer ist sie auch. Und umgekehrt gibt das Leben denen eine Chance, die schon in anderer Weise bedroht sind. Solche globalen Vorteile wie den der Heterozygoten über Homozygote nennt man »balancierten Polymorphismus«. Mit ihm wird der permanente Fortbestand schädlicher Gene innerhalb einer Population verständlich.

Je mehr wir über das Eigenleben des Plasmodiums und über den Abwehrmechanismus der höheren Lebewesen in Erfahrung bringen, desto näher rückt auch die Möglichkeit wirksamer Vorbeugung. Mit einem inzwischen entwickelten Impfstoff können einige Tierarten bereits geschützt werden, für den Menschen gibt es jedoch noch keine solchen einsatzbereiten Vakzine: Die Suche muß weitergehen.

Zu ihrem eigenen Glück haben unsere Vorväter nicht auf die Entdeckungen der Wissenschaftler und schon gar nicht auf deren Einmütigkeit gewartet, um sich der Malaria zu erwehren, vielmehr verfügten sie bereits über etliche Mittel, um mit ihr fertigzuwerden. Ihre Wirkung beruhte teils auf rational gesicherter und wissenschaftlich erklärbarer Grundlage, zum Teil war sie auch zunächst zufallsbedingt und dann empirischer Natur.

Wie für jede andere Infektionskrankheit gilt auch hier, daß der Mensch in seinem Abwehrkampf entweder bei sich selbst, bei dem Urheber, dem Plasmodium, oder aber bei der Fiebermücke ansetzen kann. Auf irgendeiner Seite jedenfalls muß dieses Ansteckungsdreieck unterbrochen werden.

Erstens: Im menschlichen Organismus selbst vermögen wir vorerst nicht viel auszurichten, denn ein wirksamer Impfstoff befindet sich noch im Versuchsstadium; allerdings gibt es berechtigte Hoffnungen, ihn in naher Zukunft einsetzen zu können. Trotzdem wird aber schon heute niemand mehr einer Malariagefahr wegen auf einen Ortswechsel verzichten oder überhaupt seine Lebensgewohnheiten ändern; diese Art von Entsagung gehört der Vergangenheit an.

Zweitens: Was die direkte Bekämpfung des Plasmodiums anbelangt, so zeigt sich wieder einmal, wie schwerfällig sich der ansonsten so geniale Mensch verhalten kann. Obwohl die präventive und therapeutische Wirksamkeit des Chinins bekannt war, hat man Gebrauch und Verbreitung nur ausgesprochen langsam systematisiert. Das wurde im Ersten Weltkrieg besonders deutlich, als Caventous Arbeiten immerhin schon einhundert Jahre zurücklagen. Von den einhundertzwanzigtausend Soldaten des von General Sarrail befehligten Expeditionskorps im Orient fanden sechzigtausend sich bald im Krankenhaus wieder; zu Unrecht der Unfähigkeit beschuldigt, wurde Sarrail versetzt. Sein Nachfolger war erfolgreicher, denn nun grassierte die Malaria auch unter den Truppen der Mittelmächte.

Gegen 1900 setzte der um soziale Gerechtigkeit wie öffentliche Gesundheit gleichermaßen bemühte Celli durch, daß allen in verseuchten Gebieten lebenden Bürgern von der Regierung des Königreichs Italien Chinin zur Verfügung gestellt wurde, das man in Postämtern und Tabakläden ausgab. Diese gelungene Aktion konnte wegen fehlender Mittel leider nicht lange durchgeführt werden und fand auch keine Nachahmer.

Wie verhängnisvoll sich Kriege auf in Friedenszeiten erlassene Maßnahmen zur Krankheitsabwehr auswirken, zeigte sich wiederum in beiden Weltkriegen an allen Fronten. Immerhin bedeutete die synthetische Herstellung eines wirksamen Malariamittels, des Atebrin, in den dreißiger Jahren einen erheblichen Fortschritt, denn von nun an hing kein Land mehr von der Versorgung mit Chinarinde ab. Weitere neue Produkte kamen aus den Laboratorien, vor allem in Deutschland und Frankreich, da aber die europäische Fachliteratur in den Vereinigten Staaten unbekannt war, erlitten die amerikanischen Truppen im Pazifikkrieg zwischen 1942 und 1945 erhebliche Verluste durch die Malaria, während die Deutschen zum Beispiel Malariaerkrankungen ihrer Gefangenen sachgemäß behandeln konnten. Dank dieser Medikamente blieb die Zahl der Malariaerkrankungen im Koreakrieg, im Indochina- und Vietnamkrieg oder auch im Algerienkrieg niedriger als sie es noch zwanzig Jahre zuvor gewesen wäre. Inzwischen sind eine ganze Reihe weiterer Malariapräparate mit größerer Wirksamkeit und einfacherer Nosologie auf dem Markt. Sie gewährleisten bei Reisen und Aufenthalten in endemischen Zonen einen sicheren Schutz und sprengen, da sie den infizierten Personenkreis verkleinern, die Kette der Ansteckung von Mensch zu Mensch.

Den Errungenschaften der chemischen Forschung ist es also zu verdanken, daß wir uns heute erfolgreich gegen das Plasmodium wehren – allein, das Plasmodium setzt sich ebenfalls zur Wehr! Schon werden beispielsweise einige Stämme des Plasmodium falciparum aufgrund ihrer biologischen Anpassungsfähigkeit gegen etliche Medikamente resistent; wir sind somit zu stetiger Innovation verurteilt.

Zwischen dem Menschen, der neue Malariapräparate entwickelt, und einigen resistent werdenden Plasmodiumstämmen entspinnt sich eine Art Wettlauf. In Südostasien spitzt sich dieses Problem besonders zu. In solchen Fällen bleibt nur noch Chinin wirksam.

Drittens: Im Kampf gegen die Überträgermücke ließ man der Phantasie wohl in besonderem Maße freien Lauf. Zwei Maßnahmen wurden simultan angewandt, zur gleichen Zeit perfektioniert, zeigten gute oder mäßige Erfolge und gaben gleichzeitig auch ihre Grenzen zu erkennen.

Zunächst kann man die erwachsene Mücke töten; eine Riesenaufgabe, die aber wohl realisierbar ist; immerhin ist es China gelungen, seine Fliegen zu vernichten.

In den manchmal recht primitiv gebauten Bauernhütten der Pontinischen Sümpfe brachten die Italiener schon Anfang des Jahrhunderts giftig wirkende Stoffe an den Wänden an, ein Mittel, das in den verschiedensten Regionen der Erde angewandt wurde, in Kleinasien wie in Indien, in den Balkanländern wie im tropischen Afrika. Aber welche der zahlreichen und wirksamen Produkte man dazu auch einsetzt, das ganze bleibt ein aufwendiges und kostspieliges Verfahren; es läßt sich auch nicht überall so ohne weiteres durchführen. Zu dieser Prozedur bedarf es zahlreicher geschulter Arbeitskräfte, die mit ihrem Material, mit ihren Pestizidbehältern im Auto direkt bis an ihr Einsatzgebiet gefahren werden müssen, wozu wiederum Straßen erforderlich sind. Ist diese Aufgabe in den Städten relativ leicht zu lösen, so wird sie bei weit verstreut in der Steppe oder im Busch gelegenen Siedlungen – und gerade diese sind am meisten bedroht – extrem kompliziert und teuer, und der Erfolg der ganzen Aktion ist obendrein noch ungewiß.

Biochemiker haben so unendlich viele Substanzen gegen die ausgewachsene Mücke entwickelt, daß man sie kaum alle aufzählen kann. Sie reichen von den seltsamsten und ausgefallensten Räuchergefäßen, die man abends vor dem Schlafengehen im Zimmer anzündet – durch Ausräucherung der Räume suchten sich ja schon unsere Urahnen vor der Pest zu schützen –, bis hin zu hochgiftigen, containerweise verkauften Produkten, die für den Einsatz auf großen Anbauflächen bestimmt sind. Von diesen industriell entwickelten Insektiziden hat unmittelbar nach dem Krieg das DDT große Hoffnungen geweckt. DDT (Dichlor-diphenyl-trichloräthan) verfügt über eine lange anhaltende Wirksamkeit und hat den Vorteil, sehr vielseitig eingesetzt werden zu können, also gleichermaßen gegen Kleiderparasiten – zum Beispiel Läuse –, Tierparasiten – beispielsweise Zecken – und Fluginsekten – Fliegen und Mücken. Das wirkte sich unbedingt günstig auf die hygienischen Verhältnisse bei den Feldtruppen und in deren Quartieren aus. Und so kam man auf den Gedanken, dieses oder ein ähnliches Produkt durch großräumige Anwendung in Siedlungsgebieten oder auch direkt an den Brutplätzen zur Mückenvernichtung heranzuziehen. Alle Methoden eignen sich zum Einsatz dieses Insektizids, sowohl die rucksackähnlichen Spritzgeräte für kleine Flächen als auch Flugzeuge oder Hubschrauber für das Versprühen über Wäldern, Sümpfen oder straßenlosen Savannen. Das Ausbringen ist unkompliziert; Treibstoff und Arbeitskräfte kosten gewöhnlich mehr als das Produkt selbst.

DDT ist wirksam, allzu wirksam zweifellos. Denn mit seinem breiten Wirkungsspektrum vernichtet es alles mögliche, schädliche wie nützliche Insekten; der intensive Einsatz dieses Giftes hat das Gleichgewicht zwischen den Tierarten empfindlich gestört, nicht nur zwischen den Insekten untereinander, sondern auch etwa zwischen Fischen und Vögeln, weil sie ihre Ernährungsweise umstellen mußten. Selbst Pflanzen hat das DDT verändert, denn auch das Verhalten der geschädigten Bestäubungsinsekten wandelte sich. Wohl sah der Mensch die Gefahr, die ganze Tragweite seines Eingriffs in den natürlichen Kreislauf überblickte er indessen nicht. Schädlingsbekämpfung, das weiß man heute, muß, auch wenn es um eine sehr gefährliche Art geht, ganz gezielt erfolgen, und das eben ist mit DDT nicht möglich. Täglich kommen mehr Insektizide auf den Markt, sie alle wirken auf die verschiedenen Entwicklungsstadien des Insekts ein, dennoch sind der Mückenvernichtung, schon im Hinblick auf die sich wandelnde DDT-Sensibilität der Anopheles, Grenzen gesetzt: Im Laufe der letzten dreißig Jahre sind gewisse Anopheles-Mücken effektiv resistent geworden. Der Mensch dürfte also gegen seine Interessen gehandelt haben, als er in der Welt der Anopheles die Voraussetzungen für die Vorherrschaft der für ihn gefährlichsten Arten schuf. Der Zyklus der Malaria geht weiter, unerbittlich.

Insektizide sind unerläßlich, ihr Gebrauch und ihre jeweilige Wirkungsweise müssen jedoch unablässig dem Einsatzgebiet angepaßt werden, und bei der Bekämpfung der Malaria sollte man sich nicht einzig auf sie verlassen.

Eine andere Möglichkeit zur Vernichtung der Anopheles besteht darin, ihre Brutgewässer zu beseitigen oder wenigsten so unbrauchbar zu machen, daß ihre Fortpflanzung verhindert wird. Wir erwähnten bereits die im letzten Jahrhundert zur Trockenlegung von Sumpfgebieten unternommenen Anstrengungen, die in den Landes schon im 19. Jahrhundert, in den Pontinischen Sümpfen aber erst in den dreißiger Jahren dieses Jahrhunderts den erhofften Erfolg brachten. Früher goß man, um die Larven in den Sümpfen zu vernichten, Petroleum oder Kerosin auf die Wasseroberfläche; der dünne Ölfilm verhinderte die Sauerstoffzufuhr, die Larven konnten nicht mehr atmen und gingen ein. Dieses Verfahren – heute sähe man darin wohl eher eine Umweltverschmutzung – wird nicht mehr angewandt, aber die Chemie hat auf dem Gebiet der Larvengifte so gute Fortschritte gemacht, daß wir inzwischen über wirksamere Produkte verfügen, die sich ebenfalls auf dem Wasser ausbringen lassen. Auch larvenfressende Fischarten (Gambusia) wurden in die Brutgewässer eingesetzt, eine Methode, die nur begrenzt Abhilfe bringt, sich in Kombination mit den schon genannten Verfahren aber als nützlich erweist.

Heute treibt man die Bemühungen noch weiter und versucht in besonders infizierten Gebieten selbst die allerkleinsten Wasserstellen aufzustöbern, in denen die Larven die Erhaltung ihrer Art zu sichern suchen. So machten sich Experten in die abgeschiedensten Dörfer auf, legten tote Flußarme trocken und brachten stehende Gewässer zum Fließen. Eine logische, eine wirksame Arbeit. Zumindest schärft sie das Bewußtsein der betroffenen Bevölkerung für dieses Problem. Aber auch zugleich eine aussichtslose Arbeit. Man kann den ärmsten Bauern Indiens oder Malis nicht verbieten, noch das letzte stehende Gewässer als Waschplatz oder den trübsten Tümpel als Viehtränke zu benutzen oder in stinkenden Bächen ihren Hanf zu rotten; auch die mehrere Milliarden Menschen ernährenden Reisfelder kann man nicht abschaffen, selbst wenn sie gleichzeitig die Anopheleslarven ernähren; die Flüsse Afrikas und Asiens suchen sich bei jedem Monsunwechsel ein neues Bett und schaffen tote Arme – viel Autorität, viel Geld und wahre Heerscharen von Erdarbeitern wären vonnöten, um sie alle zuzuschütten.

Man muß, wo immer es möglich ist, Sümpfe trockenlegen und urbar machen; dazu bedarf es ständiger Wachsamkeit, aber selbst dann wird es niemals gelingen, den Anopheleslarven überall auf der Welt das Wasser abzugraben.

Bei der jüngsten Methode zur Vernichtung der Anopheles infiziert man ihre bevorzugten Brutplätze mit einem für die Larven tödlichen Bakterium. Dieses »biologische« Verfahren befindet sich noch im Versuchsstadium und macht sich – zum Vorteil der Menschen – den Kampf zwischen den Arten zunutze. Allerdings birgt ein bakteriologischer Krieg, selbst wenn er sich nur gegen Insekten richtet, noch viele Unwägbarkeiten; eine der bisher unbekannten Größen dabei ist das strikte Gebot, die Auswirkungen auf das gewünschte Ziel zu begrenzen.

Der ungewisse Ausgang all dieser Maßnahmen sollte aber niemanden entmutigen. Mehrere internationale Institutionen, die Weltgesundheitsorganisation und die Rockefeller-Stiftung, die sich diesem Anliegen in besonderem Maße verschrieb, starteten in den fünfziger Jahren eine vielversprechende weltweite Ausrottungskampagne. Die hohen Erwartungen wurden dann allerdings enttäuscht. Das Problem der Malaria ist weitaus komplizierter als das der Pocken, bei denen der Mensch allein den Erreger beherbergt. Beim Malariazyklus gibt es seit Jahrtausenden drei Beteiligte: Mensch, Mücke und Plasmodium, ein biologischer Komplex, den man nicht in wenigen Jahren dadurch sprengen kann, daß man einzig bestimmte Anophelesarten aufs Korn nimmt.

Dabei können sich die in einigen Gebieten der Welt erzielten Erfolge durchaus sehen lassen. So ist ganz Europa seit 1975 malariafrei, meldete also drei Jahre hintereinander keinen von seinem Boden ausgehenden Malariafall mehr. Damit sind, abgesehen von eingeschleppten Fällen, mindestens zweihundertfünfzig Millionen Bewohner des Alten Kontinents von dieser Geißel befreit. Die beharrlichsten und dabei erfolgreichsten Anstrengungen unternahm wohl Italien; auf dem Balkan und in der östlichen Ebene Korsikas erwies sich die Krankheit als am widerspenstigsten. Auch im größten Teil der asiatischen Sowjetunion, Chinas, Japans, Hongkongs, der Maskarenen, des amerikanischen Kontinents nördlich und südlich der Tropen – mit Ausnahme einiger kleiner Inseln –, Südafrikas und in einem Gutteil Nordafrikas ist die Malaria besiegt. Australien kannte – abgesehen von einer kurzen und schnell im Keim erstickten Invasion in den siebziger Jahren – diese Krankheit ohnehin nicht.

Wie soll man nun die verschiedenen Maßnahmen und die mit ihnen erzielten Erfolge bewerten? Die genannten Verfahren – Vorbeugung und Behandlung beim Menschen, Bekämpfung des Plasmodiums und seines Überträgers – wurden praktisch alle und überall angewandt. Die Erfahrung zeigt, daß die drei Methoden als geschlossenes System eingesetzt werden müssen. Zur Durchsetzung eines solches Programms bedarf es kompetenter engagierter Menschen, ausreichender und über mehrere Jahre gesicherter finanzieller Mittel und eines politischen Willens, der durch entsprechende Autorität und eine mindestens ein Jahrzehnt während Kontrolle des betroffenen Gebietes abgestützt sein muß – für viele Entwicklungsländer fast unerfüllbare Voraussetzungen, dabei sind sie am meisten bedroht. Einige Staaten haben ihren Kampf, weil die nötigen Mittel fehlten, wieder aufgeben müssen, und damit machten sie in wenigen Jahren die im Verlaufe eines Jahrhunderts erzielten Fortschritte hinfällig.

Europa war erfolgreich, weil es nacheinander oder auch gleichzeitig alle überhaupt nur möglichen Methoden anwandte: Trotzdem ist das positive Endergebnis nicht überall ohne weiteres erklärlich. In Frankreich wurden weder die Teiche der Sologne noch die der Dombes trockengelegt, und doch existiert dort keine Malaria mehr. Und da der Mensch

Mücken und Fiebermücken nicht fein säuberlich voneinander trennen kann, ist Lappland zwar seine Malaria, nicht aber seine Mückenschwärme losgeworden. Die Niederlande sind malariafrei und haben doch ihre Polder behalten, in Rumänien gibt es immer noch die Sümpfe des Donaudeltas, in Italien die Poebene und in Frankreich die Camargue. So hat Europa eine Schlacht gewonnen und weiß nicht einmal genau warum. Die Malaria war, das sollte man nicht vergessen, schon gegen Ende des 19. Jahrhunderts im Rückgang begriffen. Wahrscheinlich wirkte sich dabei auch die Hebung des Lebensstandards der ganzen Bevölkerung günstig aus; ein altes italienisches Sprichwort sagt denn auch, die Behandlung der Malaria beginne im Kochtopf.

Nach wie vor lebt die Anopheles in unseren Breiten, und eine neuerliche Einschleppung des Plasmodiums durch auf Fernreisen infizierte Touristen oder durch Immigranten ist nicht auszuschließen, wobei die Kürze der heutigen Reisezeiten eine Ansteckung noch begünstigt. 1978 zählte man auf europäischem Boden dreitausendachthundertfünfundsiebzig Fälle eingeschleppter Malaria, sechsundzwanzig davon mit tödlichem Ausgang. Diese Entwicklung zeigt eine steigende Tendenz und ist um so gefährlicher, als die Ärzteschaft sich kaum noch dieser bei uns seit langem ungewöhnlichen Krankheit entsinnt. Weder Arzt noch Patient denken automatisch an den möglichen Zusammenhang zwischen einer exotischen Reise und anhaltendem Wechselfieber. Das kann fatale Folgen haben, wie das tragische Schicksal des italienischen Radweltmeisters Fausto Coppi zeigt.

Die Geschichte der Malaria ist, selbst in Ländern, die sie bezwangen, noch nicht zu Ende, und vielleicht wird sie es niemals sein. Der Kampf geht weiter, doch der Einsatz lohnt sich. Und die Solidarität aller Menschen vor der Krankheit gebietet den Erfolgreichen, jenen zu helfen, die in einer weniger glücklichen Lage sind.

VII. Von Parasiten bedroht: Die Dritte Welt

Von allen Infektionskrankheiten, ganz gleich ob durch Viren, Bakterien oder Parasiten verursacht, ist die Malaria vermutlich am weitesten verbreitet und forderte die meisten Opfer; von ihr wurde das Abendland am stärksten heimgesucht. Aber wie viele andere Seuchen gibt es noch! Die Industrieländer sind weder von den Masern noch von Scharlach oder Diphtherie vollkommen befreit, nur stellen diese Krankheiten keine wirkliche Gefahr mehr dar. Die Isolierstationen in den Krankenhäusern wurden inzwischen anderen Bestimmungen zugeführt, und auf den Kinderstationen findet man die früher typischen Fälle nicht mehr: Kinder, die an Windpocken oder an Mumps erkranken, bleiben einige Tage zu Hause, und wahrscheinlich werden die alten Vorschriften über ein Schulverbot bei ansteckenden Krankheiten – gewissermaßen die Anpassung ehemaliger Quarantänebestimmungen an den Schulbetrieb – nicht mehr eingehalten, vielleicht nicht einmal mehr akademisch gelehrt.

Verglichen mit unserer privilegierten Situation ist die Lage in der Dritten Welt, der immerhin drei Viertel der Menschheit angehören, besorgniserregend. Ihre Bewohner leiden unter den gleichen Infektionskrankheiten wie einst die Europäer, und besonders die Diphtherie fordert in Afrika noch einen hohen Tribut; außerdem aber gibt es eine Vielzahl spezifischer, in unseren Klimazonen unbekannter Erkrankungen, die durch Protozoen und Viren verursacht werden und manchmal auch einen Überträger brauchen, um in den menschlichen Organismus zu gelangen.

Leider ist es uns nicht möglich, hier alle schweren Infekte aufzulisten, gegen die zu kämpfen man sich bemüht. Vielmehr werden wir anhand der wichtigsten Beispiele die Leiden aufzeigen, mit denen noch immer so viele Menschen ringen müssen.

1. Die Amöbenruhr

Diese Durchfallkrankheit, die mit der brasilianischen Brechwurzel, Ipekakuanha, behandelt werden kann, war schon seit langer Zeit bekannt, aber erst 1875 isolierte Loesch die Amöbe bei einem Bauern aus Archangelsk. – Man sieht, wie paradox die Pathologie sein kann, entdeckte man doch den Erreger einer vorwiegend in den Tropen vorkommenden Krankheit an den Ufern des Weißen Meeres! – Später untersuchte man den Zyklus des Parasiten genauer: Mal lebt die Amöbe in ihrer vegetativen Form, in der sie die Darmschleimhaut angreift, mal in ihrer zystischen Form, in der sie sich gewissermaßen einkapselt und so auch unter ungünstigen Umständen in der Natur lange überleben kann. Wenn man diejenigen Personen mitrechnet, die den Parasiten zwar beherbergen und ausscheiden, selbst aber keine Krankheitssymptome zeigen, muß man die Amöbenruhr heute zu den am weitesten verbreiteten Parasitenkrankheiten zählen. Ausgelöst durch Tropenexpeditionen und die Intensivierung des Handels forderte sie unter den Europäern zahlreiche Opfer.

Therapeutisch läßt sich mit Emetin ein ähnlicher Effekt erzielen wie mit Chinin bei der Malaria. Ausgelöst wird die Erkrankung durch verunreinigtes Trinkwasser oder Gemüse; und da nicht alle Völker ihr Wasser sterilisieren oder abkochen können, wird die Amöbenruhr noch sehr lange durch Auszehrung des Körpers oder durch Leberabszesse zu Todesfällen führen. Selbst wenn die Erkrankung mit Hilfe einer rechtzeitig vorgenommenen und korrekt durchgeführten Therapie geheilt wird, so hinterläßt sie aufgrund der den Verdauungstrakt behindernden Vernarbungen chronische Darmbeschwerden. Diese Ruhr muß auch heute noch als eine zur Invalidität führende Krankheit betrachtet werden.

2. Die Blasenwurmkrankheit

Bei dieser Krankheit, der Echinokokkose, ist nicht der kleine Bandwurm selbst – Gattung Taenia solium – Urheber gefährlicher Gesundheitsschäden an den Eingeweiden, sondern seine Jugendform, die Finne, löst den Infekt aus. Die

170

Finnen befallen, nachdem sie zufällig in den Körper gelangt sind, vor allem die Leber, gelegentlich auch die Lunge, setzen sich dort fest und entwickeln eine umfangreiche Finnenblase, die eines Tages platzt und eine große Anzahl kaum stecknadelgroßer Würmer der Art Echinokokkus granulosus freigibt. Endwirt ist häufig der Hund, in dessen Darm sich die Bandwürmer festsetzen. Ihre unaufhörlich gelegten Eier warten nur darauf, in einen Zwischenwirt zu gelangen. Diese Krankheit taucht besonders in Ländern mit ausgedehnter Viehzucht auf, dort, wo Schäferhund und Schaf eng zusammenleben. Gerät der Mensch zufällig als Zwischenwirt in diesen Zyklus, können schwere Gesundheitsstörungen die Folge sein.

Die Krankheit grassiert in Argentinien wie in der Mongolei, im Sudan und im ganzen Mittelmeergebiet; in Frankreich bestehen auch in der Vendée, in der Normandie und im Süden des Landes Infektionsherde. Da es kein radikales Wurmmittel gibt, müßte man die Krankheit durch veterinärpolizeiliche Bekämpfungsmaßnahmen oder strikte Hygiene in den Schlachthöfen zu vermeiden suchen; aber vor allem dadurch, daß überflüssige Haus- oder verwilderte Hunde abgeschafft oder, falls das möglich ist, mit einem Wurmmittel behandelt werden. Man müßte auch die Schwarzschlachtung konsequent unterbinden. Das heißt aber zugleich, daß die islamischen Länder noch lange unter dieser Krankheit zu leiden haben werden. Zu guten hygienischen Verhältnissen gehört auch ein sozialer, kultureller, religiöser und politischer Konsens.

3. Die Schlafkrankheit

Die Schlafkrankheit – oder vielmehr ihr Erreger aus der Gattung Trypanosoma – wird von der Tsetsefliege übertragen; zunächst äußert sie sich durch unregelmäßige Fieberanfälle, Schwellung aller Lymphknoten sowie eine geschwollene Milz und später dann durch den Befall des Zentralnervensystems. Die daraus resultierende Lethargie gab der Krankheit ihren Namen; unbehandelt führt sie zum Tode.

Da die Schlafkrankheit die Horntiere sowie die Menschen Ost- wie Westafrikas gleichermaßen befällt, verdammte sie weite Gebiete durch Dezimierung des Viehbestandes zur Hungersnot; ganze Stämme flüchteten vor ihr oder wurden ausgelöscht. Die Schlafkrankheit spielte bei den Völkerwanderungen in Afrika und bei der Entvölkerung verseuchter Gebiete, bei Aufstieg und Fall von Imperien und bei der Kolonisierung des Kontinents durch die weiße Bevölkerung Afrikas oder Europas eine Rolle, deren historische Bedeutung in Ermangelung von Dokumenten nur unterschätzt werden kann. Die Zahl ihrer Opfer, Menschen wie Tiere, war in allen Staaten Zentralafrikas so beträchtlich, daß sie tiefe demographische, wirtschaftliche und sogar politische Spuren hinterließ.

Es gibt auch eine nicht so leicht zu diagnostizierende amerikanische Variante, die von Raubwanzen übertragene Chagas-Krankheit. Ihr natürliches Reservoir bilden die vielen Wild- und Haustiere zwischen dem Rio Grande do Sul und dem Rio Grande do Norte. Sie kann lange Zeit unerkannt bleiben; ein Befall des Herzens aber führt in manchen Fällen plötzlich zum Tode. Sie äußert sich durch sehr verschiedenartige Anzeichen, die allerdings zuerst sogar völlig fehlen können, bis der Erkrankte unverhofft in ein Koma fällt und kurz darauf stirbt.

4. Die Bilharziose

Die Bilharziose oder Schistosomiasis wird durch kleine Saugwurmarten hervorgerufen, deren wichtigste »Schistosoma mansoni« und »Schistosoma haematobium« heißen. Der Erreger braucht für seine Entwicklung und zu seiner Fortpflanzung als Zwischenwirt eine Wasserschnecke, die in warmem Süßwasser lebt. Es gibt Beweise dafür, daß sie bereits im pharaonischen Ägypten existierte. Man kann sich die Krankheit beim Baden während der warmen Tageszeit zuziehen. Die Larven des Wurms bohren sich durch die Haut in den Organismus und hinterlassen an diesen Stellen rote juckende Flecke. Dann wandern sie in das Venengeflecht der Harnorgane und setzen sich schließlich in den Gefäßen der Darm- oder Blasenwand, im Harntrakt oder in den Lebergefäßen fest und rufen dort krankhafte Veränderungen hervor. Alle barfuß auf bewässerten Feldern arbeitenden Bauern, alle Wäscherinnen der Tropen sind durch die Krankheit gefährdet, ob in China, Mesopotamien, Kenia oder auf Guadeloupe. Die Bilharziose breitet sich zusehends in dem Maße aus, wie Länder der Dritten Welt zur Stromerzeugung Stauseen errichten oder ihre Anbauflächen vergrößern. Jede Erweiterung landwirtschaftlicher Bewässerungssysteme bietet den Schnecken eine noch freie ökologische Nische und der Krankheit damit ein neues Verbreitungsgebiet. Diese traurige Erfahrung mußte Ägypten mit dem Assuan-Staudamm machen, ein gutes Beispiel dafür, in welch unversöhnlichen Gegensatz Wirtschaftsentwicklung und Gesundheitsfürsorge geraten können.

Ist die Krankheit diagnostiziert, so stehen heute eine Reihe wirksamer Präparate zu ihrer Bekämpfung zur Verfügung, aber natürlich ist es besser, ihr vorzubeugen. Man würde gern den Entwicklungszyklus des Parasiten unterbrechen, indem man die Überträgerschnecke ausrottet, doch müßte dabei in Kauf genommen werden, daß eine komplette, vorwiegend nützliche Wasserflora und -fauna mitvernichtet wird. China erreichte die Sanierung bestimmter Zonen durch die Zementierung einiger Kanalufer; Frankreich versah die Bäuerinnen seines Überseedépartements Guadeloupe mit sauberem Wasser für ihre Waschstellen, aber derartige Maßnahmen wirken beinahe grotesk angesichts Hunderter von Millionen von Bauern, die zu arm sind, um sich Stiefel kaufen zu können und die ihre Felder weiterhin barfuß bestellen müssen, angesichts der Unzahl von Kindern, die im Wasser spielen, weil ihnen heiß ist, und der Millionen von Hektar umfassenden Reisfelder, deren Bewässerungsgräben einfach nicht betoniert werden können.

5. Die Flußblindheit

In der großen Gruppe der Fadenwürmer ist die lange, fadenförmige Knäuelfilarie besonders gefürchtet, denn ihre Larven, die Mikrofilarien, wandern durch den ganzen Organismus und hinterlassen im Auge zum Teil irreparable Schäden. Die auch »Onchozerkose« genannte Krankheit ist in den Tropen und vor allem über fast eine Million Quadratkilometer Schwarzafrikas verbreitet.

Sie hinterläßt auch andere Schäden, etwa an der Haut, wenn sie aber Hornhaut und Iris des Auges befällt, führt sie in einigen Regionen bei vielen Menschen zur Erblindung. Es liegt auf der Hand, wie verhängnisvoll sich eine große Anzahl arbeitsunfähiger Blinder auf eine ohnehin schon bedürftige Gemeinschaft auswirken muß, und es ist unsagbar deprimierend, in Dörfern besonders gefährdeter Gebiete praktisch nur Blinde zu sehen, die sich, während sie sich gegenseitig an einem Stock festhalten, im Gänsemarsch fortbewegen, angeführt von dem, der noch über ein gewisses Sehvermögen verfügt.

Die Infektion wird von der Kriebelmücke der Gattung Simulium übertragen; die Zahl der Befallenen schätzt man auf derzeit fünfundzwanzig Millionen Menschen. Wie schon bei der Malaria werden immer wirksamere und immer einfacher zu verabreichende Mittel gegen die Filarien entwickelt. Auch hier hatte man sich aber wie bei der Malaria im Kampf gegen die Überträgermücke von den Insektiziden zweifellos zuviel versprochen. Heute versucht man, diese Mücke gleich der Anopheles, mit einer Bakterie zu infizieren, dem Bacillus thurigiensis. Fast alle Verfahren sind jedoch für die meisten Entwicklungsländer zu kompliziert und zu teuer.

Diese traurige Aufzählung ist damit längst nicht beendet, und so seien hier noch erwähnt: das Trachom, eine Virusinfektion des Auges, die die Zahl der Blinden weiter erhöht; die Brucellose oder das Maltafieber, das weit über den Mittelmeerraum hinaus vorkommt; die Leishmaniose, welche bei Befall der Haut bleibende Narben hinterläßt; oder die die Eingeweide angreifende Kala-Azar, die für manche Formen der Kindersterblichkeit verantwortlich ist.

Man muß sich vergegenwärtigen, daß diese schweren Erkrankungen sich in einem Organismus entwickeln, der ohnehin schon Eingeweidewürmer, Fadenwürmer, Spulwürmer, Hakenwürmer, Peitschenwürmer oder aber Protozoen wie Plasmodien oder Lamblien beherbergt, deren Vorhandensein ganz alltäglich, sozusagen die Regel ist und die innere Blutungen und Sekundärinfekte hervorrufen, so daß durch den summarischen Effekt dann aus den Betroffenen blutarme, geschwächte, großer Anstrengungen nicht mehr fähige Halbkranke werden.

Man kann den westlichen Wissenschaftlern gewiß keinen Vorwurf daraus machen, daß sie sich zunächst der Prophylaxe und Behandlung von Epidemien widmeten, die in erster Linie uns bedrohten; nun aber müssen sie sich der anderen Infektionskrankheiten annehmen und dabei vielleicht besser die Krankheitserreger selbst als ihre Überträger bekämpfen, denn man kann nicht die Fliegen, Zecken, Flöhe und Mücken der ganzen Welt vernichten, auch wenn sie für so viele Leiden verantwortlich sind. Alle Wild- und Haustiere kommen als potentiell gefährliches Erregerreservoir in Frage. Der Schlafkrankheitserreger beispielsweise wird von der Antilope ohne weiteres vertragen, den Menschen aber tötet er. Die uns umgebende Tierwelt birgt noch zu viele Unbekannte, als daß wir in diesem Kampf nicht direkt beim Menschen ansetzen müßten, den wir schützen wollen.

So also sieht heute die gesundheitliche Lage für die mehr als drei Milliarden Menschen zwischen den Wendekreisen aus, eine Lage, die sich nur dann bessern wird, wenn sich die Gesellschaftsstrukturen, die Wirtschaftsverhältnisse, die Wohnbedingungen wie auch einige Gebräuche in diesen Ländern ändern, die auf die Hilfe aller begünstigteren Nationen angewiesen sind.

VIII. Infektionskrankheiten und die Entwicklung des Krankheitsbegriffs

In den vorausgegangenen, der Geschichte der Epidemien und Endemien gewidmeten Kapiteln haben wir die Krankheiten nach ihren charakteristischen Erregern typisiert: Die Pest ist an Yersinia pestis und die Amöbenruhr an Entamoebia histolytica gekoppelt. Eine solche Krankheitsauffassung sowie ihre systematische Klassifizierung gehen auf die im 19. Jahrhundert aufkommende Bakteriologie zurück.

Im Laufe von Jahrhunderten hatten fähige Kliniker die verschiedenen Infekte nach ihren Symptomen und ihrer Prognose zu unterscheiden gelernt; so Rhazes im 10. und Fracastoro im 16. Jahrhundert; sie grenzten innerhalb der Hautausschläge bereits Masern, Röteln, Scharlach, Pocken und Windpocken gegeneinander ab. Später begann man zwischen so unterschiedlichen Gesundheitsstörungen wie Schluckbeschwerden infolge einer membranösen Angina, Atemnot aufgrund einer Laryngitis (Krupp) und Lähmungen des Auges oder des Gaumensegels einen Zusammenhang zu erkennen: Ein solches klinisches Gesamtbild faßte man unter dem Krankheitsbegriff »Diphtherie« zusammen.

Die Bakteriologen bestätigten diese empirischen Individualisierungen dann eindeutig, konnten sie ihnen doch jeweils einen Keim zuordnen: Jeder Krankheit entsprach auch eine bestimmte Mikrobe; Diphtherie wurde vom Löffler-Bazillus hervorgerufen, und die unzähligen Krankheitserscheinungen der Tuberkulose ließen sich durch die Allgegenwart des Kochschen Bazillus auf einen Nenner bringen. Das war das Prinzip der »Spezifität«. Dem scharfsinnigen, aber keineswegs unfehlbaren Blick des Arztes folgte der Blick durch das Mikroskop, folgte die mikrobiologische Bestätigung der Diagnose. Auch ein Jahrhundert später erscheint uns ein solches Ordnungsprinzip für die Infektionskrankheiten völlig logisch und stimmig, doch ist die Gleichung aus Pasteurs Zeiten – nämlich: dieser Keim verursacht jene Krankheit – bei weitem zu einfach. Von den vielen Menschen, die im Laufe ihres Lebens einmal mit dem Tuberkelbazillus in Berührung gekommen sind, machten längst nicht alle eine Tuberkulose durch, einfach, weil Ausbruch und Verlauf einer Krankheit noch durch ganz andere Umstände mitbestimmt werden.

Außerdem kann kein Klassifizierungssystem absolut sein, denn da es sich auf bestimmte Kriterien gründet, könnten hiervon abweichende Kriterien durchaus eine andere, nicht weniger einleuchtende Klassifizierung ergeben. So hätte auch eine Einteilung nach anatomisch-pathologischen, auf Organschädigungen beruhenden Gesichtspunkten durchaus ihre Berechtigung. Es gibt Krankheiten, die durch völlig verschiedene Erreger hervorgerufen werden, aber ganz ähnliche Schäden bewirken. Geschwürbildungen an inneren Organen etwa sind nicht nur bei Typhus zu beobachten, wo sie oft eine ernsthafte Komplikation bedeuten, sie können auch von anderen Keimen als dem Eberth-Bazillus verursacht werden; und schließlich führen gewisse Geschwüre sogar zum Tode, obwohl überhaupt kein Keim im Spiel war. Geschwüre sind also nicht typhusspezifisch; in einer nach Organschädigungen erstellten Liste stünden in der Rubrik »Geschwüre« gleich mehrere Krankheiten, und Typhus wäre nur eine von ihnen.

Der anatomisch-klinischen Methode, die in Frankreich Anfang des 19. Jahrhunderts aufkam, fehlte es nicht an Scharfsichtigkeit. Ihre Beobachtung war gewissermaßen mikroskopisch. Heute haben das optische und das Elektronenmikroskop unsere über Organschädigungen gewonnenen Kenntnisse beträchtlich erweitert. Die Interpretation der zur Erkrankung führenden Ursache wird dadurch zwar komplizierter, aber zugleich erscheint eine Einteilung in einige große Kategorien um so logischer, als diese Krankheitsprozesse auf verwandte Therapien ansprechen, obwohl sie von verschiedenen Erregern hervorgerufen werden.

Man könnte auch noch einfachere Klassifizierungen vorsehen, etwa eine, die sich lediglich auf die Symptome der Krankheit stützt, eine rein klinische. So müßte man beispielsweise für das Pflegepersonal in den Entwicklungsländern die Kranken danach einteilen, ob sie durch heftige Schweißausbrüche oder durch wäßrigen Durchfall in kurzer Zeit viel Wasser verlieren oder ob sie an starkem Blutverlust durch Haut- oder Eingeweideblutungen leiden, oder auch danach, ob ihre Wirbelsäule steif ist (Meningitis). Alle diese

Krankheitszeichen können zwar von verschiedenen Erregern verursacht worden sein, jedoch einer vergleichbaren Behandlung unterzogen werden.

Eine solche Gliederung wäre übrigens keineswegs an den Haaren herbeigezogen: Noch vor wenigen Jahrzehnten beschrieb man als »malignes Syndrom der Infektionskrankheiten« ein eindeutiges klinisches Bild, dessen Betroffene in wenigen Tagen dahingerafft wurden, ob sie nun Typhus, Masern oder Scharlach hatten, und selbst heute gebrauchen wir eine so unspezifische Bezeichnung wie »hämorrhagische Fieber« für Krankheiten, die das Geheimnis ihres Erregers und ihrer Übertragung noch nicht offenbart haben; nicht wissend, wie wir sie sonst benennen könnten, teilen wir sie nach ihrem auffälligsten Symptom ein und unterziehen sie denn auch einer »symptomatischen« Therapie.

Diese klinische Medizin ist die älteste überhaupt; so alt wie die Menschheit selbst, beruht sie doch auf den vom Kranken empfundenen Symptomen und den von den Mitmenschen beobachteten Anzeichen. Neben schnell erkennbare, weil anormale Phänomene traten auch Kriterien wie Unbeweglichkeit eines Gliedes – nach einer Verletzung –, Hauttönung – Röte, Gelbfärbung –, extreme Erregtheit – psychisches Anzeichen – und noch viele andere sekundäre Merkmale. Ein Temperaturanstieg beispielsweise wurde schon seit Jahrtausenden vermerkt, sei es, weil der Kranke sich selbst wie von einem inneren Feuer erhitzt fühlte, sei es, daß seine Haut jedem, der sie berührte, abnorm heiß vorkam, eine Anomalie, die mit einem beschleunigten Puls einherging. Ein heißer Körper war also immer ein elementares Warnzeichen und deutete auf eine Störung in der Wärmeregulation hin, die eine grundlegende physiologische Eigenart aller höheren Wirbeltiere ist.

Unter »Fieber« verstehen wir heute eine in Celsius oder Fahrenheit ausgedrückte, von der Norm abweichende erhöhte Körpertemperatur, ablesbar auf einem dazu in eine natürliche Körperöffnung oder in die Achselhöhle eingeführten Quecksilberthermometer. Dieses Instrument aber, seine Gradeinteilung und kundige Handhabung sind das Ergebnis intellektueller und fertigungstechnischer Leistungen, die erst einhundertfünfzig Jahre zurückliegen. Dadurch, daß man gleichzeitig die Temperatur maß und, mit der Uhr in der Hand, den Puls fühlte, ließen sich dann auch zwei Symptome voneinander trennen, die lange miteinander assoziiert worden waren: Fieber und Herzbeschleunigung. Die Mediziner entdeckten nun sowohl den beschleunigten Herzschlagrhythmus ohne Fieber wie auch Fieber bei normaler Herzschlagfrequenz und schließlich in beide Richtungen zielende Anomalien, die größer oder kleiner waren als man nach den jeweils vorliegenden Symptomen hätte vermuten dürfen. Mit der Natur des Fiebers ist man also schon lange vertraut: »Fieber«, diese Äußerung individuellen Unwohlseins, wurde aber als Sammelbegriff schon lange vor Hippokrates mit Krankheiten ganz allgemein assoziiert; »Fieber« war gleichbedeutend mit einem Komplex von Anzeichen, unter dem man alle in vergleichbarer Form Erkrankten unter ein und demselben Krankheitsbild zusammenfaßte, was ja letztlich die ersten Ansätze zu einer Klassifizierung bedeutete. Bis in die Mitte des 19. Jahrhunderts hinein galt der Hauptteil aller medizinischen Abhandlungen den »fieberhaften Erkrankungen«; ein spezielles, weniger ihrer Natur und ihren Symptomen als vielmehr ihrer Prognose gewidmetes Kapitel war angefügt; man unterschied gutartige, bösartige, exanthematische, putride Fieber und so weiter. Unsere heutige Literatur geht hingegen von einer bakteriologischen Gliederung aus, die durch die Wirksamkeit moderner Behandlungsmethoden ihre Bestätigung erfuhr: Da ein Erreger sich für das eine Antibiotikum sensibel und gegen das andere resistent erwies, ist die Individualisierung der Krankheit durch ihre mikrobiellen und therapeutischen Charakteristika geboten. Leider kann ein solches Schema, dessen didaktischer Wert unbestritten ist, nicht die ganze medizinische Wirklichkeit abdecken.

Seit den neuesten Erkenntnissen auf dem Gebiet der Immungenetik und besonders seit der Entdeckung des HLA-Systems weiß man, daß mit Krankheitserregern konfrontierte Personen nicht automatisch die gleiche spontane Resistenz zeigen; geahnt hatte man das schon bei der Erforschung der Blutgruppen. Nach dem während des ganzen 19. und in der ersten Hälfte des 20. Jahrhunderts vorherrschenden typologischen Krankheitsbegriff muß nun eine populationsgenetische Auffassung bestimmend werden, die sich auf die Verschiedenheit der Individuen und ihre jeweilige Abwehrbereitschaft gründet. Letztlich hat die Medizin, wenn auch mit einigen Jahrzehnten Verspätung, das im 18. Jahrhundert von Linné postulierte und dann von Darwin und seinen Nachfolgern nachdrücklich verfochtene typologische Konzept durch das auf alle Lebewesen anwendbare Konzept der reproduktiven Gemeinschaft, der Population, ersetzen müssen. Niemals war der Spruch »es gibt keine Krankheiten, es gibt nur Kranke« wahrer. Es ist sicher nicht übertrieben zu behaupten, daß dies die wohl tiefgreifendste konzeptuelle Revolution in der Biologie seit der Abstammungslehre war.

Eine weitere Grunderkenntnis der modernen Medizin – sie tauchte zum Teil schon weiter oben auf – ist die Polyätiologie: Ein Infektionserreger allein vermag noch keine Schädigung auszulösen, vielmehr kann die Krankheit nur bei demjenigen ausbrechen, der in einer bestimmten ökologischen Umwelt lebt und dessen genetisches Profil den Aggressor »akzeptiert«. Wenn beispielsweise das Auftreten einer Krankheit durch das Zusammenspiel dreier Faktoren – A, B, C – erfolgt, dann werden die Personen, die lediglich die Faktorenkombinationen AB, AC oder BC haben, heil davonkommen. Übrigens fordert die heutige Krankheitslehre denn auch, alle Symptome oder, wenn man so will, alle Störungen gleichzeitig zu behandeln, um sämtliche Heilungsmöglichkeiten voll auszuschöpfen. So ist es bei Cholera- oder Ruhrkranken mit Antibiotika allein nicht getan, man muß auch rehydrieren, ihren Blut- und Wasserverlust ersetzen. Krankheit läßt sich nicht auf einen einzelnen Keim einengen und festlegen. Jede Klassifizierung wird zwangsläufig eine erkenntnistheoretische Vereinfachung sein; sie hat den Vorteil, gewisse Phänomene zu verdeutlichen, weil sie sie nach einem ihrer Aspekte einordnet, sie trägt auch mit zur Verbreitung eines bestimmten Wissens bei, offenbart aber andererseits die angesichts ständig neuer Erkenntnisse begrenzte Gültigkeit ihrer Aussage.

Die Beobachtung fieberbedingter Symptome, ihre Beschreibung und schließlich ihre Klassifizierung sind Äußerungen jener fortschreitenden »Ratio«, die wohl dem Menschen des 17. Jahrhunderts eigen war und die sich im 20. Jahrhundert dann in »Rationalismus« verwandelte. Der menschliche Geist ist aber noch zu anderen Dingen fähig.

Von jeher waren der Homo sapiens und sogar schon seine Vorläufer von einem großen Erkenntnis- und Deutungsdrang besessen, wollten sie in ihrem unstillbaren Wissensdurst allen Dingen auf den Grund gehen. Dieses Suchen läßt sich ganz allgemein zu allen Zeiten, bei allen Völkern, in allen Ländern beobachten. Es ist unabhängig vom Rationalismus, der sich als Geisteshaltung je nach Breitengrad ganz verschiedenartig äußern kann und dessen Kriterien und Eigenarten sich auch mit den Generationen verändern mögen. Deshalb fand der suchende Mensch im Laufe seiner Geschichte für die großen Seuchen Erklärungen, die uns heutzutage geradezu absurd erscheinen; dabei ist unser eigenes Verhalten teilweise kaum weniger irrational.

Die ältesten Schriften Mesopotamiens, aus dem dritten Jahrtausend v. Chr., stellten Krankheiten als Erscheinungen dar, die dem Ratschluß von Göttern oder Dämonen entsprangen. Diese fanden offenbar aus unerfindlichen Launen heraus Gefallen daran, manche Menschen mit gewissen Leiden zu schlagen, und so galt es, sie zu besänftigen, sie zu versöhnen. Vorbeugung ist in dieser archaischen Zeit, da man eine ganze Reihe von Krankheitszeichen beschreibt, einzig Sache der Magie. Rote Flecke, die ein Ausschlag auf der Haut eines Kindes hinterlassen hat, deutete man beispielsweise als Kratzer der Dämonin Lamaschtu.

Später, im zweiten Jahrtausend v. Chr., formt sich der Sühnegedanke: Die Götter treiben ihr Spiel nicht mehr auf dem Rücken Unschuldiger, vielmehr gilt die Krankheit als Bestrafung für Sünder, die Tabus verletzt, heilige Stätten entweiht oder gegen Fruchtbarkeitsriten verstoßen, Inzest oder Gotteslästerung begangen oder Gottlosigkeit gezeigt haben. Zur Bekämpfung der Krankheit muß also zunächst einmal das Vergehen selbst gefunden und gesühnt werden, erst dann kann man den Patienten behandeln.

Manchmal wird auch der Schuldige nicht unmittelbar getroffen, sondern einer seiner Angehörigen, seine Nachkommenschaft beispielsweise; so entsteht die Vorstellung von den Erbkrankheiten, Zeichen der Solidarität zwischen den Generationen, auch wenn es um das Erbe vergangener Sünden geht.

Zu jener Zeit ist die Gesundheit des Menschen allein dem Wohlwollen der im Himmel, auf Erden oder im Wasser wohnenden Mächte überantwortet. Sie senden die Geißel der Krankheit dem einzelnen oder gleich der ganzen Gemeinschaft. Krank zu sein bedeutete damals nicht nur, die Rache einer Gottheit zu spüren zu bekommen, die man beleidigt oder deren Gebote man übertreten hatte, sondern auch ein Werturteil: Der Kranke galt körperlich wie moralisch als unrein, unsauber, befleckt, und nur um den Preis einer Reinigung konnte er überhaupt geheilt werden. Auch der lateinische Ursprung des Wortes »Infektion« (infectus bedeutet gefärbt, vergiftet) erinnerte viel später an dieselbe Auffassung.

Und heute? Da werden diese Begriffe von Bakteriologen, Atomwissenschaftlern und Ökologen genauso doppeldeutig, genauso emotionsbeladen gebraucht.

Auch die jüdische und dann die christliche Tradition greifen diese Konzeption wieder auf: Krankheit ist die Strafe des einzigen, des allmächtigen und gerechten Gottes; nur Reue, Sühne und Gebet können Heilung bringen. Ganz anders die Vorstellung im alten Ägypten, wo man keinen Zusammenhang sieht zwischen Krankheit und Strafe. Man glaubt an ein Weiterleben nach dem Tode: Zwölf Tore, so stellt man sich vor, sind zu durchschreiten, bevor man in das Reich der Geister gelangt, und dort erst, vor dem Kollegium der Totenrichter unter Vorsitz des Osiris, entscheidet der Ausschlag der Waage über Belohnung oder Strafe: Thot, der göttliche Schreiber, wirft das Herz in die eine und die guten Taten in die andere Waagschale ... Den Göttern ist Krankheit natürlich nicht fremd, schließlich sind sie allmächtig. Aber sie helfen eher heilen, als daß sie krankmachen. Gerade in Ägypten entsteht denn auch die Beobachtungsmedizin und ein erstes Arzneibuch. Sogar einen Schwangerschaftsnachweis hat man dort schließlich erfunden, bei dem man die Frau auf Gerstenkörner urinieren ließ. Wenn sie keimten – unter der Wirkung bestimmter Hormone, der Gonadotropine? –, dann galt als sicher, daß sie ein Kind erwartete.

Schon seit den frühesten großen Geschichtsepochen stehen sich zwei Krankheitsauffassungen gegenüber. Die religiös bestimmte, beinahe metaphysische, Schuldgefühle auslösende, die schon vor dem Juden- und dem Christentum aufkam, und die rationale, pragmatische. Die biblisch-talmudische Vorstellung, nach der die Pestplage über Ägypter und Philister kam, weil sie den einzigen Gott leugneten, reicht in ihren Ursprüngen noch sehr viel weiter zurück, und bis in die heutige Zeit hinein findet man die beiden gegensätzlichen Auffassungen bei ansonsten recht aufgeklärten Völkern wie auch bei sonst durchaus vernünftig erscheinenden Menschen.

Wir können den Begriff »Infektion«, der doch so lange brauchte, um sich durchzusetzen, hier nicht über Jahrhunderte hinweg zu seinen Ursprüngen zurückverfolgen; eine minutiöse Arbeit dazu liegt von T. Puschmann und O. Temkin vor; auch M. D. Grmek lieferte eine sehr eingehende Studie zu diesem Thema; wir möchten in dem Zusammenhang jedoch an einige charakteristische Entwicklungsstadien erinnern. Während die Juden im großen und ganzen die mesopotamische Tradition fortführten, gingen Griechen und Ägypter von objektiven Krankheitsursachen aus. In den aus der Zeit des Hippokrates stammenden Schriften werden Fieber vor allem »Miasmen« zugeschrieben, die man in der Atemluft, in Lebensmitteln oder im Wasser wähnte. Zwar präzisieren die Autoren dieser alten Texte nicht, was es mit den »Miasmen« auf sich hat, gleichwohl sollte dieses Wort zweitausend Jahre lang durch die einschlägige Literatur geistern. Alle diese über zwei oder drei Jahrhunderte hinweg entstandenen Bücher, in denen sich, manchmal sehr aufschlußreich, die Lehrmeinungen der verschiedenen Schulen und Richtungen widerspiegeln, zeichnen sich durch einen Rationalismus aus, der jede Vorstellung einer gottgewollten Erkrankung verwirft. Und doch sollten sich beide Auffassungen – Krankheit als Gottesstrafe und Krankheit als unabänderliches Übel – bis in die heutige Zeit hinein erhalten. Kranke, die einen Arzt konsultierten, vertrauten sich vorsichtshalber auch gleich einem Priester an, riefen Äskulaps Wohlwollen in den ihm geweihten Tempeln auf sich herab, verbrachten gar die Nacht dort, um am nächsten Morgen die gottgesandten Träume deuten lassen zu können. Thukydides hat in seiner Beschreibung der »Pest von Athen« über die in der Hoffnung auf Verschonung vergebens dargebrachten Opfergaben berichtet. Dieselben Kranken, die einen fachkundigen Arzt aufsuchten, gingen wohl, wie es ja selbst heute noch vielfach geschieht, von diesem direkt zum Wunderheiler.

Später, zu Beginn der christlichen Ära, schlossen sich die Römer, allen voran Galen, der hippokratischen »wissenschaftlichen« Theorie an, bis sich das Christentum schließlich im ganzen Imperium durchgesetzt hatte und man die Krankheit wieder strikt als Strafe, als Äußerung göttlichen Willens ansah: Nun wird Christus also der Heiler sein, wird die Macht zu predigen und zu kurieren bei den Aposteln liegen, und Heilmittel können, einer ganz unerbittlichen Logik zufolge, nur für Heiden gut sein, da sich die Christen bedingungslos der Allmacht Gottes zu überantworten haben. Ist das seit der Erbsünde mit dem menschlichen Dasein verknüpfte Leiden nicht letztlich unabdingbar für die Erlösung? Dieses Argument sollte noch zu Beginn des 19. Jahrhunderts denn auch gegen die von Jenner entwickelte Impfung verwendet werden.

Auch die arabische Medizin des 9. bis 12. Jahrhunderts, die dem Abendland des Mittelalters das griechische Wissensgut bewahrte und überlieferte, sah den Ursprung der meisten Fieber im Wasser und in der Luft. Avicenna widmete dem Problem von Hygiene und Prophylaxe zahlreiche Seiten und erläuterte eingehend die vom gesundheitlichen Standpunkt aus für Atmosphäre und Trinkwasser erforderlichen Voraussetzungen. In Bagdad verfaßte Jean Mésué im 9. Jahrhundert Aphorismen in der Art des Hippokrates, die D. Jacquart und G. Troupeau vor kurzem in allen im Verlaufe der Jahrhunderte entstandenen Übersetzungen vorlegten. Die arabische Originalfassung nennt den Nebel als Ursache für faulige Fieber; die späteren lateinischen oder französischen Übersetzer folgten dann aber den jeweiligen Vorstellungen ihrer Zeit, so daß ein und dieselbe Krankheit im 12. Jahrhundert der Massenvermehrung von Mäusen – wir sprachen im Zusammenhang mit der Pest bereits über dieses Thema –, im 13. Jahrhundert wiederum Miasmen-Wolken und im 16. Jahrhundert dann den Fliegen zugeschrieben wurde.

Wenn sich bei den Ärzten des Mittelalters auch allmählich auf Beobachtung und Erfahrung fußende Krankheitsauffassungen durchsetzten, so behauptete sich nichtsdestoweniger die emotionale, irrationale Strömung zur selben Zeit im ganzen Westen wie im Nahen und Mittleren Osten. Ansehen und Macht der drei monotheistischen Religionen förderten die Idee von der gottgewollten Krankheit; Krankheit trug das Stigma der Sünde, war ihr verkörperter Beweis, sie war Strafgericht Gottes und Absolution zugleich. Islam und Christentum förderten die Mittlerrolle der zwischen Gott und den Kranken wirkenden Heiligen und Marabuten; Pilger wanderten von einem Ende der Welt zum anderen, und in epidemischen Zeiten füllten sich Kirchen, Moscheen und Synagogen.

In dieser Epoche wurde deutlich, daß die Schriftgelehrten aller drei Religionen gegenüber einer Heilkunde, die offenbar den göttlichen Willen zu unterlaufen suchte, eine feindselige Haltung einnahmen. Das Schicksal des Menschen lag allein in der Hand des Schöpfers. So entschied Gott in seiner unendlichen Weisheit und allumfassenden Gerechtigkeit über Krankheit und Tod; er wählte diejenigen aus, die genesen oder aber der Krankheit erliegen sollten. Der Arzt und seine Heilmittel waren überflüssig; sie waren geradezu gottlos, da sie sich dem obersten Richter widersetzten. Im Islam kam diese Einstellung am deutlichsten zum Ausdruck: Ärzte wurden wegen mutmaßlichen Unglaubens hingerichtet, andere eingeschüchtert, vertrieben oder sonstwie zum Schweigen gebracht. Der Arzt und Philosoph Averroes etwa führte unter diesen Umständen in Andalusien ein recht bewegtes Dasein. Man bezichtigte ihn des Rationalismus, ein Vorwurf, den man selbst einige Jahrhunderte später in Padua wie an der Sorbonne wieder gegen sein Werk erhob.

Zum Glück für die Medizin und natürlich für die Kranken war der glühende Wunsch, gesund zu werden und so lange wie nur irgend möglich zu leben, auf die Dauer stärker als diese unselige fatalistische Strömung. Sie verebbte allmählich, und Kalifen und Imame ließen sich nun wie alle anderen behandeln; auch Bischöfe und Päpste schickten nach Ärzten und Chirurgen, sobald sie dies für nötig erachteten. Und trotz der jüdischen Chassidismus-Bewegung, die Ergebenheit und uneingeschränkten Gehorsam göttlichen Entscheidungen gegenüber forderte, war es besonders das Judentum, aus dem, ein Segen für die westliche Welt, Hunderte von klugen und gelehrten Ärzten hervorgingen, die an Fürsten-, Bischofs- und Scherifenresidenzen als Botschafter einer aufgeklärten Medizin verkehrten.

Zur Zeit der Renaissance dürfte Fracastoro der gewissenhafteste und besonnenste Epidemiologe gewesen sein. Für ihn stand fest, daß Epidemien durch Samen, Seminaria, bewirkt wurden, von Keimen also, die sich vervielfältigen und den menschlichen Körper überschwemmen konnten. Ob diese Seminaria in seiner Vorstellung nun chemische Stoffe, verströmende Gase oder Kleinstlebewesen waren – wobei diese Begriffe hier in ihrer modernen Bedeutung gebraucht werden, wie sie zwangsläufig für das 16. Jahrhundert unpassend sein muß –, wir wissen es nicht.

Als wichtigstes Argument für seine Beweisführung diente ihm die Syphilis, die soeben erst in geradezu spektakulärer Weise ihren Einzug in Europa gehalten hatte und über deren Form der Weitergabe, den Geschlechtsakt, kein Zweifel bestehen konnte: Bei den Beteiligten zeigten sich die Stigmen der Krankheit zuerst an den Geschlechtsorganen – was den Anhängern der Vorstellung vom göttlichen Strafgericht ebenfalls ein passendes Argument lieferte, den Beweis für Gottes Gerechtigkeit, der den Menschen dort straft, wo er gesündigt hat.

Fracastoro wird im allgemeinen als Begründer der Lehre von der Ansteckung angesehen. Das trifft nur mit Einschränkungen zu. Vor dem Veroneser Arzt hatten schon andere Mediziner ganz ähnliche Vermutungen geäußert, vor allem in den arabischen Ländern. Bereits im 14. Jahrhundert schrieb Ibn Chatima: »Langer Erfahrung nach zu urteilen, ist Ansteckung die Folge eines direkten Kontaktes mit einer von einer ansteckenden Krankheit befallenen Person.«

Und fast zur gleichen Zeit schrieb Ibn al Chatim: »Manch einer fragt sich, wieso wir die Theorie von der Ansteckung anerkennen, während das religiöse Gesetz sie doch verwirft. Meine Antwort lautet, daß der Beweis der Ansteckung erbracht ist durch Erfahrung, durch Forschung, durch das Zeugnis der sinnlichen Wahrnehmung und durch glaubwürdige Berichte. Das alles sind stichhaltige Argumente. Daß es eine Ansteckung gibt, geht klar daraus hervor, daß schon ein Kontakt mit dem Kranken genügt, um die Krankheit zu übertragen, während eine Isolierung vor Ansteckung schützt. Zudem kann das Leiden durch Kleidung, Geschirr und Ohrgehänge weiterverbreitet werden.«

All das mindert nicht das Verdienst des genialen Fracastoro. Seiner Zeit um drei Jahrhunderte voraus, war er ein Adept Pasteurs, ohne es zu wissen.

Daß erfahrene Praktiker sich im 18. Jahrhundert des Mikroskops zu bedienen begannen, leitete dann die bisher größten Erfolge der Biomedizin ein. Leeuwenhoek und später Spallanzani erspähten in ihrem Objektiv winzige lebendige Wesen: Sie entdeckten die roten Blutkörperchen und die Spermatozoen, aber auch andere unvermutete Tierchen, welche die Ursache unzähliger noch ungeklärter Phänomene und, wer weiß, vielleicht auch der Krankheiten sein konnten. Diese Miasmen, diese »Animalkula«, diese Keime vermochten dem Menschen Heil oder Verdammung zu bringen.

Der als aufgeklärter, traditionsungebundener und vorurteilsfreier Mensch geltende Chemiker Raspail schrieb Pest und Cholera »belebten Ansteckungsstoffen« zu, fauligen Miasmen; er glaubte, alles mit seinem Kampferessig heilen zu können, und propagierte noch im Jahre 1839, an Seeufern und auf öffentlichen Plätzen große Feuer zu entfachen und Lampions auf die Gebäude zu stellen.

Davaine war es, der 1850, als er den Milzbrandbazillus entdeckte, als erster einen direkten Zusammenhang zwischen einer Krankheit und einem Mikroorganismus in Stäbchenform herstellte.

Der eigentliche Entdeckerruhm sollte dann aber Pasteur zukommen; dazu trug nicht nur die ungeheure Vielfalt seiner wissenschaftlichen Arbeiten bei, die er im Laufe der Jahre, angefangen bei der Kristallchemie bis hin zu äußerst komplexen Fragen der Humanpathologie, durchführte – dabei stützte er sich streng methodisch auf die letzten Erkenntnisse Bernards und bewies einen besonderen Weitblick in seinen Theorien –, sondern nicht zuletzt auch sein ausgeprägter Sinn für die Publikumswirksamkeit seiner wissenschaftlichen Arbeiten.

Wir wollen hier nicht näher auf den Gelehrtenstreit zwischen Pasteur und Pouchet, zwischen Anhängern der Theorie von der »spontanen Urzeugung« und den »Panspermisten«, eingehen. Im Gegensatz zu einer über hundert Jahre lang verbreiteten Lehrmeinung waren die Argumente, die Pasteur den glühenden Verfechtern der Urzeugungsthese entgegenzusetzen hatte, nicht ausnahmslos unwiderlegbar, und der Sieg, den er über sie davontrug, erscheint uns heute nicht mehr völlig indiskutabel, wie Dagognet zeigte.

Jedenfalls ist die ganze Welt zum »Pasteurismus« konvertiert, und es ist geistesgeschichtlich interessant zu verfolgen, wie die Theorien Pasteurs, deren Fundiertheit und Wirksamkeit außer Zweifel stehen, sich in der Praxis dann durchsetzten. Leonard hat geschildert, wie das Gedankengut Pasteurs ganz nach Gutdünken der Generationen je nach gerade vorherrschenden politischen und religiösen Meinungen, ja selbst nach Ort und Manier der Berufsausübung allmählich in die verschiedenen medizinischen Richtungen und Schulen Eingang fand.

In seinem Wörterbuch der Medizin definiert Littré 1865 Infektion als das »Einwirken krankmachender Miasmen auf den Körper eines Lebewesens«; in der Ausgabe von 1908 – Littré war 1881 gestorben – heißt es dagegen: »Einwirken von in den meisten Fällen der Gruppe der Bakterien angehörenden und mittels ihrer löslichen Produkte wirkenden belebten Agenzien auf den Körper eines Lebewesens.« So hatte man also in vierzig Jahren den Vitalismus durch die Identifizierung ursächlicher Keime und durch eine andere Hypothese ersetzt, nach der nämlich Keime über einen Giftstoff wirken. Erkenntnisse der Mikrobiologie blieben nicht länger auf die medizinische Fachwelt und einige Gebildete beschränkt, sondern wurden Gedankengut aller gesellschaftlichen Schichten der westlichen Welt.

Jahrhundertelang hatten unbeweisbare Doktrinen und abstrakte philosophische Abhandlungen, die zu klinischen Fakten kaum Bezüge aufwiesen, das Denken der Medizin bestimmt und die Lage der Kranken letztlich nur wenig zu verbessern vermocht. Mit der mikrobiellen Doktrin, die übrigens niemand je als ein auf *alle* Krankheiten anwendbares Dogma präsentierte, sollten dann die experimentellen Wissenschaften, sollten Vernunft und höchst präzise, akribisch kontrollierte Beobachtungen triumphieren. Die Seuchen, Thema dieses Buches, wurden zur ersten Domäne der Medizin, in der ein objektiv überprüfbarer Beweis und die unmittelbare therapeutische Bestätigung erbracht werden konnten: *Diese* Krankheit, so wußte man jetzt, wird durch genau jene Mikrobe verursacht und durch einen ganz bestimmten Impfstoff verhütet.

Endlich verfügte die Medizin über Erkenntnisse von zwingender Kausalität: Der Kranke bekam Diphtherie, *weil* er vom Löffler-Bazillus befallen war; man konnte ihn mit einem spezifischen Serum behandeln und die gesunde Bevölkerung durch einen Impfstoff schützen. Weitere minutiöse Erforschungen des Krankheitsgeschehens ließen diese Kausalität aber bald schon komplizierter erscheinen: Starb der an Bakterienruhr Erkrankte, *weil* eine Shigella ihn infizierte oder *weil* sich in seinem Verdauungstrakt Geschwüre bildeten oder *weil* er sein ganzes Blut verlor? In Wirklichkeit widersprechen diese Kausalitäten einander nicht, sie sind nur verschiedener Natur.

Obwohl die Anschauungen Pasteurs aufgrund ihrer unwiderlegbaren Logik den Sieg davontrugen, darf man daraus nicht schließen, die Allgemeinheit habe nun schon gleich Krankheiten gegenüber zu einer nüchterneren Einstellung gefunden – wann immer der Mensch seine Gesundheit bedroht sieht, wird seine Rationalität von Emotionen überlagert.

Der Laie legt den »Pasteurismus« sozusagen für seinen Privatbedarf in ganz unterschiedlicher Weise aus: Wir wollen uns hier auf einige wenige Beispiele aus diesem bisher noch wenig erforschten Gebiet beschränken.

Der zur Vereinfachung neigende menschliche Geist verallgemeinert gern, denn auch das ist eine Art von Vereinfachung. Aus der Nutzanwendung experimenteller Medizin in einem bestimmten Bereich der menschlichen Krankheiten glaubte die breite Masse auf ein universelles System schließen zu dürfen. Das läuft auf eine durchweg mikrobielle Krankheitsauffassung hinaus. Diese Mentalität spiegelt sich auch heute, fast hundert Jahre nach dem Tode Pasteurs, in dem Versuch wider, »den« Krebs – als gäbe es nur einen! – um jeden Preis einem Virus zuzuschreiben: Einer eindeutigen Ursache entspricht ein eindeutiges Gegenmittel, also braucht man nur noch den richtigen Impfstoff zu finden…

Dieses die Vorstellungen Pasteurs verfremdende Beispiel einer illusorischen Verallgemeinerung ist nicht das einzige dieser Art. Mit zunehmenden Erfolgen in der Biochemie meint man, alles plausibel machen zu können, selbst die komplexesten Verwirrungen des menschlichen Geistes: So sollen psychische Störungen wie Schizophrenie durch eine

Substanz bewirkt werden, die ein ganz bestimmter Teil des Gehirns produziert. Man glaubt auch, mit den Fortschritten der Genetik eine Erklärung für Verhaltensanomalien gefunden zu haben: Vor einigen Jahren hieß es, ein zwei Y-Chromosomen oder ein Y-Chromosom anormaler Größe tragendes Individuum weise eine Anlage zu Gewalttätigkeit, ja sogar zu Kriminalität auf – jüngste Variante der Erbsünde, der lutherischen Vorsehung oder auch der Theorie des »geborenen Verbrechers«. Und die Bakteriologie konnte auch neuerliche Manifestierungen jener anderen Irrationalität nicht verhindern, die so alt ist wie die Welt selbst, nämlich die *Moralisierung* der Krankheit.

In der ersten Hälfte des 20. Jahrhunderts galt die Syphilis mit ihrem Erreger und den für spezifisch gehaltenen Serumreaktionen als Ursache unzähliger Leiden, für die man keine eindeutige Erklärung hatte. Und wenn die biologischen Tests negativ waren, dann mußte eben die erbliche, die angeborene Syphilis herhalten. Eine krankhafte Erweiterung der Aorta, ein nicht recht einzuordnendes Nervenleiden, eine angeborene harmlose oder schwere Mißbildung – alles ließ sich auf die Syphilis zurückführen, und bei einem zu jungen Kranken waren eben sein Vater oder sein Großvater die Schuldigen, wurde der Nachkomme gleichsam durch die Sünden eines Ahns gestraft, der gegen das Gebot ehelicher Treue verstoßen hatte.

Die hilflose Mode, in allen Gebrechen etwas Syphilitisches zu sehen, ist zwar vorüber, weil die entsprechenden Laboruntersuchungen präziser, die Krankheit seltener und die Heilung leichter geworden sind; dennoch bleibt der moralische Zeigefinger in der Medizin erhoben. Wer Lungenkrebs hat, wird bestraft, weil er zuviel rauchte, und der an Speiseröhrenkrebs Erkrankte, weil er zuviel trank ... Selbst ansonsten besonnenen Menschen fällt es schwer, sich irrationalen oder moralisierenden Einflüsterungen zu entziehen, sobald es um Fragen der Gesundheit geht.

Mit Pasteurs Werk war die Erforschung der Infektionskrankheiten natürlich noch nicht abgeschlossen. Leider hat man die Rolle eines seiner Nachfolger, Charles Nicolle, nicht von Anfang an hinreichend gewürdigt. Der Bakteriologe und spätere Nobelpreisträger erkannte als erster jene Art des »symbiotischen Gleichgewichts«, das sich zwischen

Mensch und Keim einpendelt, wobei sich der eine an den anderen gewöhnt, also gegen ihn immunisiert. Wir sind ausführlich auf dieses Thema eingegangen, ohne jedoch Nicolles Begriff von der »schicksalhaften Infektionskrankheit«, eine vielleicht etwas unbedachte Formulierung, zu übernehmen. Der Wirt, so die These vom symbiotischen Gleichgewicht, immunisiert sich, so gut es geht, gegen seinen Aggressor, um nicht von ihm vernichtet zu werden, jedoch nur in einem Maße, das das Verbleiben der Mikrobe bei ihm nicht ausschließt. Bei dieser »modulierten« Immunisierung tritt die Symbiose an die Stelle der Krankheit.

Nicolle erbrachte auch den biochemischen, experimentell wiederholten Beweis der »latenten Infektion«, bei der der menschliche Organismus Keime beherbergen und verbreiten kann, ohne selbst zu erkranken. Damit war die Existenz jener »Keimträger« oder »Ausscheider« belegt, die schon Defoe unter den scheinbar gesunden Bürgern vermutete, die vor der Pest aus London flohen und bis dahin verschont gebliebene Dörfer infizierten.

»Keimträger« ist also nicht gleichbedeutend mit »Angesteckter«. Diese Differenzierung wirft aber sogleich eine weitere Frage auf: Wenn ein Mensch in seinem Rachen Löffler-Bazillen beherbergen kann, ohne daß er an Angina leidet, ist die Mikrobe nicht länger Kennzeichen der Krankheit; was also ist dann Krankheit?

Nicolle gab noch einen weiteren richtungweisenden Anhaltspunkt auf diesem Grenzgebiet, wo Normales und Pathologisches sich scheiden. Infektionskrankheiten präsentieren sich dem Arzt in zahlreichen Zwischenstadien, die beim »gesunden« Keimträger, der subjektiv keinerlei Krankheitsanzeichen verspürt und die Krankheit doch weiterverbreitet, nur schwer ausgemacht werden können: die »versteckte« Infektion, die Störungen verursacht, welche der Betroffene nicht bemerkt; die Primo-Infektion, die gewisse Schädigungen bewirkt, andererseits aber gegen einen noch schwereren Krankheitsverlauf schützen kann; die Inkubation, jenes okkulte Stadium des »Ausbrütens«; und schließlich der Ausbruch der Krankheit mit ihren sichtbaren Manifestationen. Auf diese abgestuften Möglichkeiten in der »Naturgeschichte« der Krankheiten stieß die Wissenschaft zunächst bei den Epidemien, und die moderne Medizin begegnet ihnen in nahezu allen Bereichen der Pathologie, beim Krebs wie bei der Arteriosklerose oder beim Rheumatismus.

Heute werden praktisch jeden Tag neue Bakterien- oder Virenfamilien um uns herum entdeckt; aller Wahrscheinlichkeit nach fördern wir, ohne es zu ahnen, entweder die Weiterverbreitung von bislang seltenen Keimen oder aber von deren krankmachenden Eigenschaften.

Was die seit langem bekannten Bakterien und Viren anbelangt, so begnügen wir uns nicht mehr mit ihrer Identifizierung in einem kranken Organismus und auch nicht damit, die von ihnen hervorgerufenen anatomischen Schädigungen erkennen zu wollen; wir versuchen den Dingen noch weiter auf den Grund zu gehen, wir wollen wissen, warum diese Keime da sind, warum und wie sie auf die lebenden menschlichen Zellen wirken. So dringen wir über das Wissensstadium vom Tuberkelbazillus und der von ihm verursachten Lungenkaverne hinaus und bringen nach und nach in Erfahrung, wie die eine Art von Keimen die Membran unserer weißen oder roten Blutkörperchen angreift, lernen, daß wiederum andere Keime Substanzen absondern, die sich auf einer bestimmten Stelle unseres Nervensystems ablagern, daß noch andere die Komponenten unserer Zellen verändern und dabei den Zellstoffwechsel fehlleiten oder aber sie daran hindern, ein unerläßliches Protein zu produzieren und so weiter. Und schon heute verspricht man sich gute therapeutische Möglichkeiten davon, nicht mehr die Mikrobe selbst, sondern ihre Wirkungsweise anzugreifen; man wird mit nur einer Art von Medikament gegen ganz verschiedenartige Bazillen vorgehen, deren Aktion aber ein ähnliches klinisches Bild ergibt: Die Behandlungen werden also nicht länger spezifisch, sondern syndromatisch sein. Bei all unserem unstillbaren Wissensdurst war die Identifizierung gefährlicher Keime nur eine Etappe; wir loten die verborgensten Tiefen des Lebens und der Krankheit aus, wir suchen die Ursache der Ursache...

Daß ein und dieselbe, meist tödliche Krankheit in kurzer Zeit so viele Personen überraschen konnte, hat die Menschen schon immer aus der Fassung gebracht. »Epidemie« hieß dieses Phänomen im »Corpus Hippocraticum«, eine Bezeichnung, die bis in unsere Zeit beibehalten wurde. Hingegen scheint der Verbreitungsmechanismus selbst die Opfer nicht sonderlich beschäftigt zu haben, die hierzu propagierten Ideen blieben lange Zeit recht verschwommen.

Heute sind »Infektion« oder »Ansteckung« inhaltlich klar umrissene Begriffe, allerdings erst seit anderthalb Jahrhunderten: Vorher rechnete man zu den Epidemien pauschal alle Krankheiten, die eine ganze Gemeinschaft gleichzeitig trafen, die Pest ebenso wie den die Gliedmaßen befallenden Ergotismus, eine besonders in ländlichen Gebieten auftretende, durch einen Roggenpilz hervorgerufene Mutterkornvergiftung, und auch Skorbut, jene durch Vitaminmangel verursachte Krankheit, unter der ganze Schiffsbesatzungen während monatelanger Fahrten zu leiden hatten.

So folgerte Hippokrates durchaus logisch, wenn er bei seiner Erklärung der Ansteckung bemerkte, die von derselben Krankheit befallenen Menschengruppen hätten etwas miteinander gemein, nämlich die Luft, die sie atmeten, ihre Nahrung oder auch das Wasser, das sie tranken. Ein zwar offenbar rationaler, nichtsdestoweniger aber falscher Schluß, denn diese Kranken hatten möglicherweise noch mehr miteinander geteilt: Die von den redseligen Griechen versprühten Keime, die von einem zum anderen überwechselnden Flöhe und Läuse, vielleicht auch Kleidungsstücke, die sie einander stahlen, und nicht zuletzt die Mücken, die wohl keinen verschonten.

Uns scheint klar, daß eine »Kontagion«, Ansteckung, nur im Zusammenhang mit einer Infektionskrankheit erfolgen kann; es ist aber keineswegs gewiß, ob sich alle Epidemiologen dieser Welt einmal über die genaue Bedeutung dieser Bezeichnungen oder andere verwandter Adjektive, wie zum Beispiel »übertragbar«, werden einigen können. Klinische Eventualfälle sind leider keine reinen Wortklaubereien; es gibt heute kontagiöse Krankheiten, die als weder übertragbar noch epidemisch, andere, die als wohl epidemisch, aber nicht übertragbar bezeichnet werden und so weiter. Mögen uns die Mathematiker eines Tages sagen, welche Kombinationsmöglichkeiten zwischen all diesen Adjektiven noch bestehen. Die bisher beobachteten Fälle von Kongruenz deuten schon die anderen noch im Bereich des Möglichen liegenden an, mit ihnen werden sich vielleicht einmal unsere Nachkommen beschäftigen müssen.

Unsere Geschichte der »Kontagion«, der Ansteckung, wird also in schnelleren Etappen verlaufen als die der »Infektion«, des Eindringens des Keims in den Organismus.

Schon im Mittelalter gab es zahlreiche Skeptiker, die unheilvolle Gestirnskonjunktionen oder anormale atmosphärische Bedingungen nicht als hinreichende Gründe für die Verbreitung einer Krankheit anerkennen wollten. Man hatte beobachtet, daß Menschen, die sich Pestkranken oder Tollwütigen näherten, schneller erkrankten als andere, und zu der Vorstellung, die Ansteckung erfolge »aus der Luft«, gesellte sich das vage Gefühl, der Kontakt von Person zu Person könne eine Rolle spielen. Und natürlich verband sich mit dieser Ahnung von Gefahr auch die Vorstellung von Unreinheit. Es ist also denkbar, daß außer den Ärzten auch das gemeine Volk eine unbestimmte Angst vor einer kontaktbedingten Ansteckung hatte, ähnlich wie vor der Verhexung oder dem bösen Blick.

Wir müssen hier noch einmal Fracastoro anführen, der die Vorstellungen seiner Zeit, des 16. Jahrhunderts, zusammenfaßte, als er von Keimen, »Seminaria«, sprach, die von einem Individuum in das andere zu gelangen vermochten; dieser fruchtbare Ansatz entspricht dem Begriffspaar von »Infektion« und »Verbreitung«, aber es mußten noch drei Jahrhunderte vergehen, bis die entsprechenden Vorgänge präziser beschrieben werden konnten. Während viele der von Fracastoros Thesen überzeugten Ärzte und Laien zu Recht Krankenbesuche fürchteten und Kleidung und Gebrauchsgegenstände von Infizierten verbrannten, beriefen sich andere, die hauptsächlich die schlechte Luft verantwortlich machten, auf einige für die Betroffenen glücklich ausgegangene, aber irregeleitete Experimente. In Frankreich etwa injizierten sich zwei Mediziner, Desgenettes und Clot, Eiter, ohne zu erkranken.

Das diente den Gegnern der Ansteckungstheorie als augenscheinliches Argument, und noch im 19. Jahrhundert lieferte man sich an den medizinischen Akademien erbitterte Redeschlachten, war man in Marseille und Nizza völlig geteilter Meinung in bezug auf die Ansteckungsfähigkeit der Cholera.

1865 definierte Littré in seinem medizinischen Wörterbuch »Ansteckung« als Übertragung einer Krankheit von einem Individuum auf das andere, und er unterschied dabei zwischen der direkten Übertragung durch den Kontakt von Mensch zu Mensch und der mittelbaren Ansteckung durch den Kontakt mit Gegenständen, die ein Kranker berührt hatte. Als Rationalist war Littré seiner Zeit voraus, und so brauchte diese Konzeption noch eine ganze Reihe von Jahren, um sich durchzusetzen, aber die Angaben in unseren heutigen Enzyklopädien unterscheiden sich von den seinen praktisch kaum.

Jeder kann sich vom Begriff der Ansteckung seine eigene Vorstellung machen. Für die Allgemeinheit und verantwortungsbewußte Regierungen ist es jedoch wichtig zu wissen, ob ein infektiöser Kranker die Gesundheit seiner Mitmenschen gefährdet oder nicht, eine Frage, deren Entscheidung nicht mehr dem einzelnen überlassen bleiben kann, denn hier geht es um die Sicherheit der ganzen Gemeinschaft.

Schon lange vor unserer Zeit empfahl man gesunden Menschen, verseuchte Orte zu fliehen; und das geschah dann auch, und zwar aus ganz unterschiedlichen Beweggründen. Einmal war da die Furcht vor einer versteckten Gefahr: Von Krankheiten unbekannter Natur hält man sich vorsichtshalber fern. Dann der peinvolle Anblick des Kranken: Als Lebender schon verkörperte er den Tod, der zugleich unsichtbar über jedem Gesunden schwebte. Auch waren seine Leiden grauenvoll anzusehen. In jedem Falle konnte er Unheil bedeuten. Es war ein Gebot der Vernunft, sich von ihm fernzuhalten.

Nicht jedermann war ein »Ausweichen« möglich, und so bestand eine andere Methode der Distanzierung bald darin, den Kranken hermetisch abzuriegeln: Auf diese Weise hielt man sich vom elften Jahrhundert an die Leprakranken vom Leib, die teils in Leprosorien isoliert, teils, sofern sie in Freiheit leben durften, gezwungen wurden, sich von weitem zu erkennen zu geben, damit jeder sich rechtzeitig in Sicherheit bringen konnte. Während der ersten Jahrzehnte des Schwarzen Todes im 14. Jahrhundert gab es einige behördliche Auflagen, durch die die Erkrankten gehalten waren, ihre Häuser nicht zu verlassen und diese überdies mit einem Erkennungszeichen zu versehen. Später schuf man Institutionen für diese Zwangsisolierung: spezielle Krankenhäuser, Hospize und so weiter, die in ihrer alten Form teilweise noch bis zum Anbruch des 20. Jahrhunderts bestanden.

Solche Gründungen sind bekanntlich vorwiegend aus frommen Schenkungen von Begüterten und Lehnsherren hervorgegangen. In gewisser Weise war das Einsperren der Kranken vergleichbar mit der Inhaftierung von Gefangenen: das alte Junktim von Krankheit und Schuld. Grmek vermutet zu Recht, daß man bei der Isolierung von Pestkranken auf administrative und praktische Erfahrungen zurückgriff, die im Laufe dreier Jahrhunderte bei den Leprafällen gesammelt worden waren. Es gilt in der Geschichte der Epidemien als keineswegs paradox, sich im rationalen Kampf gegen eine hochgradig ansteckende Seuche irrationaler Methoden zu bedienen, die sich bei der Abwehr weitaus ungefährlicherer Krankheiten bewährt zu haben schienen.

Bei all dem wurde die mögliche Rolle ungesunden Wassers bei der Verbreitung einer Krankheit nicht vergessen. Man bemühte sich folglich, die Städte mit saubererem Wasser zu versorgen, und im fernsten islamischen Osten wie im christlichen Abendland, in Konstantinopel wie in Venedig ließen Patrizier Brunnen bohren und Quellwasser kanalisieren: Vorhaben, die nicht nur einen Beitrag zur Verbesserung der allgemeinen Hygiene, sondern oft auch die Schaffung baulicher Kunstwerke bedeuteten. So machten sich einige Mäzene auch um die Gemeinschaft verdient.

Als man dazu überging, nicht mehr nur Kranke, sondern gleich alle Infektionsverdächtigen zu isolieren, war ein neuer Schritt getan. Nach den uns zugänglichen Quellen aus dem Mittelalter wurde schon 1377 in Ragusa, noch früher als in Venedig, ein System von Vorbeugemaßnahmen geschaffen, das als Vorläufer der späteren »Quarantäne« gelten darf: Personen und Schiffe, Güter und Waren, die aus Seuchengebieten kamen, mußten sich von gesunden Zonen eine bestimmte Zeit fernhalten; starb während dieser Warteperiode jemand an einer Seuche, so wurde die Isolierung um die gleiche Zeitspanne verlängert. Seit dem 14. Jahrhundert war die Rechtfertigung solcher Absonderungsmaßnahmen – Quarantäne, zeitweiser Ausschluß aus der Gemeinschaft, Pestkordons – erbracht; die Liste der diesen Quarantänebestimmungen unterliegenden Krankheiten fiel je nach Zeit und Gebiet ganz unterschiedlich aus; dennoch beruht die gegenwärtige einschlägige Gesetzgebung in den hochentwickelten Ländern noch immer auf den gleichen Prinzipien.

Gerade aufgrund der Seuchengefahren intervenierte der Gesetzgeber erstmals in Gesundheitsbelangen, und dieses Vorrecht der Obrigkeit wurde im Laufe der Zeit immer weiter ausgebaut. Durch die Jahrhunderte hindurch kümmerten sich die städtischen Behörden zunehmend um Abwässer, Latrinen und Kanalisationssysteme, um gesundheitsschädigende Manufakturen, um Marktordnungen, und zwar weniger um die Ehrlichkeit der Händler als um die Sauberkeit des verkauften Fleisches und Gemüses. Jedes Risiko einer Epidemie sollte gleich im Keim erstickt werden.

Im 17. Jahrhundert verfügte die englische Verwaltung, um die Auswirkungen der Pest besser abschätzen zu können, die Führung von Geburts- und Sterberegistern in den Pfarreien und legte damit den Grundstein für Gesundheitsstatistiken und demographische Erfassungen. Im Frankreich des 18. Jahrhunderts mußten die Intendanten des Königs ihren Minister regelmäßig über etwaige Fieber und Seuchen, über Viehseuchen oder Hungersnöte in den Provinzen unterrichten.

Als 1830 die Cholera, eine Krankheit, an deren Ausbruch wohl niemand mehr glaubte, über Europa herfiel, das sich zu dieser Zeit zusehends industrialisierte und dessen Behörden, in komplizierter gewordenen Sozialstrukturen operierend, auf immer spezielleren Gebieten intervenierten, führte das Ausmaß der Katastrophe auch zu einem beschleunigten Aufbau der »öffentlichen Gesundheitsfürsorge«. Die Mikroben waren noch nicht identifiziert, die Konzeption der Ansteckung noch nicht einmütig von den Regierungsberatern anerkannt, als in ganz Europa schon Maßnahmen ergriffen wurden, die uns heute im nachhinein völlig logisch und stimmig erscheinen.

In Paris, das sein Trinkwasser aus der Seine und der Bièvre bezog, in die aber auch die Abwässer von Privathaushalten und Fabriken flossen, deckte man die Bièvre ab und kanalisierte sie, und endlich wurden auch alte Projekte zur Sicherung einer hygienischen Trinkwasserversorgung in die Tat umgesetzt. Umweltverschmutzende oder -gefährdende Manufakturen sahen sich mit Gesetzesauflagen konfrontiert; neue Wohnungen mußten mit Spültoiletten versehen sein;

die stinkenden, schlammigen Straßen wurden gepflastert und später dann geteert; Haussmann ließ ganze Straßenzüge neu anlegen, die Boulevards und Tausende von Elendsquartieren abreißen.

Der Katalog sanitärer Maßnahmen ist damit natürlich längst nicht erschöpft; jedenfalls bewirkten die von den Städteplanern wohl zunächst ohne wirklich klare Zielvorstellungen unternommenen Schritte eine Verbesserung der Gesundheitsbedingungen der Bevölkerung: Veränderte Wohn- und Hygieneverhältnisse sowie neue Ernährungs- und Kleidungsgewohnheiten führten in den westlichen Ländern ab Mitte des 19. Jahrhunderts zu einem Anstieg der Lebenserwartung, und die behördlichen Eingriffe in Belange der öffentlichen und individuellen Gesundheit haben seitdem ständig zugenommen. Wir wissen heute um die Notwendigkeit bestimmter, zum Wohle der Allgemeinheit getroffener gesundheitspolitischer Bestimmungen, und bei aller Sorge um die individuelle Freiheit haben Ärzte und die breite Öffentlichkeit deren Nutzen auch längst anerkannt. Natürlich sah man in Quarantänen eine unliebsame Behinderung des freien Waren- und Güterverkehrs, und so unterstanden in Frankreich beispielsweise das Hafengesundheitsamt und die Gesundheitspolizei überhaupt bis 1888 dem Handelsministerium; erst dann machte das Innenministerium aus ihnen eigenständige Abteilungen.

In nur knapp einem Jahrhundert hat man es geschafft, von der notdürftigen Isolierung »Fieberkranker« zu einer echten Vorbeugung durch Impfungen zu gelangen. Die Vorsorgemedizin entwickelte sich aus dem Kampf gegen Seuchen heraus; mittlerweile haben die Ärzte ihre Ziele aber weit höher gesteckt, denn sie bemühen sich heute um Vorbeugemaßnahmen nicht nur gegen Infektionen, sondern auch gegen degenerative Krankheiten einschließlich der bösartigen Wucherungen.

Die gesundheitspolitischen Pläne der Regierungen zielen darauf ab, die Bevölkerung heute so wirksam zu schützen, daß mit hoher Mortalität einhergehende Epidemien ein für allemal Vergangenheit sind. Das tägliche Leben des Bürgers, seine Hygiene, seine Wohnverhältnisse und seine Ernährung sind dadurch aber auch wachsender Kontrolle durch den Staat ausgesetzt. Wie schon so oft in der Geschichte müssen wir Menschen die Erfahrung machen, daß eine begründete Angst, wie die vor großen Seuchen, unter Umständen Maßnahmen auf den Plan ruft, die bei aller noch so löblichen Absicht über das Ziel hinausschießen: Auf der Suche nach immer mehr Sicherheit laufen wir auch Gefahr, immer mehr Freiheit einzubüßen.

IX. Die Zukunft

Am Ende unseres historischen Rückblicks auf das eng mit den großen Seuchen verquickte Schicksal der Menschheit drängen sich noch einige Überlegungen auf, und da den Menschen stets der Gedanke an die Zukunft beherrscht, wollen wir uns nunmehr vorzustellen versuchen, was die nachfolgenden Generationen erwarten mag.

Die Infektionskrankheiten haben in einem gewissen Ausmaß selektiv auf uns gewirkt. Von den genetisch anfälligsten Personen wurden die besonders stark unterernährten und die biologisch am wenigsten gerüsteten wie Kinder und Alte beim Ausbruch einer Epidemie am ehesten eliminiert. Die ohnehin nur langsam wachsenden Bevölkerungszahlen wurden plötzlich, wie im 14. Jahrhundert, stark rückläufig. Die großen Seuchen, die häufig Kriege und Hungersnöte begleiteten, waren es, die dieser über den historischen Zeitraum hinweg – den einzigen, über den wir einige Daten besitzen – betrachteten »Kurve« keinen linearen Verlauf erlaubten, sondern ihr das gezackte Aussehen einer Säge gaben.

Im Gegensatz zu den Pflanzen- und Tierarten, die ihren Fortbestand durch die Produktion von Tausenden und Abertausenden von Samenkörnern oder Eiern zu sichern suchen, da sich ihrer Nachkommenschaft unendlich viele Hindernisse entgegenstellen, setzen die meisten Primaten bei jeder Reproduktion gewöhnlich nur ein Junges in die Welt, und selbst in Fällen hoher Kindersterblichkeit – einer von zwei Nachkommen – ist diese Sterblichkeitsrate durch die sich aktiv um die Brut kümmernden Erwachsenen immer noch erheblich niedriger als bei Pflanzen und Insekten: Die höheren Wirbeltiere verteidigen sich gegen Naturgegebenheiten nicht nur mit ihren Instinkten, sondern auch durch erworbene und angenommene Verhaltensweisen, welche die Frühkultur und später, beim Menschen, die Kultur ausmachen.

Der Ausleseprozeß hat sich sowohl auf Individuen wie auch auf ganze Gemeinschaften ausgewirkt: Zwar ist uns bekannt, welche Menschengruppen praktisch vor unseren Augen ausstarben, bis jetzt aber wissen wir nichts von Bevölkerungen, die durch eine Krankheit dezimiert wurden und deren Überlebende in Nachbargruppen aufgingen. Und dabei handelt es sich noch um recht grobe Auslesevorgänge; es gab auch andere, subtilere, die sich uns heute nur durch die Methoden der biologischen Untersuchung von Blut- und Gewebsgruppen offenbaren: Wenn hier ein ganz bestimmter Typ über einen anderen dominiert, während dort vielleicht genau das Gegenteil der Fall ist, dann deshalb, weil die Merkmalsträger den verschiedenen aggressiven Einflüssen gegenüber ganz unterschiedlich resistent waren; die im Augenblick Schwächeren wurden im Vergleich zu den Widerstandsfähigeren zahlenmäßig zurückgedrängt, selbst wenn sie unter Umständen später, inzwischen gestärkt, wieder auftauchten. Man darf auch das Phänomen des in Kapitel X erwähnten »balancierten Polymorphismus« nicht unterschätzen, der so manches Mal entscheidend mitgewirkt hat. Die Selektion, unheilvoll für die, denen sie den Tod brachte, verschonte die resistenteren, und deren Nachkommen profitierten – ohne eigenes Zutun – zumindest zeitweise davon, da sie größere Chancen hatten, nachfolgende Attacken der gleichen Art zu überleben. Da aber Epidemien im Verlauf der Geschichte ihre Natur ändern und da auch nicht immer dieselben Individuen resistent bleiben, haben die unterschiedlichen Krankheiten, die Zufälle der Seuchenausbreitung und die ständigen Wanderungsbewegungen der Bevölkerung die Vielgestaltigkeit der Menschheit aufrechterhalten. Zudem hat der Mensch Möglichkeiten der kulturellen Anpassung, die weit über die entsprechenden Fähigkeiten anderer Lebewesen hinausgehen. Wir wollen hier nicht weiter auf die Anpassung durch spontane Immunisierung, die wir an anderer Stelle beschreiben, eingehen; die durch Impfungen bewirkte Immunisierung ist jedenfalls höchster Ausdruck des menschlichen Vermögens, sich bedrohlichen Situationen anzupassen, denn eine solche Leistung bedingt Sachkenntnis, Beobachtungsgabe, logisches Denken und nicht zuletzt Erfindungsreichtum.

Unter dem Druck von Epidemien hat der Mensch manch traditionelle, ihm gleichwohl abträgliche Lebensgewohnheit aufgegeben und sein Umfeld verwandelt: er verbesserte seine Wohnverhältnisse und, indem er gewisse Kulturpflanzen bevorzugt anbaute, auch seine Nahrungsgewohnheiten; angemessene administrative Maßnahmen und eine neue Konzeption von Hygiene beeinflußten sein Sozialverhalten, und schließlich entwickelte er spezifische Heilmittel.

War die Umwelt für ihn eher unwirtlich, so versuchte er, häufig mit Erfolg, ein für ihn günstiges Mikroklima nachzubilden, und diese ökologischen Umstellungen hatten auf ihn und seinen Gesundheitszustand Konsequenzen von so großer Tragweite, daß sie sich sogar auf seine Gestalt und seine Körperfunktionen auswirkten: Der heutige Mensch ist größer, sein Sexualleben beginnt früher und dauert länger, seine Lebenserwartung bei der Geburt hat sich beträchtlich erhöht.

Doch haben Auslese und Anpassung nicht allen Menschen die gleichen Vorteile gebracht. Wie wir sahen, ist die menschliche Spezies für alle nur denkbaren Krankheiten empfänglich: Ein Eskimo aus Labrador kann in Monrovia dem Gelbfieber erliegen, ein Fidschianer in Paris an Tuberkulose erkranken. Aber die Menschen reagieren auf Krankheiten nicht in gleicher Weise. Die Immunität, die das Individuum in seinem Leben erwarb, oder die Resistenz, die es ererbte, wirken sich unmittelbar darauf aus, ob und wie gefährlich ein Infekt ihm werden kann: Ein Amazonasbewohner verkraftet die Grippe weniger gut als ein Londoner, und der soeben in Afrika angekommene Weiße ist stärker malariagefährdet als der einheimische Schwarze.

Und selbstverständlich ist die Widerstandsfähigkeit eines Wohlgenährten größer als die des Unterernährten oder Hungernden. Zwei Milliarden Menschen unserer Erde können ihrem Organismus nicht die Nahrung zuführen, die er nach Qualität oder Menge eigentlich benötigte, dabei sind diese zwei Milliarden häufig auch noch blutarm und von Parasiten befallen. Das allein macht deutlich, wie ungleich die den Menschen auferlegten Prüfungen verteilt sind.

Wir begegnen auch nicht *überall* den gleichen Ausleseprozessen und Anpassungsformen, zunächst einmal, weil keine Krankheit wirklich universell ist. Gewiß, der Weiße hat seine Infektionen in alle fünf Kontinente geschleppt; die einst aus Asien gekommene Pest grassierte in allen Breitengraden, und da es sehr viele solcher Beispiele gibt, hat man denn auch von der »weltweiten Verbreitung der Krankheiten« und von der »mikrobiellen Uniformisierung der Erde« gesprochen. Die Wirklichkeit ist jedoch weit weniger simpel, denn die ökologische Nische des Menschen ist äußerst vielfältig. So wird es eine Uniformität der Krankheiten auf dieser Welt schon allein deswegen niemals geben können, weil pathogene Keime ihrerseits wiederum eine Ökologie und ihre Launen des Verhaltens haben. Die zur Krankheitsübertragung notwendigen Wirte besitzen ihrerseits eigene Ansprüche. Wir sahen beispielsweise, daß sich der Malaria-Erreger im Blut jedes normalen Menschen wohlfühlt, während die übertragenden Anopheles-Mückenarten einander unter Umständen ihre »Einsatzgebiete« streitig machen. Zwar gibt es Keime – Pocken, Grippe, Pest oder Cholera haben das nur allzu deutlich bewiesen –, die um den ganzen Globus wandern können; andere Mikroben sind dazu jedoch nicht in der Lage, und deshalb werden die Menschen der Erde auch nicht so bald »im Unglück geeint« werden.

Erreger und Überträger benötigen ein bestimmtes Milieu, eine gewisse Feuchtigkeit, eine jährliche Durchschnittstemperatur und so weiter. Wir sagten bereits, daß das Optimum für biologische Abläufe wie Wachstum und Fortpflanzung in einem feuchten Milieu bei Temperaturen um 35° bis 40° liegt. Alle Parasiten, die Gliederfüßer, die Protozoen und Geißeltierchen, die Würmer, die vom Inhalt oder der Schleimhaut unserer Darmwände leben, alle diese beißenden oder stechenden Insekten fühlen sich bei der Temperatur der Warmblüter wohl; so finden sie in den intertropischen Zonen geradezu ideale Bedingungen vor, Bedingungen, wie sie exakt auch in unserem Körper herrschen.

In diesen Erdregionen gibt es die meisten Lebewesen überhaupt, ihre Fruchtbarkeit ist mit der von kalten Zonen kaum vergleichbar. Obwohl der Mensch ursprünglich aus den Tropen stammte, wo er größere Ressourcen als irgendwo sonst vorfand, bot ihm die Umwelt dort mit ihren unzähligen feindlichen Arten keine günstigen Lebensbedingungen. Das dortige Ökosystem stellte sich seiner agrarischen und wirtschaftlichen und damit auch seiner gesundheitlichen und demographischen Entwicklung entgegen.

Allmählich wanderten die Frühmenschen in klimatisch gemäßigte Zonen ab, wo sie eine für ihre physische, psychische und soziale Entfaltung vorteilhaftere Umwelt vorfanden: Dort vermochten sie, schneller und wirksamer als am Äquator, mannigfache Kulturen auszubilden; zudem war die Konkurrenz kleiner, denn es gab, wenn überhaupt, sehr viel weniger Fleischesser als in der afrikanischen Savanne, umgekehrt war das Nahrungsangebot an Pflanzenessern größer. Auch sah sich der Mensch in den gemäßigten Breiten auch nicht länger mit den tropischen Krankheiten konfrontiert, die ihn so auslaugten. Sobald er das Feuer systematisch einzusetzen und sich Kleidung anzufertigen wußte, zog er diesen neuen, gastlicheren Lebensraum den bedrohlichen heißen Zonen vor. In dieser freundlicheren Umgebung entstanden strukturierte, dynamische, wohlversorgte Gesellschaften. Diese Voraussetzungen erleichterten die bereits erwähnten Anpassungen.

Beim »Nord-Süd-Dialog« vergessen wir heute allzu leicht die prekären sanitären Bedingungen, unter denen der Süden nach wie vor leben muß und die sich in alle Existenzbereiche dieser Völker hinein sehr ernsthaft auswirken. Sie tragen erheblich zur Zementierung der bestehenden Unterentwicklung bei, so daß gesicherte Gesundheit und Wirtschaftskraft noch etliche Zeit Privilegien des Nordens bleiben dürften.

Werden die Vorzüge der Auslese und Anpassung von Dauer sein? Nichts deutet auf die Bestätigung einer solchen Annahme hin. Zwischen dem Menschen, dem Krankheitskeim und dem ihn eventuell transportierenden Wirt haben sich Modalitäten herausgebildet, die nicht zwangsläufig stabil sind. Derartige Beziehungen befinden sich fast niemals im »Gleichgewicht«, wie man fälschlich sagt, denn in dem großen, allgemeinen Konkurrenzkampf, den sich alle Lebewesen unausgesetzt liefern, kommt es vor, daß der Parasit aus dem Zusammenleben mehr Nutzen zieht als der vom Parasiten Befallene. Im gegenteiligen Falle wird der Schmarotzer schließlich ausgelöscht.

In dieser Ehe zu dritt oder zu viert können vielfältige Veränderungen auftreten: Stirbt eine Zeckenart zugunsten einer anderen aus, wird der Mensch entweder nicht länger einem bestimmten Rückfallfieber oder, ganz im Gegenteil, einer neuen, bisher unbekannten Fieberart zum Opfer fallen, wie es wahrscheinlich bei den Marburg- oder Ebola-Fiebern der Fall ist. Wenn eine bestimmte Klimazone trockener oder feuchter wird, so wirkt sich dies zum Vor- oder zum Nachteil des Keims oder des Insekts aus, die Konsequenzen aber trägt der Mensch. Schon eine einzige solche Verschiebung – und die Natur geizt nicht mit ihren Einfällen – reicht aus, um den Aufbau eines Keims, seinen Fortpflanzungsmodus, seine Ökologie zu verändern, ganz gleich, ob es sich um ein Virus, ein Bakterium oder ein Protozoon handelt. Jedes Ökosystem, und damit auch die Lebensweisen seiner Teilhaber, ist von sich aus nur provisorisch, möge dieser instabile Zustand nun Jahre, Jahrhunderte oder Jahrtausende dauern.

Auch der Mensch selbst ist nicht unwandelbar. Gewisse Bevölkerungsgruppen sind besser gegen Krankheiten gefeit als andere, und die Menschheit ist weder in bezug auf ihre Krankheiten noch hinsichtlich ihrer Immunität uniform. Unsere genetische Vielfalt bildet, zusammen mit der Vielfalt unseres Immunabwehrsystems, eines der Grundgesetze aller Lebensvorgänge.

So können sich besonders begünstigte Typen sehr schnell in einer Bevölkerung ausbreiten und deren demographische Entwicklung in die Höhe treiben. Die Indianer wurden in wenigen Jahrzehnten durch infektiöse, von den Spaniern eingeschleppte Keime dezimiert, weil sie sie nicht abzuwehren vermochten, und in drei Jahrhunderten, wie die Beispiele Perus und Mexikos heute zeigen, durch eine sich explosionsartig vermehrende Mestizenbevölkerung ersetzt.

Wir bewahren zwar durch Resistenz oder Immunität die »Erinnerung« an die Leiden unserer Vorväter oder auch an unsere eigenen im Blut; zukünftige Krankheiten aber sind unserem Genbestand und unseren Körpersäften noch nicht bekannt. Und trotzdem erweisen sich zumindest manche Individuen als fast durchweg in der Lage, mit ihnen fertigzuwerden, so breit ist das Spektrum möglicher biologischer Antworten. Dieses Phänomen liefert zweifellos das bemerkenswerteste Beispiel von genetischer Anpassung im voraus: Wir vermögen sogar Antikörper gegen in der Natur gar nicht vorkommende, künstlich im Labor gezüchtete Antigene zu produzieren.

Wir behandelten bereits ausführlich die nicht-biologischen Formen der Anpassung, die der Mensch gegen die Ansteckung ersann: Massenimpfungen, Gesetzesverordnungen auf dem Nahrungsmittel- oder Wohnungssektor, Grenzkontrollen, Ratten- und Mückenbekämpfung, Maßnahmen zur Trinkwassersanierung sowie internationale Absprachen, Vorkehrungen zur Krankheitsabwehr also, die nur dann greifen, wenn außerhalb wie innerhalb der Landesgrenzen ein gewisses Ordnungsprinzip herrscht.

Es genügt, daß ein Land verelendet, daß seine Landwirtschaft und seine Nahrungsmittelversorgung darniederliegen, daß Anarchie zu Gesetzlosigkeit oder eine Naturkatastrophe wie ein Erdbeben zu einer Auflösung der administrativen und sozialen Strukturen führt, daß ein Krieg die Solidarität der Völker aufhebt – und schon wird der Mensch wieder zu dem, was er ohne seine kulturellen Errungenschaften und ohne seine Einbindung in die Gemeinschaft auf ewig geblieben wäre: ein schwaches, hilfloses Geschöpf. Allerdings müßten die ursächlichen Keime in einer erdbebenverwüsteten Zone dann auch wirklich vorhanden sein: Bei einem Erdbeben in Europa bräche nicht gleich die Cholera aus, in Indien hingegen wäre eine Epidemie sicher. Wir sollten nicht den Fehler begehen, uns Menschen, wenn es um unser Verhältnis zu Krankheiten oder anderen Lebewesen geht, in den Mittelpunkt des Universums zu rücken: Pflanzen- und Tierreich sind existenziell unabhängig und können sehr wohl ohne uns auskommen, wie sie ja Hunderte von Millionen von Jahren prächtig ohne uns ausgekommen sind. Das Auftauchen des Menschen in der Natur hatte verhängnisvolle Folgen für die anderen Arten; unsere Urahnen löschten Lebewesen zu Zehntausenden aus, und wir fahren munter mit der Ausrottung fort, selbst wenn mittlerweile, reichlich spät, so etwas wie ein »ökologisches Bewußtsein« eingesetzt hat.

Die Welt alles Lebenden ist ein immenses Schlachtfeld, auf dem die verschiedenen Arten als Glieder unentwirrbar verflochtener Nahrungsketten mehr oder weniger zwingend miteinander verknüpft sind. Der Mensch hat es in zunehmendem Maße verstanden, bestimmte Abläufe der Natur für seine Zwecke umzuleiten. Er ist der größte Nutznießer aller tierischen wie auch pflanzlichen Systeme, und diese Ausbeutung wird durch die Erfordernisse der Kultur mitbestimmt. Aber manchmal muß er seinen natürlichen Partnern dann eben einen Tribut zahlen, vor allem den Mikroben und Parasiten. Auch hier, in ihrem Kampf gegen Krankheitserreger, wehrten sich die Menschen mit kulturellen und technischen Mitteln. Das hat sich auf die Zivilisationsformen ausgewirkt und sie teilweise mitgestaltet. Und die medizinische Anthropologie, lange Zeit kaum beachtet oder erst gar nicht bekannt, beginnt nun, das ganze Ausmaß und die Komplexität dieses Beziehungsgefüges aufzudecken. Vergessen wir aber nicht, daß die von der Menschheit errungenen Siege über die Gefahren der Natur niemals endgültig sind; wir sollten uns immer an das Schreckgespenst des Schwarzen Todes als Symbol einer stets gegenwärtigen Realität erinnern.

1. Von der Präventions- zur Prädiktionsmedizin

Will man die Entwicklung der medizinischen Denkweise insgesamt beurteilen, so muß man die drei Stadien betrachten, die sie durchlief und die gleichwohl miteinander verknüpft sind.

Die Heilmedizin

Sie war lange Zeit die einzig praktizierte Art von Medizin. Wer sich nicht wohlfühlte, konsultierte einen Arzt, einen Priester oder Schamanen. Diese Medizin reichte von der objektiven Beobachtung von Krankheitsanzeichen bis zur Magie – die eine nicht zu unterschätzende psychotherapeutische Rolle spielen kann. Auch wenn solche magischen Betrachtungsweisen niemals völlig aufgegeben wurden, so darf man doch davon ausgehen, daß sich vor allem ab Mitte des 19. Jahrhunderts der wissenschaftliche Aspekt der Heilmedizin endgültig durchsetzte, zumindest in den Industrienationen. Wir nennen diese Medizin »Tertiärprävention«. Sie besteht in der Behandlung von Kranken, die nicht mehr in der Lage sind, ihrer normalen täglichen Arbeit nachzugehen. Sie scheiden vorübergehend oder auf Dauer aus der erwerbstätigen Gesellschaft aus. Als geheilt gelten sie, wenn sie ihren alten Platz wieder einnehmen können.

Die Präventivmedizin

Sie macht sich zur Aufgabe, der Krankheit vorzubeugen, bevor sie sich klinisch manifestiert. Wir sahen in den vorangegangenen Kapiteln, daß eine Vorbeugung zunächst vom Erkennen der Ansteckungsgefahr ausging und sich in einer

Isolierung des Kranken oder all derer, die Kontakt mit ihm hatten, äußerte – so die Quarantäne von Schiffen, die aus verseuchten Gebieten kamen oder auf denen es unterwegs suspekte Todesfälle gab. Die Präventivmedizin gipfelte in den Entdeckungen Pasteurs; seitdem gibt es große Impfaktionen bis in die jüngste Gegenwart hinein. Schutzimpfungen haben beispielsweise die verheerenden Pocken praktisch von der Erdoberfläche verschwinden lassen. Aber auch die vor allem in den Städten erzielten Fortschritte der Industrienationen bezüglich Hygiene und Lebensstandard stärkten Immunität oder Resistenz der Individuen gegenüber infektiösen Keimen. Diese Form von Vorbeugung nennen wir »Sekundärprävention«: Man behandelt den Menschen oder schützt ihn, bevor er überhaupt arbeitsunfähig werden kann. In Europa kommt ein breites Netz schulmedizinischer oder arbeitsmedizinischer Einrichtungen diesem Bemühen entgegen. Wie viele Hypertoniker, Diabetiker, Tuberkulöse, die, ohne es zu wissen, eine Primo-Infektion durchgemacht hatten, konnten so schon medizinisch betreut, ihr physiologisches Gleichgewicht wieder hergestellt werden, bevor sich die Krankheit in einer wahrnehmbaren Form manifestierte.

Die Prädiktionsmedizin

Sie ist eng mit der Erkenntnis verknüpft, daß es heute möglich ist, einen Teil des Erbmaterials zu inventarisieren und die Schwachstellen eines jeden von uns im voraus zu finden. Diese Idee wurde mit der ein halbes Jahrhundert alten Entdeckung geboren, daß manche, einer bestimmten Blutgruppe angehörende Menschen einem Virus oder einem Stoff, der eine Geschwulst hervorruft, gegenüber leichter angreifbar sind als andere. Die Erforschung des HLA-Systems und die sich daraus ergebende Folgerung, zwischen gewissen Haplotypen und dem Auftreten bestimmter Krankheiten bestehe ein enger Zusammenhang, bedeutete einen definitiven Schritt in Richtung auf diese prädiktive Medizin hin, die wir auch »Primärprävention« nennen.

1970 wurde in Toulouse die Vereinigung für medizinische Informatik und prädiktive Medizin gegründet. Sie hat sich zum Ziel gesetzt, den neuen Methoden der Datenerfassung in der Ärzteschaft zum Durchbruch zu verhelfen und die wahrscheinliche Krankheitsentwicklung einer Region – in diesem Falle des Départements Midi-Pyrénées – bis zur Jahrhundertwende zu ermitteln. Für den einzelnen bedeutet das, daß diese prädiktive Medizin schon sehr frühzeitig die wichtigsten individuellen Risikofaktoren herauszufinden versucht, die eines Tages die Gesundheit bedrohen könnten.

Wer auf diese Weise erfährt, daß aufgrund des Erbguts beispielsweise eine Veranlagung zu Bluthochdruck vorliegt, hätte durch frühzeitige Einhaltung einer salzarmen Diät die Möglichkeit, Gefäßkomplikationen zu vermeiden, Herz- oder Gehirnschädigungen, wie sie bei Hypertonikern, die die Fünfzig erreichen oder überschreiten, so häufig vorkommen. Analoge Überlegungen müßten dann auch für gewisse Krebsformen, für Stoffwechselkrankheiten und so weiter zutreffen. Die prädiktive Medizin, die sehr viel mehr auf die Einzelperson abgestimmt ist als die beiden erstgenannten Formen der Heilkunde, kann viel Leid verhindern helfen und auch den Alterungsprozeß als solchen verlangsamen. Nur darf man natürlich keine Wunder erwarten.

2. Langlebigkeit und Tod. Das unausweichliche Ende

Angesichts der auf bestimmten Gebieten überwältigenden Erfolge der Medizin stellen Zeitgenossen sich mitunter die Frage, wie weit der Mensch in der Beherrschung seines Schicksals noch gehen, bis zu welchem Punkt er vielleicht seinen eigenen Tod hinausschieben können wird.

Langlebigkeit ist ein spezifisches Merkmal, das ebenso Teil unseres Erbguts ist wie etwa ein Organ oder eine bestimmte Körperfunktion. Ein Sequoia, jene auch »Mammutbaum« genannte kalifornische Pinie, kann zweitausend Jahre alt werden, Riesenschildkröten zwei oder drei Jahrhunderte, der Mensch hingegen bringt es auf kaum mehr als ein Jahrhundert; allerdings ist er im Vergleich zu Schmetterlingen oder Libellen immer noch gut dran, denn viele Insekten leben nur wenige Stunden oder einige Tage, gerade lange genug, um sich fortzupflanzen; die ganz kurzlebigen Arten verfügen nicht einmal über einen Verdauungstrakt, sondern müssen während ihrer flüchtigen Existenz mit den aus dem Larvenstadium übernommenen Reserven auskommen.

Die Lebenserwartung des Menschen hat sich in einem Jahrhundert praktisch verdoppelt. Geben wir uns in bezug auf weitere Fortschritte in dieser Richtung aber keinen Illusionen hin: Irgendwo erschöpfen sich die Möglichkeiten zur Lebensverlängerung, denn das Alter wie auch der Tod als logischer Abschluß unseres Daseins sind in unserem genetischen Programm festgeschrieben.

Der Tod bedeutet das nicht hinwegzudenkende, notwendige Ende eines jeden Lebens. Unser Bestreben sollte es daher nicht sein, eine das natürliche Maß überschreitende Langlebigkeit, sondern vielmehr ein besseres Gleichgewicht zwischen Mensch und Umwelt zu erzielen. Dabei müßte im Einklang mit unseren – begrenzten – physischen Fähigkeiten und mit unseren – sehr hohen – geistigen Ansprüchen ein Milieu geschaffen werden, das so wenig aggressiv wie nur irgend möglich ist.

In erster Linie ein soziales Wesen, fühlt sich der Homo sapiens wirklich wohl nur in einer gleichzeitig flexiblen wie auch strukturierten, ihn schützenden Gesellschaft, die ihm vielfältige Möglichkeiten des Austauschs sichert und ihn unaufhörlich mit Informationen versorgt, seine persönliche Freiheit aber respektiert.

Die erstrebenswerte Zukunft des Menschen liegt nicht in physischer Unsterblichkeit. Eine solche würde auf unserer komplex entwickelten Organisationsstufe zwangsläufig außerhalb jeder biologischen Gesetzmäßigkeit stehen. Diese Zukunft liegt vielmehr in einer fürsorglichen und brüderlichen Gesellschaft, in der jeder einzelne zeitlebens seinen Platz finden sollte, um sich nach einem Leben ohne Angst und Einsamkeit in ein friedliches Alter zu fügen und das eigene Ende zu bejahen.

X. Medizinisch-Evolutionsbiologischer Exkurs

1. Ökologische Nische und Artbildung

Der Begriff der »ökologischen Nische«

Im Pflanzen- wie im Tierreich besitzen alle Lebewesen eine ihnen eigene Nische. Eine solche Nische entspricht nicht allein dem Verbreitungsgebiet einer Gruppe, damit würde man diesen Begriff zu eng auslegen, denn außer räumlichen spielen bei ihrer Entstehung auch zeitliche Faktoren eine Rolle: Tages- oder Nachtaktivitäten, Zeitpunkt und Dauer der Fortpflanzung und noch eine ganze Reihe von Umweltparametern wie Art der Nahrung, Ernährungsgewohnheiten und die Beziehungen zu anderen Arten – Feindschaften, Partnerschaften, Parasitismus (virale, bakterielle, parasitäre, mykologische, pathologische Aggressoren). Tatsächlich sind alle Elemente, die die Lebensformen in der Nische günstig oder weniger günstig beeinflussen, dauerhaft miteinander verknüpft. So wird eine parasitäre »Bedrohung« zum Beispiel nicht nur vom Areal einer Spezies abhängen, sondern auch von deren aktiven Phasen, von ihren Gewohnheiten und der Art der Kontakte, die zu anderen Spezies derselben Zone bestehen. Dieser letzte Gesichtspunkt ist besonders wichtig im Hinblick auf die Überträger, durch die sehr viele Krankheitserreger auf den Menschen übertragen werden.

Zur Malaria beispielsweise, eine der Krankheiten, die auf die Menschheit insgesamt wohl mit die nachhaltigsten Auswirkungen hat, gehört nicht nur ein infektiöses Agens, das Plasmodium, sondern auch der entsprechende Überträger, die Anopheles-Mücke, in der sich ein Teil der Entwicklung des Parasiten abspielt. Die ökologische Nische wird also von sehr unterschiedlichen Faktoren gebildet – die einen meßbar, die anderen nicht, und etliche entziehen sich noch ganz unserer Analyse. Jedenfalls stößt man bei den Bemühungen, diesen Begriff definitorisch abzugrenzen, auf ein vielschichtiges und manchmal schwer zu entschlüsselndes Beziehungsgefüge.

Die Nische und das Genom

Man kann die ökologische Nische heute als Projektion der sachlichen, objektiven Möglichkeiten ansehen, die einer Art durch ihr Erbgut gegeben sind, das heißt also: die Verwirklichung ihres genetischen Potentials. Jede Gruppe strebt nach möglichst großer räumlicher Ausdehnung und zeitlicher Beständigkeit. Dieser Pioniertrieb, der jede Spezies, von der einfachsten bis zur höchstentwickelten, beherrscht, wird immer auf die durch ihr Erbmaterial vorbestimmten Grenzen stoßen. Von äußerst seltenen Ausnahmen einmal abgesehen, gibt es absolute Ubiquisten bei keiner Art außer dem Menschen. Wie wir wissen, ist er in der Lage, sein tropisches Mikroklima überall zu erzeugen, und nicht nur seine Haustiere, auch alle Kommensalen in seinem Lebensbereich haben daran teil, denn schließlich ist er ihnen von Nutzen und sichert ihren Fortbestand. Denken wir uns einmal eine Spezies »E« in einer Nische, die wir hier nur unter ihrem räumlichen Aspekt, also ihrem Verbreitungsgebiet »S« darstellen wollen. Die gegebenen Grenzen sollen den maximalen Anpassungsmöglichkeiten der Gruppe entsprechen: Im Osten droht also etwa ein Freßfeind, im Süden ein bestimmter Parasit oder Virus, im Westen mangelt es an einer gewissen notwendigen Nahrung, und im Norden herrschen widrige Klimaverhältnisse wie Hitze und Dürre. Die Elternpopulation »E« hält in diesem Modell den Raum »S« besetzt, der nach allen Seiten durch die ökologischen Grenzen S 1, S 2, S 3, S 4 limitiert ist. Einzelne Gruppen können diese Grenzen nun aber überschreiten und sich, wenn günstige Bedingungen vorliegen, außerhalb ihres Territoriums ansiedeln – e 1, e 2, e 3, e 4 –; einige von ihnen bleiben endgültig dort, und so kann die Art sich ausbreiten und in eine Vielfalt von Unterarten sich verzweigen (siehe Ende des Kapitels).

Alle Arten sind, wie man heute weiß, genetisch heterogen, und das bedeutet, daß alle zu ihr gehörigen Individuen trotz ihrer starken Ähnlichkeit untereinander nicht über dasselbe Erbmaterial verfügen. Diese »genetischer Polymorphismus« genannte Verschiedenartigkeit wurde zuerst beim Menschen aufgezeigt, und zwar durch Karl Landsteiners Entdeckung der ersten Blutfaktoren – oder der an roten Blutkörperchen

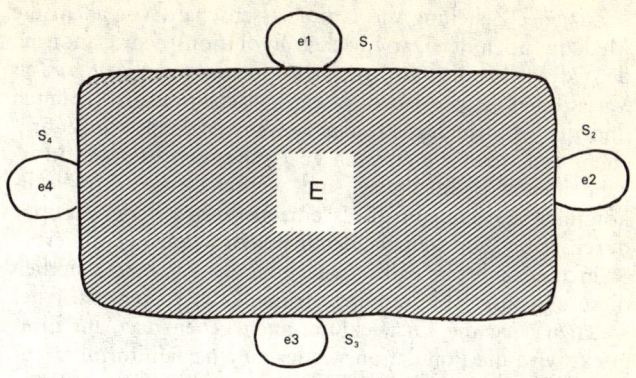

nachweisbaren Blutgruppen A, B, 0 –, die der österreichische Gelehrte jüdischer Abstammung, der später in den USA seßhaft wurde, 1900 erstmals beschrieb. Seitdem sind Bluttransfusionen gefahrlos unter der Bedingung möglich, daß Spender- und Empfängerblut verträglich sind, der Empfänger also das ihm injizierte Blut »toleriert«. Heute werden Blutübertragungen praktisch ausschließlich zwischen Personen gleicher Blutgruppen vorgenommen.

Der Polymorphismus des Menschen hat sich dann einige Jahre später – 1917 bis 1919 – bestätigt, als nämlich zwei polnische Wissenschaftler, Ludwik und Hanna Hirszfeld, sich als Freiwillige für den Sanitätsdienst der Alliierten Truppen an die Front von Saloniki meldeten. Sie waren früher Mitarbeiter des Institut Pasteur gewesen und kannten sich auf dem Gebiet der Serologie gut aus. Als glühende Patrioten wollten sie, von dem Wunsch getrieben, am Tag des Sieges eine Wiedergeburt des geteilten Polen zu erleben, an der Befreiung ihres Landes mitwirken. An der Front von Saloniki ging es weniger »heiß« zu als an der Ostfront, und deshalb hatten die englischen und französischen Alliierten einen Teil ihrer kurz zuvor mobilisierten Kolonialtruppen dorthin entsandt. Und so kämpften Seite an Seite: Araber Nordafrikas, Schwarze aus dem Senegal, Soldaten der Indischen Armee, Vietnamesen und so weiter, umgeben von dienstälteren »Mutterland«-Franzosen und -Engländern. In diesem Völkergemisch fanden Ludwik und Hanna Hirszfeld ein besonders ergiebiges Beobachtungsfeld.

Zu jener Zeit hing die Naturwissenschaft, vor allem die Medizin, noch der Darwinschen Evolutionstheorie an, nach der jede, selbst die homogenste Population, von Zeit zu Zeit Variationen zeigt. Alsbald pflegt zwischen diesen Varianten und den »Normaltypen« ein Konkurrenzkampf auszubrechen, und wenn die ersteren gegenüber den letzteren in irgendeiner Weise im Vorteil sind, werden sie und ihre Nachkommen sich allmählich als einzige Vertreter der Gruppe durchsetzen. Die weniger Begünstigten werden eliminiert.

Im umgekehrten Falle (benachteiligte Varianten) sterben diese und ihre Abkömmlinge früher oder später aus. Aber welchen Weg die Entwicklung auch gehen mag, im Endeffekt wird die Population wieder zu einer Uniformität zurückfinden, indem sie nämlich im Laufe von Generationen jene Vorbilder auswählt und beibehält, die die beste Gewähr dafür bieten, daß sie sich gegenüber den Zwängen der Umwelt behaupten können.

Der Neodarwinismus

Die Mendelschen Gesetze, die zum ersten Mal den bis dahin mysteriös gebliebenen Vererbungsmechanismus aufzeigten, fanden erst Anfang unseres Jahrhunderts Beachtung, lange nach dem frühen Tod des zwei Jahre nach Darwin, 1884, gestorbenen berühmten Mönches.

Diese Gesetze besagen unter anderem, daß alle Erbmerkmale in zweierlei Partikelgruppen – den Genen des Vaters und den Genen der Mutter – enthalten sind, die im Augenblick der Befruchtung aufeinandertreffen. Dabei verschmilzt die Samenzelle, Träger der Genserie väterlichen Ursprungs, mit der Eizelle, die ihrerseits die Genserie mütterlichen Ursprungs birgt. Ein und dasselbe Gen kann in mehreren Formen vorkommen: in einer normalen, »Wildtyp« genannten, die innerhalb einer gegebenen Bevölkerung meist dominiert, oder in abgewandelter Form – oder Formen –, also Mutationen, die, so meinte man, den von Darwin beobachteten Variationen entsprechen.

Ein Gen und dessen Mutationen bilden eine Serie von Allelen, und die Selektion findet statt, indem Vitalität und die Zahl der Nachkommen der Träger über Wert oder Wertlosigkeit der Mutation entscheiden. Diese Theorie, die unter

Einbeziehung der durch Mendel gewonnenen Erkenntnisse an das Darwinsche Denkschema anknüpft, erhielt die Bezeichnung »Neodarwinismus«. Unabhängig davon, ob man die Selektion vom Gen oder Individuum ausgehend betrachtet, ist dieses Schema uniformierend. Man unterschied damals die menschlichen Rassen einfach nach ihren morphologischen Merkmalen. Da gab es also zunächst die drei »großen Rassen«: die leukoderme, die den Weißen im weitesten Sinne entsprach (Europide), die melanoderme, zu der die vornehmlich, wenn auch nicht ausschließlich, südlich der Sahara lebenden Schwarzen gehörten (Negride), und schließlich die xanthoderme, die von den Gelben des Fernen Ostens gebildet wurde (Mongolide). Eine weitere Unterteilung nahm man in bezug auf sogenannte »primitive« Rassen vor, wie die der australischen Ureinwohner oder der Wedda Ceylons, vielleicht auch der Pygmäen Zentralafrikas. Alle großen Rassen gliederte man nach weiteren anatomischen Merkmalen – Größe, Schädelform, Profil, Gesichtsschnitt und so weiter – wiederum in Untergruppen.

Wir geben hier die Tabelle nach Henri Victor Vallois wieder, auf die Anthropologie und Morphologie der fünfziger Jahre sich generell stützten.

Die Anthropologen glaubten damals, die Existenz verschiedener Rassen sei einfach mit dem Konzept des Neodarwinismus erklärbar, und durch die natürliche Auslese hätten sich nur diejenigen Merkmale durchgesetzt, die dem Menschen die bestmögliche Anpassung an die jedem geographischen Gebiet eigenen ökologischen Bedingungen gestatteten. Und daraus glaubte man wiederum folgern zu dürfen, daß es auch eine ganz spezifische Art der Blutgruppenverteilung geben müsse, daß also beispielsweise alle Weißen der Gruppe A, die Schwarzen der Gruppe 0 und die Asiaten der Gruppe B angehörten. Nur: die Praxis konnte nichts dergleichen bestätigen.

Nach Blutuntersuchungen an Soldaten ganz verschiedener Herkunftsregionen gelang es dem Ehepaar Hirszfeld erstmals aufzuzeigen, daß keine Ethnie ausschließlich einer bestimmten Blutgruppe zuzuordnen ist, sondern daß jede bekannte Blutgruppe in allen Bevölkerungen, gleich welchen Ursprungs, vorkommt, wenn auch, je nach Typus, manchmal mit deutlich unterschiedlicher Häufigkeit. Die Gruppe

Rassen	Europa (Rassen)	Afrika (Rassen)	Asien (Rassen)	Ozeanien (Rassen)	Amerika (Rassen)
Primitive Schwarze		Äthiopier Schwarz- afrikaner Pygmäen Khoisan	Wedda Schwarzinder	Australier Negritos Melanesier	
Weiße	nordische osteuropäische dinarische alpine mediterrane		Ainu Anatolier Turanide Inder Südorientalen		
Gelbe			Sibirier Nordmongolen Zentralmongolen Südmongolen Indonesier	Polynesier	Eskimos Indianer

B ist zum Beispiel sehr viel öfter in Asien und Osteuropa als in Westeuropa vertreten, und es ist sogar denkbar, daß sie bei den Basken früher überhaupt nicht vorkam.

Vom typologischen Konzept zum Kriterium der reproduktiven Gemeinschaft

Wenn man nur nach Kriterien wie Hautfarbe oder Schädelform urteilt, deren genetischer Determinismus wenig ergründet und zweifellos komplex ist, läßt sich effektiv eine relativ homogene »negroide Gruppe« aussondern. Sobald man aber die unmittelbare Genmanifestierung, die Blutgruppen, mit einbezieht, bricht diese schöne Einheitlichkeit in sich zusammen. Es gibt Schwarze, die die Gruppe A, andere, die die Gruppe B und wieder andere, die die Gruppe 0 haben, und ebenso verhält es sich bei den Angehörigen der weißen oder der gelben Rasse. Und wenn einem irischen Weißen der Gruppe 0 dringend Blut übertragen werden muß, so kann ihm sein Nachbar aus demselben Dorf, blond und blauäugig wie er, der aber der Gruppe A angehört, überhaupt nicht helfen; beider Blutgruppen sind einfach inkompatibel. Ein zufällig anwesender Vietnamese hingegen oder ein Senegalese der Gruppe 0 könnte sehr wohl als Spender fungieren und ihm das Leben retten. Hier taucht also zum ersten Mal das Konzept der »genetischen Verwandt-schaft« auf – man spricht auch von »Genabstand« –, ein Konzept, welches die ungeliebte morphologische Auffassung nicht gerade bestätigt. Ohne es zu ahnen, hatten Ludwik und Hanna Hirszfeld die gesamten Grundlagen der seit Linné, also seit mindestens zwei Jahrhunderten, geltenden physischen Anthropologie erschüttert.

Allerdings brauchte diese Idee eines genetischen Polymorphismus, die jede Klassifizierung nach Rassen »sprengt«, lange, um sich durchzusetzen, und viele Anthropologen halten auch heute noch an merkmalspezifischen Unterscheidungen fest, wie sie im 18. Jahrhundert aufkamen, hundert Jahre später wieder aufgegriffen wurden und durch Darwins Schema gerechtfertigt erschienen. Alle rassistischen, zum Beispiel antisemitische, Theorien unserer Zeit bauten auf dem typologischen Konzept auf; die Konsequenzen sind hinlänglich bekannt.

Zwischen den beiden Weltkriegen wurden weitere Blutgruppensysteme – MNSs, Rhesus und so weiter – entdeckt, die alle der Logik der Mendelschen Vererbungsgesetze gehorchen; in neuerer Zeit kamen in Seren enthaltene Systeme, wie die Familie der Immunoglobuline vom Typ Gm, Inv und so weiter, hinzu, und schließlich fand man noch heraus, daß die weißen Blutkörperchen selbst Träger eines Antigenbestandes sind, der auch in den Zellen der meisten Gewebe nachgewiesen werden kann. Dieser äußerst wichtige Komplex der Histokompatibilität, der Gewebeverträglichkeit, die auch als »HLA-System« bekannt ist, scheint bei der körpereigenen Abwehr eine bedeutende Rolle zu spielen, denn er vermag die »biologische Identität« zu erkennen, also »Eigenes« von »Fremdem« zu unterscheiden. Auch die Enzyme des Serums oder der Zelle sind ausgesprochen polymorph. Mit Hilfe der Elektrophorese, durch die sich gewisse Enzyme und andere Eiweißstoffe bestimmen lassen, die die Gene determinieren, gelang Richard Levontin von der Harvard-Universität in den USA und anderen Wissenschaftlern 1966 der Nachweis, daß der Polymorphismus ein Dauerphänomen ist, das man bei allen Gruppen von Lebewesen, den Tieren wie den Pflanzen, antrifft. Dieser gewaltige »Multipolymorphismus«, wie Georges Pasteur ihn nennt, bildet in der Tat ein Grundgesetz des Lebens.

Das Paradoxon des genetischen Polymorphismus angesichts der Selektion

Nun kann man sich fragen, warum die natürliche Auslese, die zu bestreiten niemandem einfallen würde, von einem bestimmten Punkt an nicht einfach das »beste« Gen auswählt, sondern fast immer sämtliche Allele zu erhalten trachtet. Tatsächlich wirkt die Auslese nicht uniformierend, wie die Anhänger der Typologie dachten, sondern diversifizierend, wie die Populationisten zeigten. Für dieses scheinbare Paradox hat man zwei Erklärungen gefunden, die einander übrigens nicht ausschließen.

Die erste, »neutral« genannte These wurde von dem japanischen Wissenschaftler Motoo Kimura und seiner Schülerin Tomoko Ohta entwickelt. Für die Anhänger dieser These sind die meisten Mutationen neutral oder, wenn man so will, haben die verschiedenen Allele ein und desselben Gens ungefähr den gleichen selektiven Wert, gehorcht daher ihre Verbreitung in einer gegebenen Bevölkerung allein den Gesetzen des Zufalls; nur einige seltene, durch eindeutig nachteilige Mutationen entstandene Mutanten würden gezielt aussortiert und eliminiert. Kimura nennt besonders stichhaltige Argumente, um seine These zu erhärten. So zeigt er vor allem auf, daß sich die für die Funktion der Zelle wesentlichen Enzyme seit Urzeiten – Hunderten von Millionen von Jahren – praktisch nicht verändert haben, während wenig aktive Moleküle, deren physiologische Rolle völlig zweitrangig ist, vielfältige Mutationen durchmachen können, ohne daß dies die Physiologie oder die Morphologie der Zelle in besonderer Weise modifizieren würde. In gleicher Weise neigen diese Moleküle mit weniger wichtigen Aufgaben – das können zum Beispiel auch Enzyme sein – zu Mutationen und zur Beibehaltung ihrer mutativen Veränderungen, wenn diese andere, von der Wirkstelle entfernte Zonen betreffen; für die Aktivität des Moleküls bleibt das belanglos. Demnach wäre die Auslese in den weitaus meisten Fällen konservativ und handelte wie ein Polizist, der die bestehende Ordnung aufrechterhalten soll.

Die andere Theorie, bei der man davon ausgeht, daß die Mutationen oder wenigstens deren Kombinationen absolut nicht neutral, sondern selektiv geschehen, findet unter den

Naturforschern zahlreiche Anhänger. Die Heterogenität des Erbguts, die sowohl beim Individuum – Heterozygotie, Mischerbigkeit – als auch in einer ganzen Population – genetischer Polymorphismus – erkennbar ist, entspricht der Heterogenität der ökologischen Nische, deren Bedingungen sich in der Zeit – vom Morgen bis zum Abend, vom Sommer bis zum Winter, von einem Jahrtausend bis zum nächsten, von Epochen der Vereisung bis zu Epochen der Wiedererwärmung – und Raum – Breitengraden, der Lage, der Höhe und so weiter – ständig verändern.

Nehmen wir ein einfaches Beispiel: Ein Enzym A soll bei Temperaturen zwischen 15° und 20° die Entfaltung einer optimalen Aktivität erlauben. Alle Angehörigen einer Population, die nur das Gen A besäßen, wären zwischen den beiden Isothermen 15° und 20° gewissermaßen gefangen. Gesetzt den Fall, dieses Enzym hätte eine Mutation A' durchgemacht, derzufolge die beste Temperatur für größtmögliche Aktivitäten jetzt zwischen 20° und 25° läge, so würde das Territorium aller A'-Angehörigen – oder deren Aktivitätszeiten – in die wärmeren Zonen, also die zwischen den beiden Isothermen 20° und 25° gelegenen, verlagert. Was die Mischtypen A/A' anbelangt, so können diese nunmehr das ganze Gebiet zwischen seinen äußersten Begrenzungen einnehmen – 15° bis 25° – und damit über eine ausgedehnte Fläche und größere Ressourcen verfügen.

Der Vorteil des genetischen Polymorphismus einer gegebenen Bevölkerung ist unverkennbar. In einer monomorphen Gruppe, in der alle Individuen über dasselbe Erbmaterial verfügten und gleichsam eine Bevölkerung »echter« Zwillinge bildeten, die dann natürlich jeweils beiden Geschlechtern angehören müßten, hätte jeder den gleichen Geschmack, die gleichen Fähigkeiten, die gleichen Neigungen wie seine Nachbarn, würde denselben Standort, dieselbe Nahrung, denselben Geschlechtspartner suchen, würde zur selben Stunde des Tages, zur selben Jahreszeit aktiv. Die ökologische Nische wäre außerordentlich begrenzt und übervölkert, und in ihr herrschte ein erbitterter, dem Ganzen abträglicher Konkurrenzkampf.

Angehörige einer genetisch polymorphen Bevölkerung hingegen verfügen über sehr verschiedenartige Eigenschaften. Die einen sind früh am Morgen aktiv, die anderen noch abends oder nachts. Einige ziehen diese, andere hingegen jene Nahrung vor. Und das gilt auch für alle Tätigkeitsbereiche. Die polymorphe Spezies erlebt also, wie sich ihre ökologische Nische erheblich vergrößert und wie ihre Ressourcen zunehmen, während der Konkurrenzkampf gleichzeitig nachläßt. Der Vorteil einer solchen selektiven Situation muß einleuchten.

Die Population als biologische Einheit, Zielscheibe der Auslese

Nun ist es aber weder das Individuum, wie die Darwinisten glaubten, noch sind es, folgte man der Meinung der Neodarwinisten, die Gene, die die Grundeinheit des Lebens bilden; es ist die ganze Population, das heißt die Gesamtheit aller Individuen, die zur selben Epoche am selben Ort leben und fähig sind, sich frei untereinander zu kreuzen. Die Population ist also eine Reproduktionseinheit von Individuen, die einen gemeinsamen Bestand von Erbfaktoren, einen Gen-Pool besitzen, und sie ist auch eine ökologische Einheit, die sich eine ganz bestimmte Nische nutzbar macht.

Nehmen wir als Beispiel eine Spezies, deren Verbreitungsgebiet ziemlich ausgedehnt ist. Die ökologischen Gegebenheiten werden nicht überall die gleichen sein, in Raum und Zeit können stetig fortschreitende Veränderungen etwa in bezug auf die Temperaturverhältnisse oder auch die Breite eines bestimmten Nahrungsangebotes eintreten. Hier bilden sich jene ökologischen Gefälle, denen oft die genetischen Gefälle oder »Kline« entsprechen, bei denen die Häufigkeit eines »vorteilhaften« Gens in dem Maße zunimmt, wie die Intensität des Umweltfaktors, dem es zu entsprechen vermag, wächst. So ist die an anderer Stelle erwähnte Spezies »E«, die ein Verbreitungsgebiet »S« innehat, nicht über dieses ganze Gebiet hinweg genetisch homogen, vielmehr wird man auf Populationen mit der für jeden Abschnitt des Gebiets charakteristischen unterschiedlichen Genhäufigkeit treffen.

Die Bevölkerungen e 1, e 2, e 3, e 4, welche in den Randgebieten S 1, S 2, S 3, S 4 leben, weisen die maximale Anpassungsfähigkeit auf, die die Spezies den Zwängen der Selektion gegenüber aufzubringen vermag. Eine endgültige Ansiedlung außerhalb dieses Grenzbereichs wäre unmöglich, allein schon deswegen, weil eine ausreichend lange klimatisch günstige Saison fehlt, die einen vollständigen Reproduktionszyklus erlaubte.

Dennoch kommt es vor, daß einige Individuen mit einer den örtlichen Bedingungen besonders gut angepaßten Ausstattung von Genen »über die Grenze gehen« und sich erfolgreich außerhalb des ursprünglichen Areals niederlassen. Diese untereinander ganz verschiedenen Migranten e 1, e 2, e 3, e 4 werden bestrebt sein, sich immer besser an ihr neues Milieu anzupassen und ihre eigene ökologische Nische auszubilden. Wenn aufgrund irgendeiner Veränderung – Entstehung von Gebirgen, Vergrößerung eines Gletschers – die Tochterpopulationen mit den Elternpopulationen keine sexuellen Beziehungen mehr unterhalten, kann es ihnen passieren, daß sie sich so weit auseinanderentwickeln, daß eine reproduktive Unvereinbarkeit die Folge ist; e 1, e 2, e 3 und e 4 bilden also *neue* Arten, die sich alle von der Ausgangspopulation E herleiten, welche ihrerseits weiterbestehen oder aber aussterben kann.

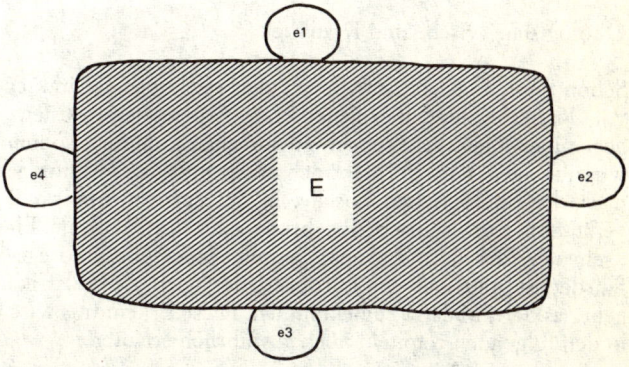

Periphere Populationen e 1, e 2, e 3, e 4, die alle der Spezies E angehören, können die traditionellen Grenzen ihres Siedlungsgebietes überschreiten und beginnen, wenn besonders günstige Umstände vorliegen, sich in einer neuen Nische einzurichten. Bei länger andauernder Divergenz werden diese Gruppen entweder durch die Häufung verschiedener Mutationen oder durch die Anordnung inkompatibel gewordener Chromosomen – Ummusterung des Karyotyps – füreinander unfruchtbar. Sie bilden werdende Arten – Prospezies.

Solch ein Evolutionsverlauf, der durch die Spezialisierung von sich verzweigenden Populationen und deren reproduktive Isolation gekennzeichnet ist, wird bei allen Stämmen beobachtet. Diese »adaptive Radiation« genannte Entwicklung kann sich unter Umständen am neuen Standort wiederholen: Jede Tochterspezies bewirkt ihrerseits wieder eine neue Radiation. Dieses unaufhaltsam um sich greifende Wachstum zeigt, wie die Evolution eher neue Wege geht als eliminiert, eher diversifiziert denn uniformiert. Sie strebt nach Schöpfung, nicht nach Zerstörung. Alles, was die Nische vergrößert, die Ressourcen erhöht und die Konkurrenz verringert, ist von Vorteil. Deswegen sind die heutige Flora und Fauna, und mehr noch übrigens die frühere, auch so reich und vielfältig. Wie es Albert Vandel formulierte: »Die Art ist nur ein Zustand des Gleichgewichts zwischen physiologischen Fähigkeiten und den Zwängen der Umwelt.«

Wir werden noch sehen, wie die Krankheit, vor allem beim Menschen, unter diesen Zwängen den ersten Platz einnimmt und in großem Ausmaß dazu beiträgt, die Struktur aller Bevölkerungen auszuformen.

Ökologische Nische und Krankheit

Schon jetzt, noch bevor wir auf den selektiven Charakter von Krankheit und den genetischen Aspekt der Resistenz gegenüber Krankheitskeimen zu sprechen kommen, sollten wir aufzeigen, wie ein Infekt sich in Art und Auswirkung, je nach der ökologischen Nische, in der er sich entwickelt, verändern kann. Unsere Erfahrung lehrt uns, daß ein Fidschianer, der nach Europa kommt, stark tuberkulosegefährdet ist und daß ein Europäer, der nach Zentralafrika geht, riskiert, Malaria zu bekommen. Diese Erkenntnis wird in den folgenden Kapiteln noch ausführlich erläutert.

2. Die natürliche Auslese bei der menschlichen Spezies

Biologie und Kultur

Das Auftreten von menschenähnlichen Wesen (Hominiden) auf der Erde führte nicht zur Ausbildung neuer Organe, sondern zu einer beträchtlichen Zunahme der mit der Vergrößerung des Gehirnvolumens einhergehenden geistigen Fähigkeiten. Von allen Primaten hat der Mensch das voluminöseste, komplexeste Gehirn mit den meisten Zellen – dreißig Milliarden Neuronen gegenüber etwa zehn Milliarden bei den großen Menschenaffen –, wobei der wohl erstaunlichste Unterschied die Entwicklung des Hirnrindenanteils beim Menschen betrifft: Durch Hervorhebung und Vervielfältigung der Furchen und Lappen hat sich die effektive Oberfläche des Gehirns vervierfacht. Der Mensch ist, im Vergleich zu anderen Lebewesen, nicht nur mit der besseren Beobachtungsgabe und Merkfähigkeit ausgestattet, er besitzt zudem Phantasie und Voraussicht. Der Mensch ist vor allem ein mit Vorstellungskraft begabtes Wesen.

Wir haben im vorigen Abschnitt gesehen, daß die biologische Evolution, also die Entstehung neuer Arten, überhaupt erst durch die Ausbildung von neuen Merkmalen auf einer früheren Generationsstufe möglich wurde, von Merkmalen, die dann die Besiedelung anderer Habitate, die Ausbeutung neuer ökologischer Nischen und den Zugang zu bislang ungenutzten Ressourcen erlaubten. Diesem ehernen Gesetz entging auch der Mensch nicht. Nur schlug er nicht den Weg der organischen Spezialisierung ein; diese hätte nämlich die damalige Menschheit in eine Vielfalt autonomer, den jeweiligen Umweltbedingungen angepaßter Rassen sich verzweigen lassen, und die Folge wäre eine zwischenartliche Unfruchtbarkeit gewesen. Vielmehr gelang es ihm dank seiner Intelligenz, für jede ökologische Herausforderung eine kulturelle Lösung zu finden. So fertigte er Werkzeuge und Waffen, schuf sich schützende Unterkünfte und Kleidung, wurde selektiv in bezug auf seine Nahrung; er lernte, das Feuer zu nutzen und durch Auswahl- und Zuchtverfahren die für ihn nützlichsten Tiere und Pflanzen heranzuziehen; später lernte er auch, sich durch Hygienemaßnahmen zu schützen und Krankheiten mit Hilfe der Medizin zu behandeln.

Schon im Stadium des Präsapiensmenschen konnten unsere Vorfahren mühelos ihre Wiege im tropischen Ostafrika verlassen, wo unsere australopithekischen Vettern lebten, und die gesamte Alte Welt bevölkern, in der man so gut wie überall auf Spuren des Homo erectus (Pithecanthropus) stößt. Diese Verbreitung begann sehr früh: Als der Homo sapiens in Erscheinung trat, hatten die Hominiden bereits die meisten der verfügbaren Landmassen besiedelt, in kalten wie in gemäßigten Zonen, am Meer wie in den Gebirgen. Der Sapiens konnte dann nur noch in die letzten freien Regionen eindringen. In der späten Würm-Eiszeit, deren Anfänge ungefähr siebzigtausend und deren Ende rund elftausend Jahre zurückliegen, hatte sich der Meeresspiegel um etwa zweihundert Meter gesenkt. Alaska und Sibirien waren nun durch eine über eintausend Kilometer breite Landbrücke miteinander verbunden, über die Menschengruppen von Sibirien nach Amerika wanderten. Diese Migration hielt nahezu vierzigtausend Jahre an. Sie wurde erst durch eine vor zehntausend oder zwölftausend Jahren einsetzende Klimaerwärmung unterbrochen, die einen Teil der in der Würm-Eiszeit aufgetürmten Eiskappe schmelzen ließ, wodurch der Meeresspiegel sich wieder hob und die Beringstraße entstand. Von da an blieben die Menschen Amerikas auf ihrem Kontinent isoliert, verzweigten sich in eine Vielfalt kultureller und sprachlicher Gruppen und waren bis zur Ankunft von Christoph Kolumbus praktisch keinerlei Einflüssen von seiten der Zivilisationen der Alten Welt ausgesetzt.

Die Fähigkeit, sich ganz bewußt und willentlich den Zwängen der Umwelt *technisch* anpassen zu können, gestattete es dem Menschen, außerordentlich unterschiedliche Milieus zu besiedeln, ohne daß es bei ihm zu einer echten »adaptiven Radiation« gekommen wäre, wie das bei den meisten ubiquitären Lebewesen der Fall war. Der Mensch konnte die organische Spezialisierung seiner Gattung vermeiden, weil kulturelle und technische Anpassung die biologische Adaptation ersetzten. Und aus eben diesem Grund hat der Sapiens auch niemals andere Arten hervorgebracht – er schuf statt dessen die Zivilisationen. Der Mensch konnte die divergierenden Selektionszwänge kraft seiner Intelligenz abschwächen oder sogar aufheben. Er war in der Lage, überall das für ihn günstigste Mikroklima wieder herbeizuführen; anderenfalls hätte er den Zwängen der ökologisch häufig sehr unterschiedlichen Lebensbedingungen nachgeben müssen.

Wir wollen auf das in der Einführung erwähnte einfache Beispiel einer Tiergruppe zurückkommen, die jeder kennt, nämlich die hundeartigen Tiere (Kaniden), zu denen unter anderen Wölfe, Füchse und Haushunde gehören. Alle Füchse stammen von einer gemeinsamen, durch die Paläonthologie klar identifizierten Linie ab, die sich in etliche mehr oder weniger spezialisierte Zweige gabelte. Mindestens drei von ihnen dürften allgemein bekannt sein: zunächst der Rotfuchs (Vulpes vulpes), der in den gemäßigten Klimazonen Europas, Asiens und selbst Amerikas lebt und schon immer der Schrecken aller Hühnerhalter war; er ernährt sich vor allem von kleinen Säugetieren oder von Vögeln, jagt besonders gern nachts und wird dabei hauptsächlich von seinem Geruchssinn geleitet. Weiter im Norden trifft man auf den kleinen Polarfuchs (Alopex lagopus), der in Schnee und Eis fast unsichtbar bleibt, weil er im Winter einen schönen weißen Pelz trägt, während er im Sommer eine bläulich-graue Färbung zeigt. In den trockenen, heißen Gebieten der Sahara oder der Arabischen Halbinsel schließlich ist der Fennek (Fennecus zerda) zu Hause, ein kleiner, sandfarbener Fuchs mit enorm großen Ohrmuscheln. Er lebt tagsüber in der Kühle seines recht tiefen Baus, den er nur nachts verläßt, um Insekten zu jagen, die er vor allem aufgrund ihrer Geräusche ausfindig macht. Um also drei ganz unterschiedliche Regionen besiedeln zu können, hat ein und dieselbe Linie, die der Kaniden, sich in drei Zweige aufspalten müssen. Dabei brachte sie nicht nur verschiedene Arten, sondern ganze Gattungen (Vulpes, Alopex, Fennecus) hervor. Nun wohnen in den gleichen Zonen auch Menschen: Eskimos, Europäer, Tuaregs. Sie alle könnten sich frei untereinander kreuzen und gehören zu einer einzigen Spezies, dem Homo sapiens. Freilich nimmt jede dieser Menschengruppen eine besondere Lebensweise an, die dem Klima und den Ressourcen des jeweiligen Landes entspricht. Ein Tuareg kann, physiologisch gesehen, ohne weiteres in Grönland leben, nur muß er dann eben auch die Sitten und Gebräuche eines Eskimos annehmen; das gleiche gilt umgekehrt. Der zwischen beiden Gruppen bestehende Unterschied ist nicht genetischer, sondern kultureller Art. Der heutige Mensch verfügt in einem derartigen Umfang über technische Kenntnisse, daß er seine Umwelt sogar mit in das Weltall nehmen konnte: So machten die amerikanischen Astronauten Armstrong und Aldrin 1969 ihren berühmten Mondspaziergang, obwohl die Lebensbedingungen auf unserem Satelliten von jenen der Erde völlig verschieden sind.

Vor- und Nachteile der kulturellen Anpassung

Damit ein Individuum überleben und sich reproduzieren kann, ist es erforderlich – und ausreichend –, daß ein Erbgut ihm »akzeptable« Fähigkeiten für die Umwelt verleiht, in der es sich behaupten soll. Die biologische Anpassung von Pflanzen und Tieren – Ergebnis von Zufallsgeschehen bei Genkombinationen und natürlicher Auslese – erreicht häufig bloß einen Näherungswert, versucht sie doch nur, einer Notwendigkeit gerecht zu werden; indessen verfolgt sie kein Ziel, hat keinen vorgegebenen Plan und trägt dadurch praktisch auch nie diese von vornherein so rigorosen Züge wie die kulturelle Anpassung, die ja Frucht eines bewußten Willens, einer bestimmten Absicht ist. Diese geht meist auch schneller vonstatten als die biologische Adaptation, denn die Durchsetzung eines neuen Erbmerkmals für die ganze Gruppe muß auf dem Wege der geschlechtlichen Fortpflanzung erfolgen und benötigt dazu mehrere Generationen, also eine sehr lange Zeitspanne. Jede Entdeckung des Menschen hingegen wird aufgrund seiner Fähigkeit zu schlüssiger Kommunikation bei allen anderen sehr schnell bekannt. So wird die Aktivität jedes einzelnen quasi Gemeingut und ist allen gleichermaßen förderlich. Diese Gesamtheit an Aktivitäten macht das Wesen der sich täglich weiterentwickelnden *Kultur* aus.

Ein bekannter Mikrobiologe, der zu seinem Ärger lange mit ansehen mußte, wie Wildkaninchen die Anbauflächen seiner Ländereien in Zentralfrankreich verwüsteten, beschloß vor etwa dreißig Jahren, die Tiere mit dem Myxomatose-Virus zu infizieren. Das Ergebnis übertraf alle seine Erwartungen. Die Krankheit verbreitete sich in Windeseile und dezimierte die Kaninchen, die einmal aus Spanien gekommen waren, überall, und seitdem sind sie in Frankreich selten geworden. Gewiß, einige Genkombinationen werden gegen das Virus immunologische Resistenz verleihen, diese sind aber noch die große Ausnahme, und so wird es Hunderter oder Tausender von Generationen bedürfen, bis dereinst eine resistente Rasse wieder die Kaninchenbaue bevölkert. Ungefähr zur gleichen Zeit gelang in Frankreich und in den Vereinigten Staaten die Entwicklung eines Impfstoffs gegen die Kinderlähmung. Die rasche Impfung in zahlreichen Ländern hat innerhalb von nur einer Generation die Krankheit fast völlig ausmerzen können.

Aber die kulturelle Anpassung bietet nicht nur Vorteile. Ein erbbedingtes Verhalten, das, nicht anders als ein Organ oder eine Funktion, im Genom festgeschrieben ist, läuft nicht Gefahr, verlorenzugehen. Es wird von Vorfahr zu Nachkomme übertragen durch die identische Reduplikation der DNS-Moleküle, eine Art langer Fäden, die das chemische Substrat der Chromosomen bilden und die bei der Zellteilung gut zu erkennen sind. Erworbenes Verhalten dagegen beruht auf Nachahmung, auf Wiederholung und Lerntätigkeit der Jungen unter Anleitung der Alten, und sein Fortbestand wird immer in Frage gestellt sein, denn da es durch Erziehung und Kultur weitervermittelt wird, kann es auch jederzeit wieder aufgegeben werden. Paul Valéry bekräftigte dies: »Wir wissen nunmehr, daß unsere Zivilisationen sterblich sind.«

Die Kultur besitzt keine Garantie für Beständigkeit, anders als die in der DNS gespeicherten Programme, die dafür den Nachteil haben, auf lange Zeiten festgelegt zu sein. Bienen oder Termiten »wissen«, wenn sie auf die Welt kommen, was sie zeit ihres Lebens zu tun haben werden; im Bienenstock oder im Termitenhügel benötigt man keine Universitäten, denn ihre Bewohner brauchen praktisch nichts zu lernen. Die Kehrseite dieser »Weitergabegarantie«: Die Nutznießer sind gleichzeitig Gefangene ihrer vorgegebenen Programmierung, und daran wird sich, von einer eher unwahrscheinlichen Mutationsserie einmal abgesehen, niemals etwas ändern. Dieser Crux entgeht die Kulturgesellschaft trotz ihrer Unbeständigkeit. Die Individuen, aus denen sie sich zusammensetzt, sind durch erworbene Verhaltensweisen miteinander verbunden, und sie können diese nach Maßgabe der Erfordernisse sehr schnell ändern. Dieser kulturell fixierte Sozialtypus ist verwundbarer, aber auch flexibler und effizienter als der von angeborenen Verhaltensweisen abhängige; ein Grund für die Tatsache, daß er sich im Evolutionsgeschehen der höheren Wirbeltiere allmählich durchgesetzt hat.

Die beiden Zweige, in die die große Abteilung des Tierreichs mündet, die Wirbellosen und die Wirbeltiere, bilden soziale Gruppen. Man nennt sie auch »Gesellschaften«, aber die Bezeichnung hat jeweils eine andere Bedeutung. Die Gesellschaft der Insekten ist nur ein biologisches Instrument, so etwas wie ein Überindividuum, dessen Zugehörige einem durch die Vererbung vorgegebenen Programm gehorchen. Eine Termite besitzt kaum mehr, jedenfalls nur unwesentlich mehr Freiheit als eine unserer Leberzellen oder eines der roten Blutkörperchen. Bei den Wirbeltieren besteht dagegen die Tendenz, angeborenes Verhalten nach und nach durch erworbene Fertigkeiten zu ersetzen, und zwar insbesondere seit der Zeit, da aus den Wechselblütern – poikilotherme oder wechselwarme Tiere, die nicht genügend Wärme erzeugen, um ständig aktiv sein zu können, weil ihre Eigentemperatur von der Umgebungstemperatur abhängt – die Warmblüter hervorgegangen sind. In dieser zweiten Gruppe, die mit den letzten, heute ausgestorbenen Reptilien des Mesozoikums aufgekommen sein dürfte, zu der aber noch unsere heutigen Vögel und Säugetiere gehören, produziert das Tier ausreichend Wärme, um seinem Organismus eine relativ konstante, umgebungsunabhängige Temperatur zu sichern. Das zentrale Nervensystem und besonders das Gehirn entwickeln sich und arbeiten ständig. Das geistige Niveau nimmt zu. Bei diesen Lebewesen kümmern die Eltern sich um die Jungen, die häufig im Sinne von Vorbild und Nachahmung aufgezogen werden. Diese Form der Aufzucht hat die ersten sozialen Bindungen geschaffen. Notwendig wurde sie zunächst bei den in Horden jagenden Fleischfressern, die eine gemeinsame Strategie zu entwickeln vermögen. Die Tendenz, angeborenes durch erworbenes Verhalten zu ersetzen, läßt sich aber bei allen Gruppen beobachten; sie geht mit der Entwicklung der Intelligenz einher und erreicht bei uns Menschen ihren Höhepunkt: Letzten Endes bedeutet sie Freiheit. Viele unserer einst lebensnotwendigen Urinstinkte haben sich verloren. Sie wurden ersetzt durch eine Ethik, durch eine Reihe bewußt und willentlich angenommener Regeln, die für alle in einer Gemeinschaft lebenden Individuen unabdingbar wurden. Auf dieser Entwicklungsstufe ist das moralische Gesetz kein Luxus mehr, sondern eine Notwendigkeit. Es ersetzt die ungleich rigideren DNS-Programme. So sind wir denn frei. Frei, bahnbrechend zu wirken oder aber uns selbst zu vernichten. Nun, da wir unser DNS-Gefängnis so gut wie verlassen haben, wird uns nichts mehr aufgezwungen, aber es schützt uns auch nichts. Unser Schicksal liegt in unserer eigenen Hand.

Die großen Auslesefaktoren bei den Hominiden und die »kulturellen Antworten«

Anfänglich waren die Hominiden ungefähr den gleichen Auslesefaktoren unterworfen wie alle anderen Säugetierarten auch. Was sich zunehmend änderte, war die Antwort auf die vielfältigen »Herausforderungen«, denen sich unsere frühen Vorfahren gegenübersahen. Wir sagten bereits, daß bei diesen Antworten das kulturelle, reflektierte, erlernte, von der Tradition bewahrte und durch Gebrauch verbesserte Element das angeborene, genetische, im Erbgut kodierte Element allmählich zu verdrängen suchte. Wir wollen hier einmal etwas näher untersuchen, wie das vor sich ging.

Die ersten, menschenähnlichen Wesen lebten vorwiegend als Wildbeuter, also als Sammler und, in geringerem Maße, als Jäger, wobei sie sich nicht allzusehr von den heutigen Affen unterschieden haben dürften. Mehrere Millionen Jahre lang waren sie Episiten, Raubtiere. Räubertum (Episitie) ist ein bekanntes Phänomen bei vielen Tierarten, die untereinander regelrechte »Nahrungsketten« bilden. Die Urtiere müssen sich von Pflanzen ernährt haben, die ihre eigene Synthese dank der Sonnenenergie sichern konnten (Chlorophyllassimilation). Dann traten wahrscheinlich sehr schnell die ersten Raubtiere in Erscheinung, die die Pflanzenfresser fraßen. Das waren die Karnivoren der ersten Generation, die ihrerseits wiederum Opfer der Fleischfresser der zweiten Generation wurden und so weiter. Inzwischen besteht die Welt der Lebewesen aus einer Vernetzung von »Nahrungsgefügen«, die mit den Pflanzen beginnen und bei der letzten Stufe der Fleischfresser enden. Um fortbestehen zu können, muß jede Kette im Gleichgewicht sein, müssen also die »Zugänge« den »Abgängen« mehr oder weniger entsprechen, andernfalls würde die Kette durch ein Über- oder Unterangebot unterbrochen.

Kommen wir aber noch einmal auf die schon in der Einführung erwähnte Selektion zurück: Die Hominiden sind Allesfresser und vermögen als solche sowohl pflanzliche wie auch tierische Kost zu verwerten. Unsere schlecht bewehrten frühen Vorfahren jedoch hätten kaum Überlebenschancen gehabt, wäre ihnen nicht ihre Intelligenz zu Hilfe gekommen. Da sie weder über Krallen noch Hauer verfügten und mit ihren kleinen Zähnen und Nägeln kaum irgend jemandem gefährlich werden konnten, da sie auch keine schnellen Läufer waren und eine eher schwache Muskulatur aufwiesen, hätten sie für die Raubtiere eine leichte Beute bedeutet. Indessen verstanden sie es, Werkzeuge und Waffen aus Stein, Knochen oder Holz zu fertigen und sehr wirksam einzusetzen. So wurden aus diesen schmächtigen Wesen gefürchtete Jäger, die sich in die verschiedensten Bio-Systeme integrieren konnten, wo sie dann immer öfter die Rolle der Jäger und immer seltener die von Gejagten spielten. Und indem sie ihre Techniken zunehmend verbesserten, indem sie Gruppenstrategien entwickelten und ihre in vielen Generationen gewachsenen Erfahrungen assimilierten, machten sie sich schließlich die ganze Natur untertan. Dieser stetige kulturelle und technische Fortschritt läßt sich durch die ganze Vorgeschichte hindurch verfolgen, eine Entwicklung, die sich unaufhaltsam beschleunigte: Man braucht sich nur einmal vorzustellen, daß zwischen den ersten primitiven Abschlaggeräten aus Flußgeröll mit ihren groben Kanten und den fein geschliffenen Steinbeilen und Keilen der Jungsteinzeit (Solutréen, Magdalénien) drei oder vier Millionen Jahre liegen.

Der zweite selektive Zwang war *klimatischer* Art. Der Mensch schuf sich relativ früh Behausungen, fertigte Kleidung an und lernte das Feuer zu nutzen, wodurch er von äußeren klimatischen Bedingungen unabhängig wurde. Den Wert des Feuers übrigens erkannte man schon früh, jedenfalls mindestens seit der Mindel-Eiszeit, die fünfhunderttausend Jahre zurückliegt und folglich in die Phase des Homo erectus (Pithecanthropus), vielleicht sogar in eine noch frühere Periode fällt. Das erklärt auch, warum die Hominiden die kalten Zonen der Erde besiedeln und ihre Bevölkerung sich in den Eiszeiten vervielfachen konnten, obgleich die menschlichen Ursprünge eigentlich in den Tropen liegen.

Daß die kalten Zonen und Epochen der Erde unsere Vorfahren nicht benachteiligten, sahen wir bereits. In ihnen fanden sie ganz im Gegenteil eine viel weniger aggressive Umwelt vor als in den tropischen Gebieten, in denen ihnen nicht nur schreckliche Raubtiere, sondern auch Spinnen, Skorpione und schlangenartige Reptilien mit ihrem Gift gefährlich werden konnten; von den unzähligen stechenden Insekten, den Überträgern der Parasiten, ganz zu schweigen. Durch Wärme und Feuchtigkeit sind die Tropen wie kein zweites Gebiet dazu geeignet, eine Unzahl verschiedener Arten hervorzubringen; sie bilden eine regelrechte »Nährbouillon«, innerhalb derer ein äußerst harter Kampf ums Überleben herrscht. Der Mensch, der mittlerweile sein eigenes Mikroklima unabhängig von den äußeren Bedingungen aufrechtzuerhalten gelernt hatte, konnte in gemäßigten oder kalten Zonen gesünder als in den heißen Regionen leben.

Hier gab es mehr Raum, weitaus weniger natürliche Feinde und zudem Herden pflanzenfressender Tiere – Rentier, Steinbock, Hirsch, Mammut, Auerochs und Büffel –, die den ersten Jägern eine leichte Beute waren und für lange Zeit eine unerschöpfliche Nahrungsquelle bildeten.

Die Ernährungsfrage gehört zu den Faktoren, die den Bestand vieler Arten deutlich begrenzen. Das wird auch, vor allem in den Millionen von Jahren des Paläolithikums, für unsere Vorfahren gegolten haben, selbst wenn sie mit Hilfe des Feuers mittlerweile von roher zu gekochter Nahrung übergehen und Fleisch durch Trocknen und Räuchern konservieren und auf Vorrat halten konnten. Das alles änderte sich dann während der Neolithischen Revolutionen, die in drei Hauptgebieten unabhängig voneinander begannen, nämlich im Nahen Osten – vor zehntausend Jahren –, im südostasiatischen Raum – ungefähr um die gleiche Zeit – und später dann in Mittelamerika; es gab weitere, örtlich begrenzte Regionen, besonders in Schwarzafrika. Im Verlaufe dieser Etappe lernte der Mensch, die für ihn nützlichsten Tiere und Pflanzen zu züchten. Ohne Vererbungsgesetze zu kennen, erzeugte er durch Auslese der entsprechenden Elterngeneration eine Vielfalt tierischer und pflanzlicher domestizierter Formen mit ganz bestimmten gewünschten Eigenschaften. Die natürlichen Ressourcen erfuhren durch Haustierhaltung und den Anbau von Kulturpflanzen eine merkliche Bereicherung. Das hatte unmittelbare Auswirkungen auf den Fortschritt der Zivilisationen, und die Bevölkerungskurve stieg seither unablässig an. Dieses demographische Wachstum beschleunigte sich noch seit der Erfindung der Dampfmaschine. Mit ihr stand dem Menschen plötzlich ein erhebliches Energiepotential zur Verfügung. Das Industriezeitalter begann, die Muskelarbeit von Mensch und Haustier wurde durch die Leistung von Maschinen abgelöst, die ihre Kraft zunächst aus der Kohle, später dann aus dem Erdöl bezogen.

Diese Umwälzungen betrafen jedoch nicht alle Regionen im gleichen Maße. Während der Lebensstandard in den Industrieländern beträchtlich anstieg, wurde die Armut in der Dritten Welt eher größer. Und die gegenwärtige Krise, welche die reicheren Nationen mit dem Konkurs bedroht, bringt die anderen an den Rand einer Hungersnot.

Die Industrielle Revolution ging mit einer Revolution der Wissenschaften einher, vor allem auf dem Gebiet der Biologie und der Medizin. Noch vor der Jahrhundertwende und innerhalb einer Zeitspanne von weniger als dreißig Jahren lieferte Charles Darwin eine kohärente Erklärung für die Abstammung der Arten und ihre Transformation, stellte Claude Bernard die Weichen für die Grundlagen unserer heutigen Physiologie, indem er die Konstanz des inneren Milieus und einige seiner Regelmechanismen aufzeigte, erbrachte Louis Pasteur den Nachweis der Existenz von Mikroben und Viren und entwickelte eine Kodifikation der Impf- und Serentherapie; Gregor Mendel deckte die Gesetze der Vererbung auf und die Rolle, welche jene Partikel dabei spielen, welche man später »Gene« nannte und die als »Träger« für übertragbare Merkmale fungieren. Dies war eine Epoche intensiver Forschung, in der eine Erfindung die andere jagte, wobei einige der »unumstößlichen Tatsachen« – jenes Vermächtnis der Geschichte an die westliche Welt – erschüttert wurden: der Mythos von der Erschaffung des Menschen durch Gott ebenso wie der von der Urzeugung oder der Glaube an einen Atavismus als gleichsam blinde und mysteriöse Kraft, die Ähnlichkeiten und Unähnlichkeiten aufs Geratewohl verteilt. Für alles schien es eine Erklärung zu geben, und die Krankheiten, lange Zeit als Prüfung oder Strafe des Himmels angesehen, folgten von jetzt an einer präzisen Ätiologie, gleich, ob sie infektiöser, degenerativer oder erblicher Natur waren. Infektionen, Virosen und Parasitosen waren für unsere Spezies der aggressive Auslesefaktor, der am längsten eine Rolle spielte und der, zumindest in der historischen Epoche der Menschheit, als machtvollster Faktor empfunden wurde.

3. Genetischer Polymorphismus und Krankheit

Die Stellung der übertragenen Krankheiten in unserem Ökosystem

Ebenso wie alle anderen Lebewesen muß der Mensch in einem zumindest relativen Gleichgewicht mit seinem Milieu leben, weil ihm dieses die erforderlichen Ressourcen und damit die Möglichkeit verschafft, lange genug zu leben, um seine Fortpflanzung zu sichern. Anderenfalls stürbe er aus. Nun drohen aber dem Individuum in diesem Milieu auch noch andere Gefahren: Unablässig sorgen sie dafür, daß sich die Populationsgröße in vertretbaren, also der Kapazität ihrer Umwelt entsprechenden Grenzen hält. Zu diesen wichtigen regulativen Faktoren des Homo sapiens zählten lange Zeit die Infektionskrankheiten, und zwar sowohl in ihren chronischen endemischen als auch in ihren mehr oder weniger heftig ausbrechenden epidemischen Erscheinungsformen, die in kürzester Zeit auf große Teile der Bevölkerung übergreifen können. Wenn eine Epidemie sich schließlich über weite geographische Bereiche erstreckt, spricht man von einer Pandemie. Auch kann es vorkommen, daß zwischen zwei Epidemiewellen eine gewisse Zeitspanne verstreicht, während derer die Krankheit erloschen scheint.

Das trifft beispielsweise auf die Pest zu, deren Erreger, der Yersin-Bazillus, in einer solchen Phase wieder auf wildlebende Nagetiere überwechselt, die jedoch keinerlei sichtbare Zeichen eines Befalls zeigen. In anderen Fällen überzieht eine mehr oder weniger ausgedehnte Epidemiewelle periodisch eine ohnehin endemische Zone. Diese endemisch-epidemischen Formen sind manchmal auch an den jahreszeitlich bedingten Fortpflanzungsrhythmus des Überträgerwirts gekoppelt; das ist zum Beispiel bei der Anopheles-Mücke der Malaria der Fall.

Die Krankheitserreger

Je nach Erregertyp unterscheidet man zwischen Viruskrankheiten (Virosen), eigentlichen Infektionskrankheiten und Parasitenkrankheiten (Parasitosen). Viren sind mikroskopisch kleine Organismen aus Desoxyribonukleinsäure – DNS, Makromoleküle, welche auch unsere Chromosomen bilden und die die genetische Information enthalten –, manchmal auch aus Ribonukleinsäure – RNS, ebenfalls Informationsträger und mit der DNS chemisch eng verwandt. Diese DNS und RNS sind von Eiweißstoffen umgeben, die Proteinhüllen oder Kapsiden bilden. Viren vermögen außerhalb eines Organismus nicht lange zu leben, sind also zwangsläufig Parasiten der Zelle. Einige heften sich sogar an das Chromosomenmaterial der Wirtszelle. In den meisten Fällen verändern sie den Stoffwechsel und können die Entartung oder sogar die Zerstörung eines Gewebes zur Folge haben.

Ihre Rolle bei gewissen Krebsformen scheint heute außer Frage zu stehen, selbst wenn das Krebsgeschehen daneben noch anderen Ursachen unterworfen ist. Alle Zellen, die einen komplexen Organismus bilden – Metazoen bei den Tieren, Metaphyten bei den Pflanzen – sind zu Gewebsverbänden zusammengefaßt, in denen sie ihre besonderen Aufgaben als bestimmte Teile dieses Organismus durch ein fein abgestimmtes Regelsystem pausenlos wahrnehmen können. Da jede Zelle einmal aus der Teilung einer Einzelzelle hervorgegangen ist, besitzen alle Zellen ein und desselben Individuums die gleichen Chromosomen und das gleiche Erbgut. Man kann aber davon ausgehen, daß bei der Gewebedifferenzierung ein Teil des Genoms jeder Abstammungslinie gewissermaßen einer »Nachrichtensperre« unterliegt und daß jeweils nur der Teil »eingeschaltet« bleibt, der für die Spezialisierung der Zelle wichtig ist. So wird eine Zelle ein weißes Blutkörperchen werden, eine andere eine Leberzelle und so weiter. Die Art dieser Spezialisierung wird durch den Platz bestimmt, den die Zelle innerhalb des Organismus einmal einnehmen soll: Der Muskel eines Menschen und der eines Schimpansen sind ungefähr identisch, und da beide aus denselben Elementen aufgebaut sind, weisen sie auch dieselben bioenergetischen Abläufe auf. Die Plazierung der Zellen aber stimmt in beiden Fällen nicht völlig überein, sie gehorcht einem ganz spezifischen Programm und eben dieses bestimmt, ob nun ein Menschen- oder ein Schimpansenmuskel entsteht.

So sind alle Zellen eines Individuums Regelmechanismen unterworfen, die je nach Ontogenese und Lage variieren; die Zellen können also nicht einfach machen, was sie wollen. Eine Krebszelle dagegen scheint sich nicht zu integrieren. Sie ist mit neuen Eigenschaften versehen und offenbar unfähig, die »Befehle« zu verstehen, die ihr Organismus ihr gibt. Sie entwickelt sich in geradezu absurder Weise anarchisch und sucht alles zu überwuchern.

Wir sagten weiter oben bereits, daß Bakterien sehr einfache Zellen ohne Zellkern sind, die nur ein Chromosom haben, das inmitten des Zytoplasmas zu »schwimmen« scheint. Einige von ihnen leben ganz normal in den natürlichen Körperhöhlen, im Nasen-Rachen-Raum, im Verdauungstrakt, ohne geringste Beschwerden zu verursachen, jedenfalls unter normalen Bedingungen. Das sind zum Beispiel die Fäulniserreger, zumeist nützliche Kommensalen. Andere Bakterien greifen Gewebe oder Organe an, wobei manche sogar gewisse Vorlieben zu entwickeln scheinen. Der Kochsche Bazillus, dem man nahezu überall begegnen kann, greift das Lungengewebe an, weniger dagegen die Nieren oder die Gelenke.

Was die Parasiten anbelangt, so sind sie durchweg echte, als »Eukaryonten« zu bezeichnende Zellen mit einer bedeutenden Genausstattung, die in mehreren, im Zellkern enthaltenen Chromosomen zusammengefaßt ist; sie wird von einer Membran abgegrenzt. Einige Parasiten sind Einzeller wie die Amöben, die Darmgeschwüre und Leberabszesse hervorrufen können, oder wie die Plasmodien, die zunächst die Leberzellen und dann die roten Blutkörperchen besiedeln und Malaria verursachen, oder auch die zahlreichen Pilzarten, die für Mykosen verantwortlich sind, und so weiter. Andere sind

Mehrzeller, vor allem die Würmer, die den Körper an allen Stellen befallen können: im Darm – Bandwurm, Hakenwurm, Spulwurm –, in den Gallengängen – Leberwurm –, im Venengeflecht, im Darm-, Leber-, Blasenbereich – Bilharzien – und so weiter.

Übertragungsweisen und -faktoren

Epidemiologisch gesehen, gibt es zwei Übertragungsmöglichkeiten: einmal die *direkte Infektion* von Mensch zu Mensch, die keines Zwischenwirts oder Überträgers bedarf. Zu dieser Kategorie gehören Krankheiten wie Typhus, Cholera, Tuberkulose, Pocken, Masern und so weiter. Eine Ansteckung kann aber praktisch nur dann erfolgen, wenn die Bevölkerungsdichte und damit auch die Übertragungschance von einem infektiösen auf ein rezeptives Individuum groß genug ist; wo das nicht der Fall ist, kann der Krankheitskeim sich relativ schnell verlieren (Isolate). Daher bleibt eine kleinere, geographisch isolierte Bevölkerung eher von Infektionskrankheiten verschont als eine in sich nicht so geschlossene, zahlenmäßig größere Gruppe. Wir werden auf diesen sehr wichtigen Aspekt der Epidemiologie noch zu sprechen kommen.

Sodann gibt er die *indirekte Infektion* durch Überträgerwirte. Diese kann ein Keim benötigen, um hier einen Teil seiner Entwicklung zu vollziehen. Plasmodien beispielsweise, die die verschiedenen Malariaformen verursachen, müssen ihren Entwicklungsweg über die Stechmücke (Anopheles) nehmen, wo sie ihre Gameten (Geschlechtszellen) bilden und wo auch der Befruchtungs- und der Reifeprozeß stattfinden. Und erst in seiner infektiösen Form wird der Parasit über die Speicheldrüse des Insektes dann beim Stechen auf den Menschen übertragen. Eine Ansteckung kann also nicht durch diesen Überträgerwirt erfolgen; eine direkte Ansteckung von einem Menschen auf den anderen bleibt die Ausnahme – man kennt einige Infektionsfälle durch Bluttransfusionen.

Bilharzien sind kleine Saugwürmer im Süßwasser, die sich zuerst in Süßwasserschnecken, den Planorbidenarten, entwickeln. Ihre Larven (Zerkarien) verlassen den Zwischenwirt während der sonnigen Tageszeit und dringen in die Haut des Menschen ein. Nach einer komplexen Migration gelangen die dabei ausgereiften Würmer an den Ort, wo sie sich endgültig festsetzen, beispielsweise im Blasen- und Genitalbereich (Schistosoma haematobium). Andere Parasiten, wie die zur Klasse der Plattwürmer gehörenden und, zoologisch gesehen, mit den Bilharzien verwandten Bandwürmer, benötigen für ihren vollständigen Entwicklungszyklus oft zwei Zwischenwirte nacheinander, was das Geschehen kompliziert und die Aussicht eines jeden Eis, sich voll zu entwickeln, stark einschränkt.

Es gibt auch Infektionskrankheiten, die eigentlich nur Tiere befallen, aber trotzdem gelegentlich auf den Menschen übertragen werden können (Zoonosen). Das ist der Fall bei den von Insekten auf Wirbeltiere übertragenen Arbo-Virosen; man hat bis zum heutigen Tag Hunderte von Arbo-Viren* identifiziert. Das Gelbfieber ist auf ein solches Virus zurückzuführen, und zwar auf das Gelbfiebervirus, das in der Gelbfiebermücke (Aëdes Stegomyia) lebt. In den afrikanischen Urwäldern bleibt der Zyklus von Infektion und Krankheit oft auf die vornehmlich zoophilen Mücken (Aëdes africanus zum Beispiel) und die Affen beschränkt, die übrigens mit der Infektion ziemlich gut fertigwerden. Nun kann der Mensch aber zufällig in diesen »Urwaldzyklus« hineingeraten und, damit weiteres Glied der Kette, seinerseits dem Gelbfiebervirus als Wirt dienen, was ernste, meist sogar tödliche Konsequenzen hat. Darüber hinaus kommt es vor, daß der Keim durch Migranten zu Ortschaften transportiert wird, wo dann die Aëdes aegypti die Funktion der Urwaldmücke übernimmt. Diese sehr anthropophile Spezies ist Ursache massiver und geradezu mörderischer Epidemien. Mitunter wird das Gelbfiebervirus auch nicht von einem Menschen während der Inkubationszeit, sondern von einer infizierten Aëdes in eine Stadt eingeschleppt. Die Seuche ist fast auf dem ganzen Schwarzen Erdteil verbreitet, ferner in Mittelamerika, fast überall in Brasilien und am Ostrand der Andenländer. Andere Arbo-Viren verursachen Enzephalitis und ubiquitäre Infektionskrankheiten wie das Dengue-Fieber und so weiter.

Damit kommen wir auf eine dritte Gruppe von Krankheiten zu sprechen, die zunächst durch einen Überträger an ein

---

* ein Begriff aus dem Englischen: arthropod born viruses bedeutet »von Insekten übertragene Viren«.

Tier und von diesem Überträger dann zufällig an den Menschen weitergegeben werden, was dann zu direkter Anstekkung und in der Folge zu verheerenden Massenepidemien führen kann. Ein typisches Beispiel hierfür ist die zu Anfang dieses Buches geschilderte Pest, deren Ursachen besonders gut erforscht sind. Der Pestbazillus hält sich normalerweise in wildlebenden Kleinsäugetieren auf, wo er keinen größeren Schaden anzurichten scheint. Wenn nun Flöhe das infizierte Tier stechen, stecken sie sich an, und in ihrem Verdauungstrakt vermehrt sich der Bazillus, der mit dem nächsten Flohbiß einem gesunden Tier überimpft wird. Eines Tages kann in diesen Kreislauf auch die Ratte hineingeraten, deren Flöhe Xenopsyola cheopis wiederum zufällig vielleicht den Menschen stechen. Bei diesem kommt es hierauf zu einer bösartigen fieberartigen Infektionskrankheit mit örtlich heftig schmerzenden Ganglien, den »Bubonen«, an der Einstichstelle. Diese Beulenpest wird nunmehr über den Menschenfloh, Pulex irritans, auf andere Menschen übertragen. Meist kommt es dann zu einer in jedem Falle bösartigen Form von Lungenpest, die durch die Keime, die der Kranke aushustet oder mit der Atemluft versprüht, hochgradig ansteckend ist und teilweise zu wahren Kataklysmen führt.

Die individuelle Anfälligkeit

Ein Virus-, Bakterien- oder Parasitenbefall löst nicht automatisch bei allen Personen dieselbe Reaktion aus, vielmehr erkranken manche schwer, einige nur leicht, und bei wiederum anderen zeigen sich nicht einmal Symptome, obwohl sie zweifelsfrei infiziert wurden. Gerade diese scheinbar gesunden und deshalb auch nicht weiter beachteten Keimträger können bei der Verbreitung einer Epidemie eine wichtige Rolle spielen. Resistenz und Disposition einem Virus gegenüber sind häufig der genetischen Kontrolle unterliegende Eigenschaften. Das Gesetz des allumfassenden Polymorphismus gilt also auch in bezug auf die individuelle Abwehrbereitschaft. Die Verteilung von »Markern« – der erythrozytären Blutgruppen, der HLA-Gruppen und Hämoglobine – zeigt, wie wir gleich sehen werden, daß zwischen dieser Resistenz und dem Genbestand häufig ein Zusammenhang besteht.

Von den einfachen, leicht zu bestimmenden Erbmerkmalen des Menschen sind die Blutgruppen bei weitem am besten erforscht. Es handelt sich dabei um sehr alte Charakteristika, die man in ganz ähnlicher Form auch bei Menschenaffen und selbst bei stammesgeschichtlich noch weiter von uns entfernten Gruppen von Lebewesen antrifft. Dieser bei allen Populationen vorhandene Polymorphismus der Membran-Antigene beschäftigt Genetiker und Serologen schon seit langem. Er umfaßt nicht nur die Blutgruppen- und Histokompatibilitäts-Antigene sowie die Serumgruppen, sondern auch sehr viele Enzymsysteme. Zwischen ihnen und der Resistenz gegen einen Infektionserreger besteht zweifellos ein direkter Zusammenhang, wobei die Resistenzbildung vermutlich auf zwei Wegen erfolgt:

1. Die Antigengemeinschaft mit Krankheitserregern (Landsteinersche Regel):
Die Wirkungsweise der Immunhämatologie beruht auf einer Grundregel: Niemand kann, außer unter besonderen krankhaften Umständen, Antikörper gegen seine körpereigenen Antigene bilden; anderenfalls käme es zu einer regelrechten Selbstzerstörung der Gewebe, und jedes Leben würde unmöglich. Die »klassischen« Blutgruppen sind seit langem bekannt. Sie zeichnen sich durch die An- oder Abwesenheit besonderer Antigene, A und B, in den roten Blutkörperchen aus, so daß man vier Gruppen, nämlich A, B, AB und 0, unterscheiden kann. In jedem Fall enthält das Serum jeweils nur Antikörper gegen Eigenschaften, die an den eigenen Blutzellen nicht vorhanden sind. Das läßt sich schematisch so darstellen:

Blutgruppe	Erythrozyten-Antigen	Serum-Antikörper
A	A	Anti-B
B	B	Anti-A
AB	A und B	–
0	–	Anti-A, Anti-B

Nun weiß man heute, daß Viren, Bakterien oder Parasiten gewisse, wenn auch nicht identische, so doch zumindest den Blutgruppen verwandte Antigengefüge besitzen. Träger der Blutgruppe A immunisieren sich beispielsweise weniger schnell als andere gegen einen pathogenen Mikroorganismus, der denselben A-Faktor oder ein sehr ähnlich strukturiertes, »A-like«-Faktor genanntes Antigen trägt. Einen solchen Zusammenhang zwischen Widerstandsfähigkeit, Infektionskrankheiten und Erbgut vermuteten schon vor einem Vierteljahrhundert, also in den sechziger Jahren, Vogel, Pettenkofer und Helmbold. Sie stützten sich dabei auf die historisch bekannte geographische Verbreitung der großen Seuchen – Pest, Pocken, Cholera –, die in etwa der Häufigkeitsverteilung der Blutgruppen entspricht, sowie auf die Verwandtschaft zwischen den Antigeneigenschaften gewisser Viren, Bakterien oder Parasiten und den Blutkörperchen-Antigenen A, B oder dem vor allem in der 0-Gruppe vorkommenden Faktor H. Nach Meinung dieser Wissenschaftler sind Träger der 0-Gruppe besser gegen die Pest, A-Träger dagegen besser gegen Pocken gefeit.

Eine erschöpfende Studie zu diesem Thema haben A. E. Mourant und seine Mitarbeiter erstellt. Danach sind Typhus, Parathypus und Lungentuberkulose mit Hämoptysis (Bluthusten) in der 0-Gruppe häufiger anzutreffen, bei anderen Formen von Tuberkulose besteht eine solche Korrelation hingegen nicht; die tuberkulide Lepra scheint ebenfalls mit der Gruppe 0 verknüpft, während andere Lepraformen eher bei A-Trägern vorkommen. Bei der Syphilis ist die Gruppe A anteilmäßig stark vertreten, und die Bordet-Wassermannsche Reaktion bleibt bei A- oder B-Trägern länger positiv als bei denen der Gruppe 0. An cerebro-spinaler Meningitis erkranken ebenfalls häufiger A-Träger, an akuten Viruskrankheiten wie der Grippe dagegen öfter Angehörige der Gruppe 0; hier weisen A- und B-Träger mehr antivirale Antikörper auf.

2. Andere »Schutz«phänomene:
Im eigentlichen Sinn kann man hierbei nicht von »Immunität« sprechen. Miller und seine Mitarbeiter fanden heraus, daß der Erreger der Malaria tertiana, das Plasmodium vivax,

durch Membranrezeptoren, die Duffy a- oder b-Faktoren entsprechen, in die roten Blutkörperchen gelangt. Personen, denen diese Merkmale fehlen (Fy (a-b-)) sind indessen gegen diese Malariaform resistent. Wahrscheinlich war Plasmodium vivax in vorgeschichtlicher Zeit über nahezu ganz Schwarzafrika verbreitet, und dann setzte eine Auslese zugunsten des »stummen Gens« Fy – es heißt jetzt Fy 4 – und zum Nachteil von Fy a und Fy b ein. Heute kommt das Gen Fy 4 bei vielen negriden Bevölkerungen mit einer Häufigkeit von über neunzig Prozent vor. Bei einem derart hohen Duffy-negativ-Satz mußte die Malariaendemie auf dem Schwarzen Kontinent schließlich bis auf einige praktisch bedeutungslose Herde erlöschen.

Die von Plasmodium vivax hinterlassene Lücke wurde aber schnell von Plasmodium falciparum ausgefüllt; daß das Duffy-Merkmal auf der erythrozytären Membran fehlte, schien es nicht sonderlich zu stören. Und da tauchte ein anderes Phänomen genetisch bedingter Abwehr auf: der durch das Hämoglobin S bewirkte »balancierte Polymorphismus«. Der Erreger der malignen Tertiana, so vermutet man, gelangte im Neolithikum nach Afrika. Damals kamen Ackerbau und Haustierhaltung auf, und so mußten große Wald- und Savannengebiete urbar gemacht werden. Durch die Feldarbeiten bildeten sich in der Regenzeit unzählige Wasserlachen, ideale Brutplätze für die Anopheles, die sich unter diesen Bedingungen massiv vermehren konnten. Mit den Errungenschaften der Neolithischen Revolution nahmen die verfügbaren Ressourcen erheblich zu, so daß ein viel größerer Bevölkerungsanteil seßhaft wurde. Von allen Säugetieren breitete der Mensch sich am meisten aus, ein Grund für die Anopheles, nunmehr auf diese Spezies überzuwechseln, sicherte ihr die weite Verteilung ständig wachsender Populationen doch überall reichlich Nahrung. Nur die Mückenweibchen sind Blutsauger. Sie stechen ziemlich bald nach dem Übergang ins Erwachsenenstadium und benötigen diese erste Blutnahrung im allgemeinen, um Eier legen zu können. Die männlichen Tiere ernähren sich indessen von Pflanzensaft und spielen bei der Übertragung von Malaria überhaupt keine Rolle.

Nun gibt es Personen, die vor Malaria geschützt sind, weil sie in ihren roten Blutkörperchen das Hämoglobin S (HbS) tragen, das die Entwicklung des Plasmodium falciparum behindert. Das HbS kann als kodominante Mutation des auf dem elften Chromosomenpaar des menschlichen Chromosomenbestandes (Karyotyp) befindlichen normalen HbA angesehen werden. Man weiß, daß bei dieser Mutation in der β-Kette an Position 6 die Glutaminsäure durch eine andere Aminosäure, das Valin, ersetzt wird. Die jüngste Erforschung entsprechender DNS-Sequenzen durch Restriktionsenzyme zeigt indessen, daß diese Substitution von Glutaminsäure durch Valin in Wirklichkeit mehreren verschiedenen Mutationen entspricht, diese sich aber in der biochemischen Struktur des Hämoglobins auf gleiche Weise äußern. Demnach stellt die erste vor allem das in Asien – besonders in Indien – vorkommende Hämoglobin S dar und die zweite das Hämoglobin S Schwarzafrikas, zumindest des westlichen Teils des Kontinents. In allen diesen geographischen Zonen sind Homozygote mit normal aufgebautem Hämoglobin (HbA/HbA) sehr empfänglich für maligne Tertiana und dadurch benachteiligt; die homozygoten Mutanten (HbS/HbS) allerdings ebenso, denn in ihren roten Blutkörperchen befindet sich nur das Hämoglobin S, das die Zellen im Blut funktionell und auch morphologisch – sichel- oder halbmondähnlich – verformt und so der Sichelzellanämie ihren Namen gab. Blutkörperchen, die nur über dieses Hämoglobin verfügen, werden im venösen Blut leicht zerstört und lösen dabei vielfache Mikroembolien mit meist schweren, häufig tödlichen viszeralen Schädigungen aus. Daher erreichen diese Kranken selten das Alter der Geschlechtsreife. Heterozygote (HbA/HbS) sind hingegen in jeder Beziehung im Vorteil: Der Hämoglobin-A-Anteil ihrer roten Blutkörperchen sichert ihnen normale physiologische Eigenschaften, und die Menge des Hämoglobins S genügt andererseits, um sie vor Malaria zu schützen. Dies ist der erste, durch Allison beschriebene Fall eines balancierten Polymorphismus beim Menschen. Er bezeichnet den Vorteil Heterozygoter gegenüber beiden Gruppen der Homozygoten und erklärt, warum ein eindeutig schädliches Gen – in diesem Falle HbS – sich geradezu ewig in einer Population zu halten vermag, vorausgesetzt nur, es verschafft seinem Träger irgendeine Art von Vorteil.

Das ist übrigens nicht einfach eine Hypothese; so besteht beispielsweise in Schwarzafrika eine wirklich verblüffende

Übereinstimmung zwischen der Verteilung des HbS-Gens und den Wanderrouten der Zebus – also im großen ganzen dem Migrationsmuster der Kolonisation im Neolithikum. Wahrscheinlich brachten Populationen, die das Plasmodium falciparum südlich der Sahara einschleppten, auch die technischen Errungenschaften der Jungsteinzeit mit, die, wie wir sahen, Bevölkerungswachstum und Kultivierung der natürlichen Umgebung, dabei aber außerdem eine massive Vermehrung der Anopheles begünstigten. Diese Menschen müssen jedoch gleichzeitig das gegen maligne Malaria schützende HbS-Gen in sich getragen haben. Der für die Aufrechterhaltung des genetischen Polymorphismus zu zahlende »biologische Preis« ist hoch, weil dadurch jede Generation zwangsläufig eine gewisse Anzahl anämischer HbS/HbS-Kranker hervorbringt, die meistens zu einem frühen Tod verurteilt sind.

Dieses Beispiel zeigt, wie sich zwischen den durch Kultivierung veränderten Umweltbedingungen und dem Genbestand einer Bevölkerung zu Lasten einiger, häufig schnell aussterbender Homozygoter ein Gleichgewicht einzupendeln versucht.

Noch sehr viel mehr Fälle eines balancierten Polymorphismus sind beim Menschen beobachtet worden, vor allem bei Hämoglobin- oder Enzymanomalien. Hier sei an das für den südostasiatischen Raum typische HbE erinnert; ferner an das fast nur im Hochland von Obervolta vorkommende HbC; an die vielen Fälle von Thalassämie, auch sie biochemische Hämoglobinanomalien, die in allen innertropischen Zonen weit verbreitet sind; dann noch an den Enzymdefekt der Erythrozyten, den Glukose-6-Phosphat-dehydrogenase-(G-6-Pd)-Mangel. Er ist relativ selten in Kontinentaleuropa, häufiger dagegen im Mittelmeerraum anzutreffen, wo er in seiner schweren Form (Typ B-) auftritt. Die gleiche Art von Mutation findet sich auch in Indien und bis nach Südostasien hin. Sie scheint für die weiße und die gelbe Rasse typisch zu sein, während Schwarzafrika eine weniger schwere Form von enzymopenischer Mutation (Typ A-) kennt. Bei allen A- wie auch B-Personen kann es zu schweren, durch bestimmte Nahrungsmittel – Saubohnen – oder Pharmaka – Nivaquin – hervorgerufenen Schädigungen, zum Teil sogar mit Todesfolge, kommen.

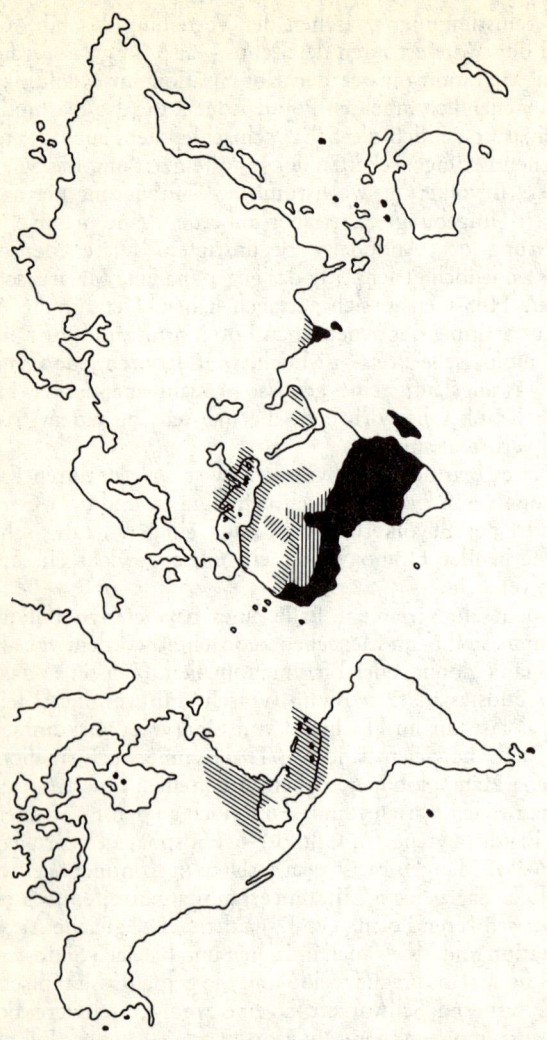

Die Verteilung des Hämoglobin S (nach R. Cabannes); schwarz: das
Verbreitungsgebiet der Sichelzellanämie. In: J. Bernard und J. Ruffié:
Hématologie géographique, Masson 1966 und 1971.

Das die G-6-Pd-Synthese bedingende Gen liegt auf dem beim Mann einfach, bei der Frau doppelt vorhandenen Geschlechtschromosom X. Wie die Hämophilie (Bluterkrankheit) oder der Daltonismus (Farbenfehlsichtigkeit), bei denen der Erbgang ebenfalls X-chromosomal ist, tritt diese Stoffwechselstörung vornehmlich beim männlichen Geschlecht auf, denn bei der Frau würde sie ein Zusammentreffen von zwei Chromosom-X-Mutanten voraussetzen.

Die folgenden Karten, die auf Arbeiten von J. Bernard, J. Ruffié, M. Gentilini, B. Duflo und deren Mitarbeiter zurückgehen, zeigen die geographische Verteilung der verschiedenen Affektionen.

Die erstaunliche Übereinstimmung zwischen der geographischen Verteilung verschiedener erblicher Hämoglobinopathien und, global, der Malaria fällt sofort ins Auge.

Die Rolle der gewebsspezifischen Antigene:
das HLA-System

Als Jean Dausset 1958 das HLA-System entdeckte (Human Leucocyte Antigen), begann ein neues Kapitel in der Immunologie und der immunitären Pathologie. Histokompatibilitäts-Antigene besetzen nicht die roten Blutkörperchen, sondern die meisten kernhaltigen Zellen des Organismus – und insbesondere die weißen Blutkörperchen. Vergleichbare und phylogenetisch wahrscheinlich entsprechende Systeme findet man bei sehr vielen Vertebraten. Der HLA-Komplex folgt einem extrem polymorphen genetischen Modell. Er wird von mehreren ziemlich eng gekoppelten, auf einem einzigen Chromosom – Nummer 6 des menschlichen Karyotyps – befindlichen Loci[*] gesteuert.

Es gibt mindestens fünf Genorte, nämlich A, B, C, D und Dr, die die Synthese der entsprechenden Antigenfaktoren kontrollieren. Jeder umfaßt zahlreiche Allele – wahrscheinlich mehrere Dutzend –, so daß die Kombinationsmöglichkeiten sehr groß sind. Es dürfte also praktisch ausgeschlossen sein, daß es, von eineiigen Zwillingen einmal abgesehen, zwei genetisch völlig gleiche Individuen gibt. Das HLA-

[*] »Locus« heißt die Stelle eines Chromosoms, auf der genau sich ein bestimmtes Gen befindet. Um einen trivialen Vergleich aufzuführen: Der Parkplatz, an dem wir jeden Tag unseren Wagen abstellen, ist sein Locus.

System definiert die immunologische »Persönlichkeit« jedes einzelnen ganz außerordentlich präzise und erlaubt dem Organismus, das »Selbst« vom »Nicht-Selbst« zu unterscheiden, oder, wenn man so will, es definiert die biochemische Individualität jedes einzelnen im Hinblick auf alles, was ihn umgibt, insbesondere auf Angehörige der gleichen Spezies.

Der Locus Dr, wahrscheinlich sehr dicht bei D gelegen, beeinflußt die Immunreaktion. Eine andere Genserie, in unmittelbarer Nachbarschaft zu Locus D angesiedelt, kontrolliert die Synthese der Komplementkomponenten C 2, C 4 und C 3 Proaktivator (Bf ist gleich Properdin Faktor B) und vielleicht C 8. Ein Komplement ist eine Substanz, die sich im Serum befinden muß, damit ein Antikörper wirksam gegen ein Antigen reagieren kann. Und schließlich gibt es gute Gründe für die Annahme, daß die die Immunantwort kontrollierenden Ir-Gene (Immune Response) – Äquivalent der I a-Antigene (Immune response Associated) der Maus – ebenfalls in den Bereich des HLA-Komplexes gehören. Man glaubt, daß sie sowohl bei der lokal wirksamen zellulären Immunreaktion wie auch bei der Bildung von beweglichen humoralen Antikörpern eine Rolle spielen.

Der Zusammenhang zwischen Krankheiten und manchen HLA-Typen ist seit langem bekannt. So besteht zwischen der Spondylarthritis ankylopoetica und dem Histokompatibilitäts-Antigen HLA-B 27 eine Korrelation: Neunzig Prozent der Kranken besitzen dieses Antigen, hingegen nur sieben Prozent der gesunden Bevölkerung. Dr 3 geht häufig mit Autoimmunkrankheiten einher, bei denen der Kranke gewisse, gegen sein eigenes Gewebe gerichtete Antikörper produziert, was zu einer Schädigung von Schilddrüse, Nebennieren, Leber – Zirrhose – oder des Kollagengewebes führt, so bei Lupus erythematodes disseminatus, bei dem Haut, Schleimhäute, Nieren oder Gelenke befallen werden können. Auch die infektiöse Mononukleose soll zu diesen Affektionen gehören. Direkt die roten Blutkörperchen betreffen hingegen autoimmunhämolytische Anämien, die man heute in zwei große Gruppen einteilt: Wärmeautoantikörperanämien und Kälteagglutininkrankheiten. Die ersteren, die etwa achtundsiebzig Prozent dieser Anämien ausmachen, reagieren auf Antikörper des »Wärmetyps«, das

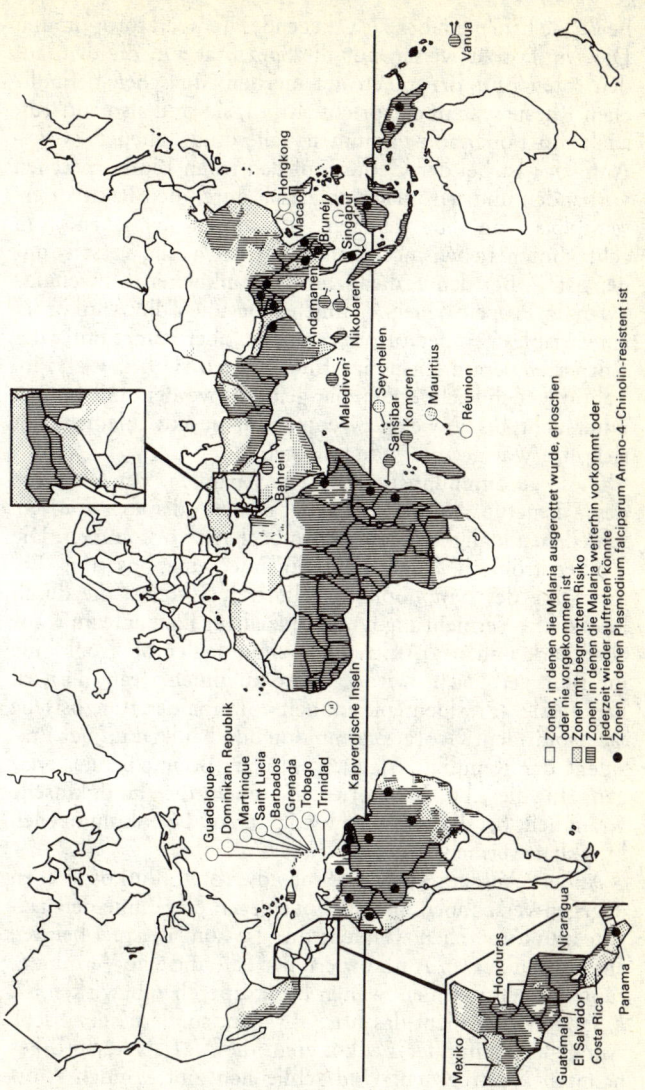

Geographische Verteilung der Malaria, Dezember 1981 (nach den Daten der Weltgesundheitsorganisation), veröffentlicht in Marc Gentilini und Bernard Duflo: Médecine tropicale, Paris 1982.

247

heißt, sie haben ein bei 37 °C liegendes Temperaturoptimum. Die Antikörper weisen nur die Spezifität auf, die dem auf den roten Blutkörperchen der meisten Menschen befindlichen Rhesussystem entspricht (Rh+), sie sind also anti-Rh; auch anti-I oder anti-i kommen – allerdings seltener – vor. – Antigen i ist bei der Geburt auf den roten Blutkörperchen vorhanden und wird nach und nach durch den Faktor I ersetzt, bis, von sehr wenigen Ausnahmen abgesehen, vom achtzehnten Lebensmonat an das Anti-i völlig verschwunden ist. – Bei den Kälteagglutininkrankheiten – zweiundzwanzig Prozent jener Anämien – besitzen die Antikörper ein variables Temperaturoptimum, das aber immer unter der Körpertemperatur liegt; im Blut können sie bei +4 °C im Laborversuch leicht erkennbar gemacht werden; indem man untersucht, bis zu welcher Temperatur sie aktiv bleiben, läßt sich ihre Wärmeamplitude festlegen.

Diese autoimmunhämolytischen Anämien, vor allem die des Wärmetyps, können entweder isoliert oder aber von verschiedenen malignen Syndromen begleitet vorkommen: Die Waldenströmsche Makroglobulinämie, eine bösartige Erkrankung des lymphoplasmazellulären Systems, die durch krankhafte Vermehrung lymphoidzelliger Elemente im Knochenmark und das Auftreten monoklonaler Makroglobine im Blut verursacht wird, gehört zu ihnen. Jean Bernard nannte sie »Präsidentenkrankheit«, da ihr der französische Staatspräsident Georges Pompidou und bald darauf der Präsident der Republik Algerien, Houari Boumedienne, erlagen. In dieselbe Kategorie fällt auch die Hodgkinsche Krankheit, bei der sich die Histozyten und Retikulumzellen krankhaft vermehren.

Andere Autoantikörper können die roten Blutkörperchen dagegen verschonen und sich nur gegen eine Linie der weißen Blutkörperchen wenden; dies ist zum Beispiel bei den antipolynukleären Antikörpern der Fall, die eine Verminderung der neutrophilen weißen Blutkörperchen bewirken.

Sie betreffen nicht das HLA-System, sondern spezifische Antigene bestimmter Leukozyten: die Na1, NA2, NB genannten Neutrozyten. Und schließlich gibt es noch Antikörper, die gegen nur auf den Blutplättchen vorkommende Antigene gerichtet scheinen, wie PLA, PLE, Ko; sie können ziemlich schwere Hämorrhagien auslösen. Über den Ursprung anderer Antikörper, die die Landsteinersche Regel einfach ignorieren und körpereigene Zellen angreifen, weiß man bis heute nichts.

Eine solche Selbstzerstörung erfolgt unter Umständen, zumindest dem Anschein nach, spontan; man bezeichnet sie dann als »idiopathisch«, ein Terminus, der allerdings eher die Unwissenheit der Ärzte bemänteln soll. Abgesehen von einer immer möglichen aberranten Mutation, kann ein Zusammenhang zwischen gewissen Blutkörperchen-Antigenen und bestimmten Krankheiten, mit oder ohne Beteiligung eines autoimmunen Antikörpers, auch auf Umwelteinflüsse zurückzuführen sein. So vermögen Viren gewisse Zell-Linien derart zu verändern, daß der sie tragende Organismus sie plötzlich als »fremd« empfindet; der ursprüngliche Antigentypus wirkt in diesem Fall nur prädisponierend.

Oder aber gewisse Medikamente, zu denen auch das Chinin gehört, bilden mit der Zellmembran komplexe Verbindungen und bewirken so eine Immunisierung des Körpers gegen sie. Diese auf toxische, medikamentöse oder andere Aggressionen zurückzuführenden medikamentös-allergischen Thrombozytopenien sind heute recht gut erforscht.

Noch wenig bekannte genetische Faktoren

Unsere bisherigen Betrachtungen galten dem Zusammenhang zwischen einem Blutkörperchen-Antigen und der Anfälligkeit einem bestimmten Keim gegenüber; in den meisten Fällen ist der Resistenzgrad mit der Wirksamkeit der immunitären Reaktion gekoppelt. Es kommt indessen vor, daß die genaue Natur des Erbfaktors unbekannt bleibt, auch wenn seine Existenz selbst nicht in Zweifel gezogen werden kann.

Die Resistenz gegen Lepra, also gegen eine Infektion mit dem diese Krankheit auslösenden Hansen-Bazillus, ist von Mensch zu Mensch verschieden und scheint genetisch determiniert zu sein. Bei der Disposition, die man bei an lepromatöser Lepra Erkrankten vorfindet, der schwersten und ansteckendsten Lepraform, muß es sich um ein immunsuppressives System handeln. Damit fände nicht nur die Tatsache, daß in endemischen Gebieten manche Personen trotz ihrer Kontakte zu solchen Leprakranken definitiv gesund bleiben eine Erklärung, sondern auch der familienspezifische Charakter der klinischen Form dieses Leidens.

4. Die multifaktorielle Ätiologie normaler und pathologischer Merkmale

Umwelt und Immunität

Im letzten Unterkapitel befaßten wir uns mit der Rolle, die das »genetische Profil« beim Auftreten oder im Verlauf von Krankheiten spielt, deren Ausbruch man früher ausschließlich einer Ansteckung zuschrieb. Heute wissen wir, daß ein und derselbe Krankheitserreger nicht automatisch für alle Menschen die gleichen Folgen – Krankheit, Heilung oder Tod – hat. Die Gleichung »Kochscher Bazillus ist gleich Tuberkulose oder Yersinbazillus ist gleich Pest« ist in dieser Kurzschlüssigkeit nicht unbedingt korrekt, denn es wird immer Personen geben, die »durch die Maschen schlüpfen« oder asymptomatische Krankheitsformen durchmachen, weil sie einen wirksamer schützenden Genbestand als andere besitzen, das, was man früher als günstiges – oder eben ungünstiges – »Terrain« für eine Krankheit bezeichnete.

Ansteckung und Zufall

Bei den Betrachtungen über pathogene Keime und die Reaktion des von unserem Genbestand kontrollierten Abwehrsystems dürfen wir jedoch nicht die Funktion des Zufalls vergessen. Selbst in Zeiten stärkster Epidemien entgehen nicht wenige Menschen einer Infektion. Den aleatorischen Faktoren, von Naturwissenschaftlern und mehr noch von Ärzten lange Zeit überhaupt nicht beachtet, kommt eine immer wichtigere, ja bestimmende Rolle in bezug auf Ausbruch und Verlauf von Infektionskrankheiten zu. Dem »ökologischen Zufall« ist es zu verdanken, daß niemals alle Individuen einer Population, die zur selben Zeit am selben Ort leben und eine statistische Wahrscheinlichkeit haben, sich zu kreuzen, genau demselben Selektionsdruck unterliegen. Da sie in eine heterogene Nische verwiesen sind, in der sie in zeitlicher und räumlicher Beziehung zueinander stehen, werden die Angehörigen einer bestimmten Gruppe über einen ganz unterschiedlichen Genbestand verfügen. Letztlich entspricht der genetische Polymorphismus der Heterogenität des Milieus, dessen ständig wechselndes Klima und Nahrungsangebot und vor allem äußere, ganz verschiedene Bedrohungen jede uniformierende Evolution verhindern. Gewiß, auch die *gerichtete Selektion,* die die Evolution einer ganzen Gruppe in eine bestimmte Richtung zu drängen sucht – durch Änderung der Größe, des Haarkleides, der Appendices –, um sie damit ihrer Umwelt besser anzupassen, hat einmal evolutionär wirksam werden müssen; sie erfordert aber eine zunehmende Änderung des Selektionsdrucks über einen sehr langen Zeitraum hinweg, wie es beispielsweise bei den klimatischen Verschiebungen während der großen Eiszeiten geschah.

Im Zusammenhang mit dem Fortbestehen des Hämoglobins S in zahlreichen Populationen haben wir bereits den *balancierten Polymorphismus* erwähnt, ein Phänomen, das in Wirklichkeit ziemlich häufig vorkommen muß und die meisten Gene und deren Mutationen betrifft. Zwischen zwei Allelen A und A' wird die Selektion nicht A *oder* A', sondern A *und* A' wählen. In einem streng konstanten Milieu könnte Heterogenität nur das Ergebnis spontaner Mutationen sein. Unter diesen Bedingungen aber und abgesehen von – eher seltenen – besonders »labilen« Stellen mit gehäuft auftretenden Mutationen, werden die meisten Allele die Tendenz zeigen, sich früher oder später zu verlieren, auch wenn die Möglichkeit, durch Zufall der Ausmerzung zu entgehen, niemals völlig auszuschließen ist.

Die fetomaternale Alloimmunisierung und die Labilität eines Locus

Bei einigen Säugetieren mit einer echten funktionalen[*] Plazenta kommt es zu einer Mutter-Kind-Unverträglichkeit, ein weiteres Phänomen, das unter Umständen einen regelrechten »Wettkampf« zwischen Allelen auslöst.

Ein Fetus kann vom Vater ererbte Erythrozyten-, Leuko-

---

[*] Sie findet sich bei den meisten heute lebenden Säugetieren, den letzten, die im Laufe der Evolution aufkamen.

zyten und Thrombozyten-Antigene tragen, die der Mutter aber fehlen. Im Verlauf der Schwangerschaft, vor allem aber während der letzten Monate und bei der Geburt dringen fetale Zellen durch die Plazenta in das mütterliche Blut ein. Der Mutterleib reagiert auf diesen »Angriff« mit der Bildung von Antikörpern, die ihrerseits wieder den Weg von Mutter zu Fetus durch die Plazenta nehmen, sich auf den antigentragenden embryonalen Zellen niederlassen und dort mehr oder weniger schwere Schädigungen hervorrufen. Eine Erklärung dafür fand man nach der Entdeckung des Rhesus-Faktors durch Landsteiner und Wiener im Jahre 1939: Eine Rh-negative (Rh−) Mutter trägt in utero ein Kind, das vom Vater den Rh-Faktor ererbt hat, und so immunisiert sie sich nach und nach gegen diese Rh-Eigenschaft, produziert also Antikörper (anti-Rh), die für das Kind gefährlich sind. Diese Immunisierung setzt im Prinzip mit jeder weiteren Rh-positiven Schwangerschaft noch früher ein und führt zu immer schwereren Schädigungen.

Die Synthese des Rh-Faktors wird durch ein Gen D bedingt, das eine rezessive Mutation d besitzt, für das ein Antigen d

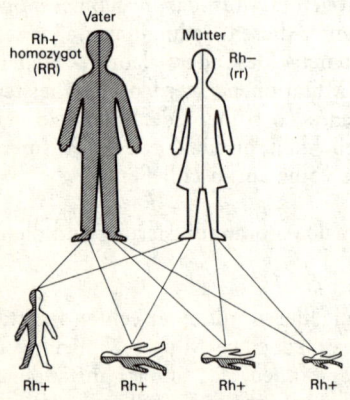

Vater homozygot Rh+. Alle Kinder sind heterozygot Rh+ und tragen das Antigen. Alle, mit Ausnahme des ersten, das die Mutter immunisiert, werden betroffen. In: J. Ruffié: Eléments de génétique générale et humaine, Masson o.J.

bisher noch nicht gefunden wurde. In der Praxis ist die Rh-negative Mutter d/d (homozygot), während der Rh-positive Vater entweder homozygot (D/D) oder heterozygot (D/d) sein kann. Im ersteren Fall werden alle Kinder zwangsläufig Rh-positiv heterozygot (D/d), im zweiten Fall sind fünfzig Prozent Rh-positiv homozygot und fünfzig Prozent Rh-negativ (d/d) homozygot. Das folgende Schema veranschaulicht beide Eventualitäten. Der Arzt kann sich also zwei Möglichkeiten gegenübersehen: Bei der ersten (Vater D/D) werden alle Kinder von der hämolytischen Fetose befallen sein, weil sie Rh+ (D/d) sind.

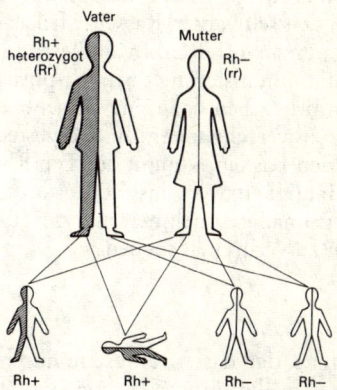

Vater heterozygot Rh+. Fünfzig Prozent der Kinder sind heterozygot Rh+, fünfzig Prozent homozygot Rh−. Die Rh-positiven Kinder werden krank sein. Die Rh-negativen Kinder hingegen sind gegen mütterliche Antikörper gefeit und somit nicht betroffen. In: J. Ruffié: Eléments de génétique générale et humaine, Masson o.J.

Im zweiten Falle ist der Vater Rh+, also Träger eines Gens Rh+ (D) und eines Gens Rh− (d); neben kranken Kindern kommt von Zeit zu Zeit ein gesundes Kind (d/d, Rh−) zur Welt; es ist gegen mütterliche Antikörper gefeit. In einer isolierten Population, die überhaupt kein Gen von außen empfinge und auf die keine Selektionskräfte einwirkten – die ideale Population also, die gewissermaßen in einem geschlossenen Paradies lebte –, müßte nach der Hardy-Weinberg-Formel[*] die Allelhäufigkeit an einem gegebenen Locus von einer Generation zur nächsten gleich bleiben, allerdings unter der Bedingung, daß die Population groß genug ist, um eine Gendrift – die zufallsgemäße Häufigkeitsverminderung oder gar Ausmerzung eines Allels zugunsten eines anderen, das sich zu »fixieren« sucht – praktisch auszuschließen. In Wirklichkeit sind die der feto-maternalen Alloimmunisierung ausgesetzten Faktoren niemals im Gleichgewicht und tendieren mit jeder Generation zu gewissen Variationen. Im Falle des Rhesus-Faktors, so sahen wir gerade, ist jedes eliminierte Individuum Rh+ heterozygot (D/d). Das seltenere der beiden Gene wird letztlich zugunsten seines Allels ausfallen. Den Typus Rh– gibt es in Asien und Amerika praktisch nicht; bei den schwarzen Rassen Afrikas sowie in Osteuropa ist er kaum anzutreffen. In all diesen Gebieten neigt, obwohl die Alloimmunisierung doch Rh-positive Träger angreift, das Gen d letztlich dazu, immer seltener aufzutreten und dann ganz zu verschwinden. In Südwesteuropa, und da besonders bei den Basken, kommt der Typ Rh-negativ öfter vor, und der Häufigkeitswert d ist höher als der von D. Hier wird d also regelmäßig zunehmen und der Typ d/d sich in der Population zu verbreiten suchen.

Der ABO-Fall

Wir sagten bereits, daß das ABO-System durch die Antigene A und B der roten Blutkörperchen sowie durch Antikörper charakterisiert wird, die nicht den Antigenen der eigenen Blutzellen entsprechen. In der Praxis neigen vor allem Mütter der Blutgruppe 0 – in ihrem Serum befinden sich anti-A und anti-B – dazu, A- oder B-Feten abzustoßen. Auch hier ist wiederum jedes betroffene Kind heterozygot A 0 B 0 – da die Mutter immer 00 ist –. Das seltenste Gen wird am schnellsten ausgemerzt. In den meisten menschlichen Populationen ist die Häufigkeit der 0-Gene größer als die Summe von A + B, und so müßten A und B sich eigentlich verlieren. Zweifellos wäre das längst geschehen, gäbe es nicht eine »Gegenselektion«, die darauf abzielt, das System zu Lasten

[*] Hardy-Weinberg-Gesetz, so genannt nach den beiden Mathematikern, die es unabhängig voneinander formulierten.

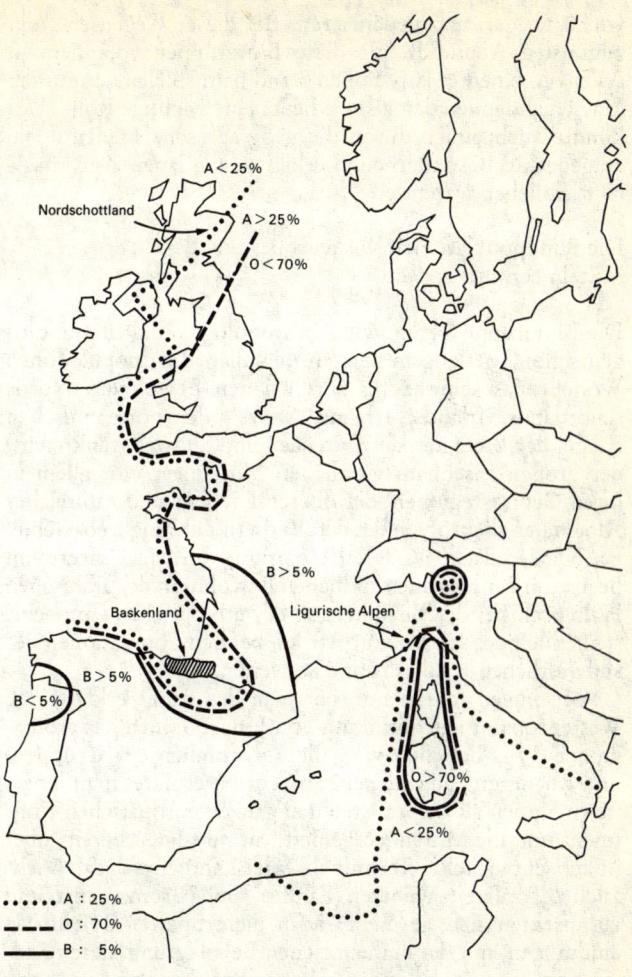

Häufigkeitskurven der A, B und 0-Gene in Westeuropa und im Mittelmeerraum In: Annales, Economies sociétés civilisations, Colin, Juli/August 1976, S. 671.

255

von 0 wieder auszubalancieren. Bei dieser Gegenselektion zugunsten A und B, die diese Blutgruppen vor allem in Asien auf einem relativ hohen Stand hält, spielen vermutlich Massenepidemien damals wie heute eine wichtige Rolle. Das könnte auch einige durch die geographische Hämatologie aufgedeckte Besonderheiten erklären, die lange Zeit rätselhaft geblieben waren.

Die Randpopulationen Westeuropas und des Mittelmeerraumes

Die Blutgruppe 0 kam, wie Anthropologen und Immunologen schon vor langem zeigten, bei allen Randpopulationen Westeuropas sehr häufig vor: bei den Bewohnern Nordschottlands, Irlands, Islands, Wales', der normannischen Küste, der Bretagne, der Pyrenäen und Südwestfrankreichs, der großen Inseln im westlichen Mittelmeer, vor allem in ihren Gebirgsregionen, der oberen Poebene und zahlreicher Alpentäler ebenso wie bei den Berbern der Maghreb-Gebirge, bei den Tuaregs, deren Ursprünge im Mittelmeerraum liegen dürften, bei allen südlichen Bewohnern der arabischen Halbinsel, bei der Bevölkerung der äthiopischen Zone einschließlich des Horns von Afrika, bei den Populationen des südwestlichen Kaukasus und so weiter.

Vor einigen Jahren nun hat man das damit erklärt, daß Westeuropa in Paläolithikum von Eingeborenen des cromagniden Typs besiedelt war, die vornehmlich der Gruppe 0 und Rh-negativ angehörten. Später, so vermutet man, überfielen Sippen aus dem Osten den ganzen europäischen Kontinent und die Mittelmeergebiete. Sie verfügten bereits über höher entwickelte Techniken wie Landwirtschaft, Viehzucht, Töpferei, Weberei, Kupfer- und Bronzekunst und vermischten sich, je mehr sie in die eroberten Territorien eindrangen, mit der einheimischen Bevölkerung, deren Kultur und ursprüngliches genetisches Profil nur in der baskischen Enklave erhalten blieben, am äußersten, von Meer und Gebirge umschlossenen Landende also, über das hinaus die Ureinwohner nicht weiter zurückweichen konnten. Hier erhielten die Eigenheiten sich in ihrer reinsten Form: Baskisch ist die einzige nicht-indogermanische Sprache Westeuropas; sie weist effektiv keinerlei Bezüge zu irgendeiner anderen bekannten Sprachfamilie auf und ist, abgesehen von den französischen und spanischen Provinzen, in denen man noch baskisch spricht, heute ausgestorben. Das ursprüngliche »hämatologische Profil« aber besteht nach wie vor; es schwächt sich nach Westen und Norden immer weiter ab. In ganz Südwestfrankreich jedoch, dort wo die Blutgruppe 0 stark vertreten ist – praktisch bis zu den Tälern von Garonne und Ariège –, gibt es noch Ortsnamen präindogermanischer Herkunft, und die in diesem Gebiet gesprochenen romanischen Sprachen weisen phonetische und grammatikalische Charakteristika auf, wie sie für das Baskische typisch sind; es dürfte in vorgeschichtlicher, ja sogar noch in geschichtlicher Zeit als Verkehrssprache weit über die gegenwärtigen Sprachgrenzen des Baskenlandes hinaus gesprochen worden sein. Bei den heutigen Basken scheint es sich um ein sehr altes und blutsmäßig bemerkenswert rein erhaltenes Volk zu handeln: letzte Zeugen einer Vergangenheit, die zu weit zurückliegt, als daß wir viel über sie wissen könnten.

Die in die Lebensbereiche der Autochthonen eingedrungenen indoeuropäischen Elemente beeinflußten die Evolution der Blutgruppenfrequenz; diese Merkmalsprogression von der Mitte zum Rande des Verbreitungsgebietes oder von einem Ende zum anderen wird als »Kline« oder »Gefälle« bezeichnet.

Die Einführung neuer Allele schafft durch fetale Alloimmunisierung gleichzeitig aber auch ein Ungleichgewicht, so beispielsweise beim RH+-Faktor, der bei den Basken ursprünglich nicht vorhanden gewesen sein dürfte. Vielmehr drang das Gen D mit den Eroberern ein und löste bei den einheimischen d/d-Frauen die Alloimmunisierung aus. Solange die Frequenz von d höher blieb als die von D (d > D), bestand eine Tendenz zur Eliminierung des Rh+-Faktors; von der Grenzlinie an, wo D > d wurde, trat der gegenteilige Effekt ein. Das mag, unter Berücksichtigung der vorgeschichtlichen Wanderbewegungen, erklären, warum der Faktor d sich tendenziell niemals nach Osten hin ausbreitete und daher auch bei der asiatischen Bevölkerung praktisch nicht zu finden ist. Eine Ausnahme bilden die Ainu, aber bei diesem sonderbaren, verbreitungsmäßig auf den Norden Japans – die Insel Sachalin und später Hokkaido – beschränkten Volk war der Faktor d immer mit dem Chromosom r' (Cde) verbunden, während der in Westeuropa ziemlich weit verbreitete baskische Typ dem Chromosom r (cde) entspricht.

Ein Virus, das in isolierten Populationen auf Individuen oder eine Gruppe von Individuen stößt, die resistent sind, wird sich meist schnell verlieren. Eine Infektionskrankheit kann sich also nur dann durch interhumane Ansteckung massiv verbreiten, wenn die Bevölkerungsdichte entsprechend groß ist. Die Menschen der Randzonen des europäischen Kontinents, der Refugien in den Gebirgen und der großen Inseln des westlichen Mittelmeers kamen aber mit den aus Osten einwandernden Sippen, die die Keime großer Pandemien einschleppten, so wenig in Kontakt, daß sie sich einen weniger gemischten und stärker ausbalancierten Genbestand und dadurch wohl auch ihre Blutgruppe 0 bewahren konnten.

Die genetische Monomorphie der Ureinwohner der Neuen Welt

Die »Neue Welt« war eigentlich schon lange »entdeckt«, bevor Kolumbus und seine Gefährten im ausklingenden fünfzehnten Jahrhundert in der Karibik aufkreuzten. Längst vor ihm hatten wohl einige grönländische Wikinger die Küsten Kanadas gesichtet, vielleicht stießen auch portugiesische Seefahrer bis nach Brasilien vor. Da diese Landstriche aber wenig bevölkert und daher auch kaum Handel zu versprechen schienen, nahm praktisch niemand von diesen Entdeckungen Notiz. Erst die Starrköpfigkeit eines Christoph Kolumbus, die Verwegenheit eines Pizarro und eines Cortez erlaubten es den Spaniern, sich mit eiserner Faust der zwei großen strukturierten Imperien Amerikas, des Inkareichs im Süden und der Aztekenkultur im Norden, zu bemächtigen.

Abgesehen von einigen sehr primitiven Primaten, den Halbaffen, wie sie noch heute zahlreich in Madagaskar (Lemuren) und hier und dort in Schwarzafrika oder in Südostasien vorkommen, hatte der amerikanische Kontinent nach seiner Abtrennung von Afrika und von Europa lange Zeit nur einen geringen Bestand an echten Affen aufzuweisen. Die Neuweltaffen (Platyrrhinier) kamen – wie auch einige

Nager – vermutlich auf großen Wald-»Schollen«, die sich von der Landmasse gelöst hatten und floßartige Gebilde formten, aus Afrika, eine durchaus einleuchtende Hypothese, denn zu Beginn des Tertiärs war der Atlantik deutlich schmaler als heute. Es lag noch nicht allzu weit zurück, daß Südamerika und vor allem Brasilien sich vom Golf von Guinea abgetrennt hatten, und dadurch war eine solche Überquerung viel einfacher, als sie es heute wäre. Als die Platyrrhinier in der Neuen Welt dann gewissermaßen in der Falle saßen und jeder genetische Kontakt zu ihren »Vettern« der Alten Welt unterbrochen war, entwickelten sie sich ganz unabhängig von ihnen und bewahrten auch archaischere Merkmale. Kein Affe des amerikanischen Kontinents schlug – im Gegensatz zu den Altweltaffen – je irgendeinen Weg der Hominisation ein, mit Ausnahme vielleicht jenes seltsamen »Homunculus«, von dem wir nur Schädelfragmente kennen. Diesen Ansätzen zu einer Hominisation – sofern man das überhaupt so nennen darf – scheint keine Zukunft beschieden gewesen zu sein; vom Homunculus, nur in »begrenzter Auflage« erschienen, gab es keine Neuausgabe.

Die im äußersten Osten Asiens beheimateten Menschen wanderten, so sahen wir, in jüngerer vorgeschichtlicher Zeit – der letzten Würm-Eiszeit vor siebzigtausend bis elftausend Jahren – in kleineren Gruppen über die damalige Landbrücke anstelle der Beringstraße und besiedelten allmählich ganz Amerika. Sie müssen mit einigen heute noch in Sibirien und Nordjapan vorkommenden Völkern wie den schon erwähnten Ainu verwandt sein, denn sie gehören einer speziellen Blutgruppe V an, die man sowohl bei Bewohnern des Fernen Ostens als auch bei Indianern Amerikas nachweisen konnte und die typisch ist für Menschen, die außerdem den Rhesusfaktor des Typs ce besitzen, während zum Beispiel Schwarze, bei denen man dieselbe Blutgruppe V antrifft, den Typ Ce tragen. Die Konvergenz zwischen Ainu und Indianern verdient besondere Beachtung.

Hingegen sind die Indianer in bezug auf die anderen Blutfaktoren sehr monomorph, ganz im Gegenteil zu ihren asiatischen Vorfahren, die eindeutig polymorph blieben. Nehmen wir als Beispiel die ABO-Gruppe: Nahezu alle Indianer Lateinamerikas haben die Blutgruppe 0. Die wenigen beobachteten A- und B-Faktoren scheinen erst durch Rassenvermischungen in jüngerer Zeit hinzugekommen zu sein. Dieser Monomorphismus läßt sich nicht mit der Gendrift erklären: Da die Menschen einst in isolierten, kleinen Gruppen kamen, hätten, wäre diese Konstellation rein zufallsbedingt, die einen A, andere B und wieder andere 0 verlieren müssen, denn diese drei von den Vorvätern ererbten Gene waren gewiß mit auf den amerikanischen Kontinent gebracht worden. In Wirklichkeit wirkten, zugunsten von 0, offenbar sehr starke selektive, gegen A und B gerichtete Kräfte.

Wahrscheinlich breiteten sich die kleinen Gruppen relativ schnell über den ganzen Kontinent aus und stießen in den unbewohnten Zonen auch auf keine Rivalen im Kampf ums Dasein. Weit voneinander entfernt lebend, hatten sie praktisch keinen Kontakt untereinander. Diese Isolierung erklärt die Sprachexplosion, die in wenigen tausend Jahren Hunderte von Dialekten, um sieben oder acht ganz verschiedene Sprachfamilien gruppiert, hervorbrachte. Vermutlich waren diese Sprachfamilien schon zur Zeit der Migration autonom, und die Isolierung vertiefte nur noch die schon bestehende Spaltung. Diese demographischen Gegebenheiten – kleine, sehr isolierte Populationen – konnten natürlich Endemien und Epidemien, wie die Alte Welt sie kannte, kaum begünstigen. In Amerika stand den Seuchen, die einen Überträger brauchten, nicht immer ein wirksamer Ersatzwirt – vikariierende Arten – zur Verfügung. Immerhin gab es einen solchen für Malaria, Gelbfieber und Bilharzien. Von Mensch zu Mensch direkt übertragene Krankheiten kamen wegen der zu geringen demographischen Konzentration hingegen nur selten vor. Bei ihrer Ankunft in Amerika trafen die Migranten auf keine der »traditionellen« Seuchen der Alten Welt, die sich mit dem Hominiden seit deren frühesten Anfängen zusammen entwickelt hatten, wohl aber auf Zoonosen, Tierkrankheiten, mit in sich geschlossenen Zyklen. Diese wurden ihnen aber nur gefährlich, wenn sie zufällig in die Infektkette hineingerieten, denn dann konnte aus der Zoonose eine den Menschen bedrohende Epidemie werden. Das ist beispielsweise bei der Chagas-Krankheit der Fall gewesen. Sie infiziert im Gegensatz zur afrikanischen Schlafkrankheit sehr viele wildlebende Tiere, von denen eine gewisse Anzahl sie offenbar gut verkraftet. In diesem relativ »sterilen« Milieu konnte sich der intraallele Wettbewerb unter den Indianern bis zur Ankunft der Europäer über viele Generationen hinweg frei entfalten.

In einem Großteil Amerikas gehören also alle Eingeborenen der Blutgruppe 0 an. Diese erstaunliche, auf der Welt einzigartige Uniformität kann nur durch die systematische Eliminierung der mit den ersten Migranten auf den Kontinent gelangten Blutgruppen A und B zustande gekommen sein, für die die Umweltbedingungen wahrscheinlich zu ungünstig waren, so daß Frauen der Blutgruppe 0 bei fetomaternaler Alloimmunisierung die – weniger häufig als die 0-Gene vorkommenden – A- oder B-Feten abstießen. Im Nordwesten der Vereinigten Staaten und in Kanada gibt es dagegen einige Sippen mit besonders vielen A-Trägern. Das läßt sich vermutlich mit der noch nicht so lange zurückliegenden Zuwanderung erklären. Die Schwarzfußindianer weisen sogar die höchste A-Frequenz der ganzen Welt auf; sie kann mehr als fünfzig Prozent betragen. In diesem Falle müßten durch Alloimmunisierung zunächst die selteneren Gene B und 0 ausgemerzt worden sein, so daß die A-Gruppen übrig blieben, genauer gesagt, die A 1-Gruppe; diese kommt sonst nur bei Asiaten vor. Die Ankunft der Europäer aber, vor allem der Portugiesen und Spanier, löste zunächst einmal den »biologischen Schock der Konquista« aus, wie Vellard ihn nannte; einen Schock, der das selektive Milieu der eingeborenen Bevölkerung grundlegend veränderte, weil nun ganz massiv die Keime der Alten Welt wieder eingeschleppt wurden (siehe das Kapitel IV).

Allerdings brachten die Eroberer auch Genbestände mit, die sich dieser ihnen wohlbekannten ständigen Bedrohung gewachsen zeigten. Die Kopplung von Menschen der Alten Welt mit Krankheiten der Alten Welt war entstanden aus einer langen Koevolution, die bis in prähominide Zeiten oder sogar noch weiter zurückreicht.

Die Indianer hatten indessen bis dahin in einer für sie wenig aggressiven Umwelt gelebt und reagierten auf die aus Europa eingeschleppten Keime äußerst sensibel. Masern, Grippe, Pocken, Lepra, Tuberkulose und sogar für uns ganz banale Erkältungen wurden den einheimischen Stämmen zum Verhängnis, löschten doch, je nach Gebiet, explosionsartige Epidemien in nur einem Jahrhundert zwischen der Hälfte und neun Zehnteln der Eingeborenen aus.

261

Damit erhebt sich die Frage, wie eine Population mit völlig neuen Zwängen fertig wird. Sie wird es, so lautet die Antwort, auf zwei Ebenen: physiologisch, reversibel, und genetisch, irreversibel; beim Menschen kommt dann noch das kulturelle Moment hinzu.

Alle Organismen, und besonders die höheren Lebewesen, sind mit Regelmechanismen versehen. Das in erster Linie vom Rhythmus seiner Kontraktionen abhängige Herzschlagvolumen etwa paßt sich unablässig dem Sauerstoffbedarf der Zellen, hauptsächlich also der Muskelarbeit, an. Diese Adaptation hat aber gewisse Grenzen, über die hinaus der Organismus den wahren Bedürfnissen nicht zu entsprechen vermag, man spricht dann von »Herzdekompensation«. Die unverzüglich auf neue Anforderungen reagierende physiologische Reaktion ist die *Akklimatisierung*, die verschwindet, sobald die Ursachen, die sie ausgelöst haben, ihrerseits verschwinden. Sie ist also stets reversibel, wie eben die Herzbeschleunigung bei einer Anstrengung. Sind die Grenzen physiologischer Belastbarkeit erreicht, kann die Lösung des Problems nur im Bau neuer genetischer Kombinationen liegen, die den Erfordernissen der Umwelt besser gerecht werden. Das ist im engeren Sinne das Wesen der *genetischen Anpassung*, die etlicher Generationen bedarf, um sich durchzusetzen. Eine Rassenvermischung begünstigt diese Anpassung, da sie die genetische Varietät einer Bevölkerung und damit die Chancen, neue, den Umweltgegebenheiten entsprechende Erbkombinationen herauszubilden, erheblich vergrößert. E. Mayr schätzt, daß der Genfluß zwischen Bevölkerungsgruppen zehn bis hundertmal mehr »polymorphisierend« wirkt als die Spontanmutationen isolierter Populationen. Wir sehen hier, welche Bedeutung diesen Rassendurchmischungen im Hinblick auf den Anpassungsprozeß zukommt. Dafür liefern die großen Bevölkerungsgruppen Mexikos und der meisten südamerikanischen Länder augenfällige Beispiele. Sie setzen sich heute zum größten Teil aus Mestizen zusammen, die fast überall im wirtschaftlichen wie im politischen Bereich eine wichtige Rolle spielen.

Berechnung und Datierung von Migrationen.
Das Kopplungsungleichgewicht

Ein Gen kann bekanntlich in verschiedenen Formen vorkommen, nämlich in seiner häufigeren, »natürlichen«, auch
»Wildtyp« genannten Form, und der selteneren, der Mutation. Man weiß ferner, daß die gemeinsam auf einem Chromosom lokalisierten Gene stets zusammen vererbt werden,
da ein Chromosom die aus der Segregation hervorgegangene
stoffliche Einheit bildet, die en bloc in dieselbe Geschlechtszelle eingeht und die bei der Verschmelzung mit einer anderen Geschlechtszelle an der Ausbildung des Eis teilhat.

Zwei von demselben Chromosom getragene Erbfaktoren
werden immer gemeinsam vererbt – gehen also in dieselbe
Geschlechtszelle über –, außer in den nachstehend beschriebenen Fällen des Crossing-over.

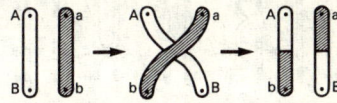

In: J. Ruffié: Eléments de génétique générale et humaine, Masson o.J.

So werden beispielsweise ein Gen A – oder dessen Mutation
a – und ein Gen B – oder seine Mutation b –, die im gleichen
Chromosom liegen, gemeinsam an die Nachkommen weitergegeben, das heißt, sie sind gekoppelt, sie weisen keine
Segregation auf. Bei der Bildung der Gameten jedoch, wenn
die Geschlechtszellen reifen, und in dem Moment, da die
Chromosomenpaare sich durch die Reifeteilung trennen,
kommt es vor, daß zwei homologe Chromosomen entsprechende Segmente austauschen (siehe Abbildung auf S. 255).

Dieses jede Genkopplung relativierende Phänomen,
»Genrekombination« genannt, scheint ziemlich häufig vor-
zukommen. Die Rekombination zwischen zwei Chromosomen – oder Crossing-over – kann jeden Genort betreffen. Der Chromosomenbruch oder Chromosomenstückaus-
tausch unterliegt dem Zufallsgeschehen. So werden zwei
weit voneinander liegende Loci sehr oft rekombiniert – hoher Crossing-over-Wert –, während bei zwei eng zusam-
menliegenden ganz im Gegenteil eine Trennung höchst sel-

ten ist – schwache oder fehlende Crossing-over-Quote. An der Häufigkeit des Austauschs läßt sich erkennen, wie weit zwei Genorte voneinander entfernt liegen. Dieses von Sturtevant formulierte Gesetz ermöglichte die Ausarbeitung erster Chromosomenkarten. Die Rekombination bleibt nicht ohne Wirkung auf die Dynamik einer Bevölkerung. Die von demselben Chromosom getragene Genserie, also miteinander gekoppelte Gene – hier A und B; a und b – nennt man »Haplotyp«. Nach ausreichend vielen Generationen ist A nicht mehr mit B oder b gekoppelt; zwischen den beiden Typen AB und Ab besteht eine Balance, man sagt, daß die Population sich im Gleichgewichtszustand befindet, und die Frequenz jedes Chromosomentyps – zum Beispiel Haplotyp AB oder ab – ist gleich der Summe der Frequenz des Gens, die er trägt, also AB = A × B; ab = a × b und so weiter.

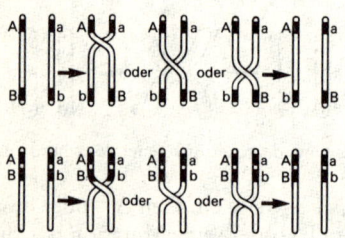

Die schematische Darstellung zeigt, daß die Austauschhäufigkeit zweier Gene durch Crossing-over jeweils von ihrem Abstand abhängt. Liegen A und B weit voneinander entfernt, ist die Wahrscheinlichkeit, im Crossing-over ausgetauscht zu werden, hoch. Liegen sie sehr dicht beieinander, ist sie dagegen schwach oder null (Sturtevant-Gesetz).

Es kommt aber auch vor, daß das nicht der Fall ist und daß in gewissen Populationen bestimmte Haplotypen häufiger auftreten als aufgrund der Genfrequenz zu erwarten wäre, AB oder ab beispielsweise. Ein solches Ungleichgewicht kann zwei Ursachen haben: einmal die natürliche Auslese, welche die Existenz gewisser präferentieller, dem Milieu gegenüber vorteiliger Kombinationen bedingte, oder aber die noch nicht lange zurückliegende Migration einer anderen Population, die noch keine Zeit hatte, ihre ursprünglichen Haplotypen durch Crossing-over auszubalancieren. Einige

Systeme, besonders das Histokompatibilitätssystem, sind hervorragend geeignet, Richtung und Ausmaß der Migrationen zu schätzen.

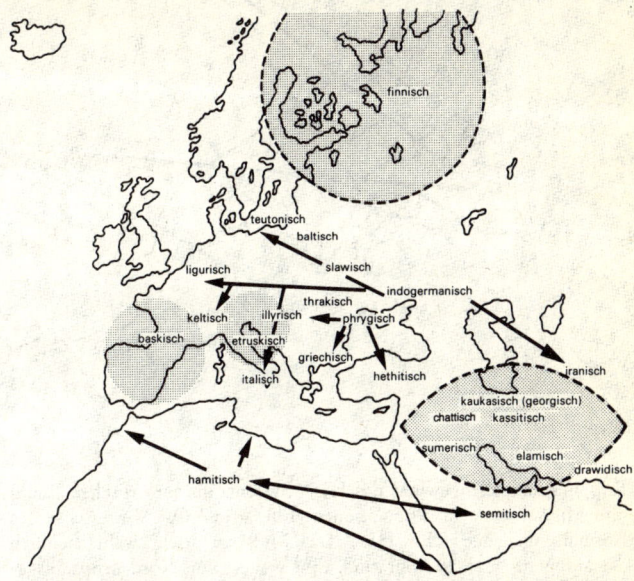

Die Sprachverbreitung im europäischen Raum: Der indogermanische Einfluß war am stärksten. Dennoch hielten sich einige kulturelle Enklaven, beispielsweise der Basken, Etrusker, Kaukasier, Finnen.

Allerdings ist nur schwer feststellbar, ob es sich um eine absolute oder nur um eine kulturelle Isolierung handelte. Nach Degos und Dausset, in: La Recherche 47, Juli/August 1974.

Die kulturelle Anpassung

Die Anpassung des Menschen erfolgt, so sahen wir weiter oben, auch willentlich und bewußt, also auf kulturellem Wege. Der Sapiens ersetzt Mutation durch Innovation. Ein Eskimo kann potentiell in der Sahara leben, wenn er sich dort wie ein Tuareg verhält und umgekehrt. Wir sahen ferner, wie Tiere zur Besiedlung ganz unterschiedlicher Regionen in verschiedene Arten auszweigten, während der Mensch statt

265

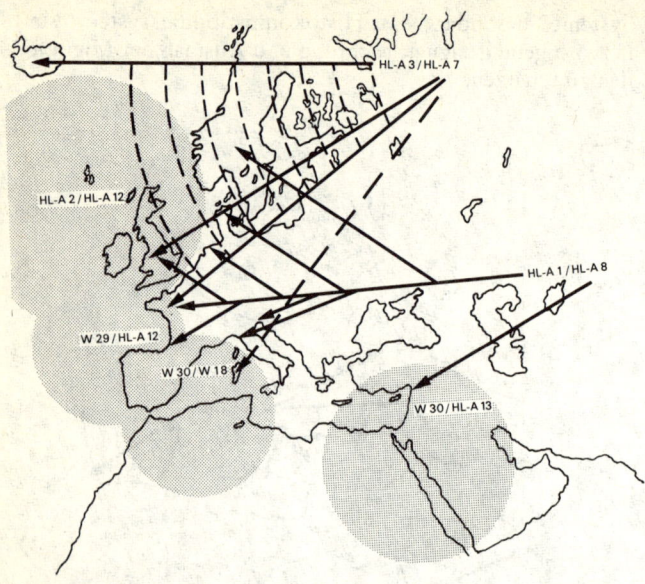

Kopplungsungleichgewicht des HLA-Systems im europäischen Raum und Migrationen von Populationen: Eine große Ost-West-Achse des Kopplungsgleichgewichts HL-A 1/HL-A 8 entspricht wahrscheinlich der indogermanischen Migration. Eine weitere von Nordeuropa ausgehende Nord-Süd-Achse, HL-A 3/HL-A 7 ist wenig expansiv, sie endet ungefähr in Frankreich, verlängert sich aber nach Sardinien hin. Handelt es sich um die Fährte nordischer Seefahrer (Normannen, Wikinger)?

Die Ungleichgewichte (W 30 / W 18; HL-A 2 / HL-A 12; W 29 / HL-A 12) entsprechen den Genmerkmalen der westeuropäischen Bevölkerungen. Sie müssen sehr verschieden und weit genug voneinander entfernt gewesen sein, um unterschiedliche Genfrequenzen aufzuweisen. Diese Ungleichgewichte sind offenbar durch Verschmelzung der zugewanderten indoeuropäischen Bevölkerung entstanden. Nach Degos und Dausset, in: La Recherche 47, Juli/August 1974.

dessen die Kultur ersann. Aber das ist nicht alles. Bei uns Menschen nutzt Polymorphismus nicht nur dem, der die nach den jeweils vorliegenden Umständen vorteilhaftesten Lösungen ersinnt, vielmehr behält der Urheber einer Idee diese nicht für sich. Ein Mutant kann seine Mutation immer nur an seine direkte Nachkommenschaft weitergeben; der Erfinder hingegen ist in der Lage, seine Neuerung der ganzen Gruppe und, dank moderner Technologie, der ganzen Welt zu vermitteln. Die Menschheit von heute, mehr noch die von morgen, könnte theoretisch von einem einzigen »Superhirn«, in das Informationen und Gedanken von sechs oder sieben Milliarden Einzelhirnen eingehen, ihr Wissen beziehen. Die innovative Kraft eines solchen computergestützen Gebildes wäre sozusagen unbegrenzt.

Genetische Heterogenität des Menschen: Ursache oder Wirkung?

Der Mensch gehört einer genetisch polymorphen Spezies an. In den letzten Kapiteln wurde ausführlich dargelegt, wie dieser Polymorphismus der Variante der ökologischen Nische selbst entspricht und welchen beträchtlichen Vorteil er verschafft. Durch seine nunmehr kollektive Dimension gewinnt der menschliche Polymorphismus jedoch eine noch weit größere Bedeutung und Wertigkeit, kann doch ein jeder von den Erkenntnissen anderer profitieren.

So schraubt sich der Sapiens wie in einer unendlichen Spirale höher und höher, zu immer mehr Wissen und immer mehr Mut, aber auch zu mehr Freiheit und zunehmender Verantwortung.

Im Gegensatz zu anderen Arten ist der Mensch der Evolution nicht ausgesetzt – er betreibt sie selbst.

Literaturverzeichnis

Ackerknecht, E. H.: History and Geography of the Most Important Diseases. New York und London 1965.

Bernard, J. und J. Ruffié: Hématologie géographique. 2 Bände. Masson 1966 und 1971.

Biraben, J. N.: Les hommes et la peste en France et dans les pays européens et méditerranéens. 2 Bände. Mouton 1975.

Bruce-Chwatt, L. J. und J. De Zulueta: The Rise and Fall of Malaria in Europe. A Historico-Epidemiological Study. Oxford: Oxford University Press 1980.

Bymun, E. W. F. und V. Nutton: Theories of Fever from Antiquity to Enlightment. Wellcome Institute 1981.

Callot, J.: La régression du paludisme en France. In: Annales 3, Juli – September 1947, S. 328–335.

Clarke, E. u. a.: Modern Methods in the History of Medicine. London: Athlone Press 1971.

Comiti, V. P.: Géographie médicale de la Corse. Genf: Droz 1980.

Coury, C.: Grandeur et déclin d'une maladie. La tuberculose au cours des âges. Lepetit 1971.

Dausset, J.: HLA 1982. Complexe majeur d'histocompatibilité chez l'homme. Paris: Flammarion 1982.

Defoe, D.: Journal de l'année de la peste. Vorwort von H. H. Mollaret. Paris: Gallimard 1982.

Desaive, J.-P. u. a.: Médecins, climats et épidémies à la fin du XVIIIe siècle. Mouton 1972.

Dyason, D.: Distance and Isolation in Interdisciplinary Research. Examples from Medical History. Hamdard, Band 23, Nr. 1, 1980, S. 37 bis 56.

Gentilini, M. und B. Duflo: Médecine tropicale. Paris: Flammarion 1982.

Gentilini, M. und B. Duflo: HLA and Disease. Paris: Inserm 1976.

Goubert, J.-P.: Malades et médecins en Bretagne, 1770–1790. Klincksieck 1974.

Goudemand, M. und C. Salmon: Immuno-hématologie et immunogénétique. Paris: Flammarion 1980.

Grmek, M. D.: Le concept d'infection dans l'antiquité et au moyen age, les anciennes mesures sociales contre les maladies contagieuses et la fondation de la première quarantaine à Dubrovnik (1377). In: Rad. Jug. Akad., Band 384. Zagreb 1980.

Hoffmann, L. F.: La Peste à Barcelone. Paris: P. U. F. 1964.

Kimura, M.: Molecular Evolution, Protein Polymorphism and the Neutral Theory. Herausgegeben von Motoo Kimura. Tokio: Japan

Scientific Societies Press sowie Berlin, Heidelberg und New York: Springer 1963.

Leca, A. P.: Et le choléra s'abattit sur Paris: 1832. Paris: Albin Michel 1982.

Le Roy Ladurie, E.: Le territoire de l'historien, Band II. Paris: Gallimard 1978. Vgl. das Kapitel ›L'unification microbienne du monde‹.

McNeill, W. H.: Le temps de la peste. Essai sur les épidémies dans l'histoire. Paris: Hachette 1978.

Meyer, P.: Traité de Physiologie. Paris: Flammarion 1983.

Miller, L. H, S. J. Mason, J. A. Dvorak, M. H. McGinnis und I. K. Rothman: Erythrocyte Receptors for (Plasmodium Knowlasi) Malaria, Duffy Blood Group Determinante. In: Science 189, 1975, S. 56.

Mollaret, W. H. und J. Brossollet: La peste, source méconnue d'inspiration artistique. Antwerpen 1965.

Mourant, A. F., A. C. Kopec und K. D. Sobejek: Blood Groups and Diseases. Oxford: Oxford University Press 1978.

Mourant, A. F., A. C. Kopec und K. D. Sobejek: The Distribution of the Human Blood Groups and Other Polymorphisms. Oxford Medical Publication. London: Oxford University Press 1976.

Poulet, J. und J.-C. Sournia: Histoire de la médecine, de la pharmacie, de l'art dentaire et de l'art vétérinaire. 8 Bände. SEFPS 1981.

Ruffié, J.: Hémotypologie et évolution du groupe humain. Hermann 1966.

Ruffié, J.: De la biologie à la culture. Paris: Flammarion 1977. Neue überarbeitete Ausgabe: Coll. Champs 1983.

Ruffié, J.: Traité du vivant. Paris: Fayard 1982.

Ruffié, J. und J. Bernard: Hématologie géographique et dynamique des populations. In: Nouv. Rev. franç. hémat. 21, 1979, S. 321.

Sendrail, M.: Histoire culturelle de la maladie. Privatdruck 1980.

Sournia, J.-C.: Histoire et médecine. Paris: Fayard 1982.

Vandel, A.: Evolution et autorégulation. In: Ann. de Biol., Band II, fasc. 3–4, 1963, S. 17.

Vellard, J.-A.: Peuplement et évolution. Anthropologie des populations andines. Kolloquium des Inserm, Band 63, August 1976, S. 572.

Vogel, F., H. J. Pettenkofer und W. Helmbold: Über die Populationsgenetik der AB0-Blutgruppen. Zwei Mitteilungen über Blutgruppenhäufigkeit und epidemische Erkrankungen. In: Acta genet. Stat. med. 10, 1960, S. 267.

Wachtel, N.: La vision des vaincus. Les Indiens du Pérou devant la conquête espagnole. Paris: Gallimard 1971.

Register

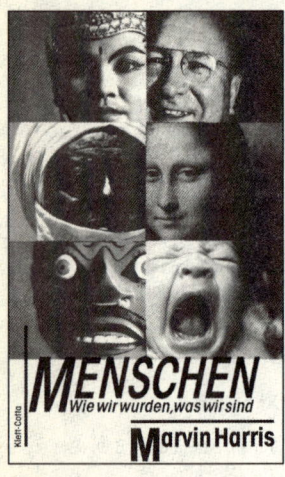
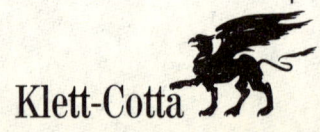